"十四五"高职高专院校1＋X书证融通规划精品教材

供护理、助产等专业使用

急危重症护理技术

周艳云　刘　波　雷金美　主编

U0305523

同济大学 出版社
TONGJI UNIVERSITY PRESS

内容提要

本书主要内容包括：基本知识、常用救护技术、理化因素损伤患者救护、灾害救护、常见急症救护、儿童常见意外伤害救护等6个项目，通过典型工作任务，实现知识、技能、素养"三链三维"教学目标。

本书可作为高等院校护理专业教材，也可作为相关专业参考用书。

图书在版编目（CIP）数据

急危重症护理技术／周艳云，刘波，雷金美主编
. —上海：同济大学出版社，2022.8
ISBN 978 – 7 – 5608 – 9703 – 5

Ⅰ.①急…　Ⅱ.①周…　②刘…　③雷…　Ⅲ.①急性病
—护理②险症—护理　Ⅳ.①R472. 2

中国版本图书馆 CIP 数据核字（2021）第 135165 号

急危重症护理技术

周艳云　刘　波　雷金美　主编

责任编辑　张平官	责任校对　王有文	封面设计　曾秋海

出版发行	同济大学出版社　　　www. tongjipress. com. cn
	（地址：上海市四平路1239号　邮编：200092　电话：021 – 65985622）
经　　销	全国各地新华书店
印　　刷	昌昊伟业（天津）文化传媒有限公司
开　　本	889 mm × 1194 mm　1/16
印　　张	17
字　　数	490 000
版　　次	2022 年 8 月第 1 版
印　　次	2022 年 8 月第 1 次印刷
书　　号	ISBN 978 – 7 – 5608 – 9703 – 5
定　　价	59.00 元

前　言

本教材是护理专业核心课程"急危重症护理"配套实训教材，其内容为从事医疗护理工作必备的急救护理技术。本教材能够与"1＋X"证书"母婴护理""幼儿照护""老年照护""失智老年人照护"等职业技能等级培训与考试实行学分互换，是实现书证融合、育训结合的综合性实训教材。

本教材涵盖了急危重症护理基本知识、常用救护技术、理化因素损伤患者救护、灾害救护、常见急症救护、儿童常见意外伤害救护等6个项目53个学习任务。在内容设计上以典型工作任务为载体。一条"任务情境、任务目标、任务分析、任务实施、任务小结"的知识链；一条"预习与练习、模拟与互换、考核与评价"一人三角的技能链；一条"医者仁心、素养融入、天使榜样"的素养链：形成知识、技能、素养"三链三维"教学设计，达成教学目标的知行合一。探索专业核心课程融合课程思政、教材与"1＋X"证书对接。本教材每个项目导学与精品在线课程《急危重症护理》等课程资源以二维码关联（可线上线下混合式学习）。探索开发课程建设、教材编写、配套资源开发、信息技术应用统筹推进的立体化新形态一体化教材。

本教材有三大特点：一是内容新颖。"护教协同"组成教材编写团队，熟知急救流程、急救设施设备、急救技术的操作，与临床医学、灾难医学等紧密结合，整体参与救护，以培养急危重症岗位能力为目标，以岗、课、证结合的教学形式编写教材。二是学习形式创新。以互联网＋教学资源共享为背景，将项目化任务实施步骤、操作流程、操作视频、微课、动画、同步练习等数字化资源，通过二维码与教材内容关联，实现一书在手，多媒体学习。三是标准国际化。按照AHA 2015版心肺复苏指南的成人和儿童CPR流程，参照全国高职院校护理技能大赛急救护理技能站、心电监护技能站的操作流程和规范，以及全国护士执业资格考试大纲要求组织编写，具有很强的实用性。是护士在临床和社区护理工作的参考指南，也是新护士岗前培训教材及学生1＋X证书考评的参考书。

在本书的编写过程中，得到各级领导及出版社的大力支持，在此诚表谢意！同时，感谢参与编写的所有护理院校和临床护理专家及老师！

由于编写时间仓促，编者知识水平有限，书中难免存在错误与不足之处，恳请使用本教材的广大师生和读者谅解并予以批评指正！

编　者

编委会

目 录

项目一 基本知识

项目描述

  急危重症护理是研究急危重症患者的抢救与监护、急诊医疗体系以及急救药物学、灾难和战时救护的跨学科的综合性应用学科，具有专科性、综合性和实践性等特点。该内容以职业能力和综合素质培养为核心，突出护理专业特点，使学生掌握临床护理所需的急救护理基础知识和各种急救护理技能，通过临床实践，提高实践能力，以适应"以人的健康为中心"的服务和医学模式的转变，满足社会日益增长的医疗卫生服务需求。本项目重点向大家介绍院前救护基本程序、急诊科与 ICU 基本情况等相关知识。本项目与护士执照考试、临床岗位培训密切关联，精编了护士执照考点，总学时为 6 学时，0.5 学分。

学习目标

  1. 知识目标：能说出院前救护基本程序、知道急诊科的布局与护理内容、了解 ICU 的设置，知道 ICU 的监测内容。

  2. 能力目标：能正确地掌握院前救护各项操作流程、急诊科的护理工作流程及 ICU 的各项监测操作流程。

  3. 素质目标：在救护操作过程中，应始终以患者为中心，尊重、体贴、关爱患者，技术精益求精，团队协作，做到精诚合作、救死扶伤、全心全意为患者服务。

项目导航

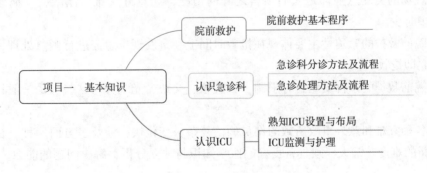

单元一 院前救护

任务一 院前救护基本程序

任务情境

  中秋期间，某医院 120 中心接到报警电话：一辆客车在盘山公路上行驶时因路滑未能及时刹车，客车坠下山坡，车上 38 名乘客生死不明。急救中心派出多辆救护车迅速到达事故现场，医护人员与赶来的交警、消防支队人员一起参与救护。

思考：如果你在现场，如何进行院前救护？

任务目标

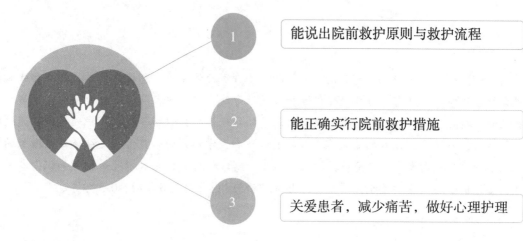

1 能说出院前救护原则与救护流程

2 能正确实行院前救护措施

3 关爱患者，减少痛苦，做好心理护理

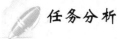

任务分析

【院前救护概述】

一、概念

院前救护（first aid emergency）又称为现场救护，是指急危重症患者进入医院前的救治与护理。

二、特点

1. 突发性：现场的突发急症都是人们预料之外的情况，如意外灾难、淹溺、车祸等，使人措手不及，受伤人数时多时少。

2. 紧迫性：院前救护的紧迫性主要体现在抢救时间上。事发现场急需进行紧急处理，接到呼救立即出车，到达现场立即抢救。

3. 艰难性：院前救护的条件受到各种限制，如气象、交通、光线等，这些都是一般日常的医疗急救不能比拟的。

4. 复杂性：各种灾难和意外事故所致的伤员病情复杂、变化快，涉及多方面病种。在短时间内对病情进行评估与判断的难度非常大，须具备良好的医学知识与独立分析、解决问题的能力。

三、救护原则

院前救护应遵循先救命后治病、先重伤后轻伤、先排险后施救的原则，以对症治疗和维持生命为主。

四、目的

保存生命，减少伤残。

★【操作要点】和【岗位能力】

一、出诊准备

(一)操作流程

环境评估—用物评估—护士评估

(二)操作要点

1. 环境评估　抢救室与救护车内的各项仪器设备、抢救物品准备到位,设备性能检查良好(图1-1、图1-2)。

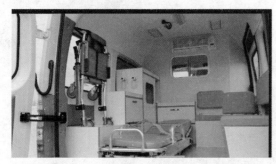
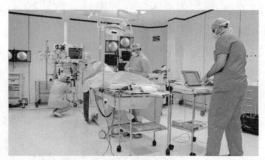

图1-1　救护车　　　　　　　　　　　　　　图1-2　抢救室

2. 用物评估

(1)仪器设备　简易呼吸器、呼吸机、吸痰器、除颤仪(图1-3)(或AED)、多功能心电监护仪(图1-4)、血压计、气道穿刺包、氧气瓶(袋)、血糖监测仪、平车(担架)、输液装置等。

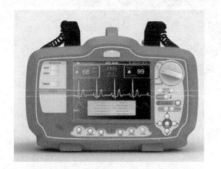
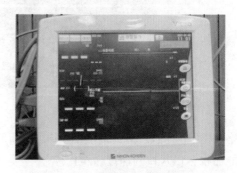

图1-3　除颤仪　　　　　　　　　　　　图1-4　多功能心电监护仪

(2)常用物品　听诊器、电子体温表、静脉穿刺包、胸穿包、导尿包、绷带、夹板、三角巾、颈托、吸痰管、注射器、输液管、胶布、消毒用物、剪刀、记录单。

(3)抢救药品　肾上腺素、去甲肾上腺素、多巴胺、洛贝林、可拉明、地塞米松、西地兰、速尿、阿托品、氨茶碱、氯丙嗪、异丙嗪、利多卡因、甘露醇、葡萄糖酸钙等(图1-5)。

3. 护士评估　通知相关人员、清点出诊用物,做好出诊准备。

二、院前急救基本流程

(一)操作流程

接收出诊通知—出诊—现场评估—现场救治—转运—医院交接—整理

(二)操作要点

1. 接收出诊通知　接到电话,询问并记录患者人数、发病情况、地点、联系方法,通知车队及医生，护士准备好出诊用物，3min 内出车。

2. 出诊　途中与呼救人员联系，同时指导其对患者进行简单有效的救护。

3. 现场评估

（1）评估现场环境，排除现场危险因素，迅速将患者移到安全地方；如果为触电受伤患者，应将现场电源切断。

（2）迅速评估患者，立即处理危及生命的伤情与症状。判断患者气道是否通畅，生命体征是否存在。

4. 现场救治

（1）对心脏骤停患者应立即进行心肺复苏（CPR）（图 1-6）、应用AED 等急救措施。

（2）立即建立静脉通路；给患者吸氧。

（3）各种原因导致的外伤，给予针对性的止血、包扎、固定等救护措施；有脏器脱出者用容器或敷料固定，禁止回纳。

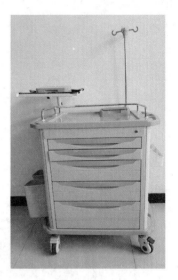

图 1-5　抢救车

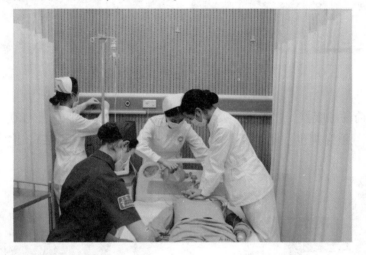

图 1-6　心肺复苏抢救

（4）各种原因导致肢体断离伤，初步处理断肢后用干净的敷料包裹放入密封袋内，低温保存，肢体断离面不能沾水，以最快的速度送至医院。

（5）协助患者取舒适体位。

（6）如果现场有批量受伤患者，救护人员应迅速检伤、分类处理（图 1-7）。

5. 转运　现场初步处理后，应尽快将患者送至医院（图 1-8）。

（1）在转运过程中，应注意保护患者，避免出现继发损伤。

（2）通知医院做好接诊准备。

（3）转运途中严密观察患者的生命体征及神志、瞳孔的变化，保持各管道通畅。

（4）批量患者转运时，应按检伤分类的标识依次转运：红色—黄色—绿色—黑色。

6. 医院交接　与出诊医护人员交接患者救治过程、现场处理情况及病情变化，填写现场抢救记录单，经双方确认后签字。

7. 整理　整理出诊用物，用物按规定进行终末消毒，及时补充物品备用；完善各种记录单，整理存档。

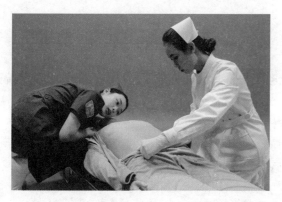
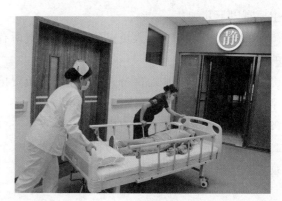

图1-7　检伤　　　　　　　　　　　　　图1-8　转运

 任务实施

一、操作流程

院前急救基本操作流程如图1-9所示。

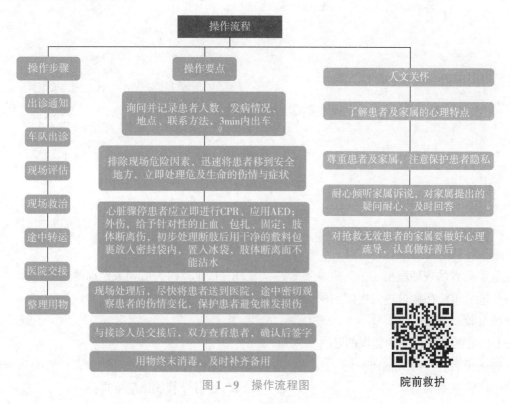

图1-9　操作流程图　　　　　院前救护

二、知识拓展

1. 我国急救模式　20世纪80年代，我国急救医疗服务进入了专业成长时期，形成了由院前、院内相结合的急诊医疗服务体系，包括院前急救、院内急诊、院内ICU以及各专科。目前我国的院前急救的模式主要有以下几种：

（1）自主型 救护中心人员完全固定，负责所有急诊患者的接诊与治疗、留观及抢救工作，有独立完成的能力。

（2）支持型 救护中心部分人员固定，仅负责抢救工作，其他人员定期轮换。大部分综合医院选用此类型。

（3）支援型 救护中心没有固定的工作人员，各科室轮流负责。

2.我国院前救护程序 院前救护对于突发的疾病或意外事故所致的创伤患者十分重要，特别是多发伤的现场救护措施直接影响患者的生存。因此，护士应掌握院前救护的程序（图1-10）。

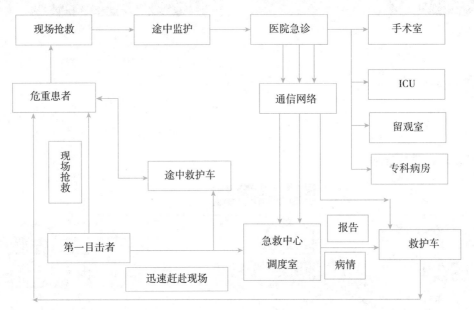

图 1-10 院前急救程序图

 同步练习

一、A₁型题

1.院前急救是指（   ）。

A.急危重患者的现场救护　　　　　　　B.专业救护人员到来之前的抢救

C.急、危、重症伤病员进入医院前的医疗救护　　D.途中救护

E.现场自救、互救

2.关于伤员的转送，下列错误的是（   ）。

A.对昏迷患者，应将头偏向一侧　　　　B.生命体征尚不稳定的患者应暂缓汽车长途转送

C.途中严密观察病情　　　　　　　　　D.遇有导管脱出应立即插入

E.途中不能中断抢救

3.一般要求，市区的平均反应时间为（   ）。

A.8min　　　　　　B.10～15min　　　　C.20min　　　　　　D.25min

E.3～5min

4.反映急救速度的主要客观指标是（   ）。

A.急救中心的面积　　B.服务区域　　　　C.平均反应时间　　　D.基本设施

E.基本设备

5. 大批伤员中，对于大出血的患者进行标记应用的颜色是 （　　　）。

A. 黄色　　　　　　　B. 绿色　　　　　　　C. 棕色　　　　　　　D. 红色

E. 黑色

6. 现场急救区的划分，后送区主要接受的是 （　　　）。

A. 所有伤病员　　　　　　　　　　　　B. 有红色、黄色标志的危重患者

C. 能行走、病情较轻的患者　　　　　　D. 死亡患者

E. 需就地抢救的患者

7. 现场对危重患者进行病情评估时，如果桡动脉触摸不清，则说明收缩压 （　　　）。

A. ＜80mmHg　　　　B. ＜70mmHg　　　　C. ＜60mmHg　　　　D. ＜50mmHg

E. ＜40mmHg

8. 在搬运疑有脊椎骨折患者时，下列错误的是 （　　　）。

A. 尽可能用颈托固定颈部　　　　　　　B. 搬运时应固定头部，避免摇摆

C. 可用海绵垫抬动　　　　　　　　　　D. 保持脊椎的轴线稳定

E. 将患者固定在硬板担架上搬运

9. 急救单元的郊区、县的服务半径为 （　　　）。

A. 3～5km　　　　　B. 5～8km　　　　　C. 8～10km　　　　　D. 10～15km

E. 15～20km

10. 关于患者的转运，下列错误的是 （　　　）。

A. 病情不稳定者，应暂缓汽车长途转送

B. 担架在行进途中，伤员应头部在后，下肢在前

C. 脊椎受伤者，应保持脊椎轴线稳定

D. 腹胀者去除胃肠减压术后再空运

E. 途中要加强生命支持性措施

11. 急救运输工具的配备，不正确的是 （　　　）。

A. 原则上每5万～10万人口配1辆急救车　　B. 车辆应集中停在急救中心，以便于管理

C. 车辆性能要满足急救需要　　　　　　　　D. 每辆车配备医护人员与驾驶员各5人

E. 定期检查维修，保持完好状态。

12. 下列不属于"生命链"的环节的是 （　　　）。

A. 早期通路　　　　　B. 早期心肺复苏　　　　C. 早期转送　　　　　D. 早期心脏除颤

E. 早期高级生命支持

二、X 型题

13. 我国城市院前急救的模式包括 （　　　）。

A. 院前院内结合型　　　　　　　　　　B. 单纯性院前指挥型

C. 集中性院前指挥型　　　　　　　　　D. 院前附属医院型

E. 特服联动型

14. 急救中心设置原则正确的是 （　　　）。

A. 在拥有10万人口的地区可建急救中心　　B. 急救中心的建筑面积不小于1600m²

C. 市区急救服务半径为3～5km　　　　　　D. 急救中心必须设在医院内

E. 市区要求救护车20min赶到现场

15. 急救护士的素质要求是 （　　　）。

A. 有较好的团结协作精神　　　　　　　B. 较高的检伤分诊技术

C. 掌握常见的急症救护技术   D. 熟悉急救药品的作用机制

E. 坚守岗位、纪律性强

16. 普通型救护车内的装备至少应有（   ）。

A. 供氧装置   B. 急救箱

C. 止血包   D. 血氧饱和度测定仪

E. 心电监护仪

17. 现场救护时患者采取的合适体位包括（   ）。

A. 现场需心肺复苏者应置于复苏体位   B. 毒蛇咬伤时应放低患肢

C. 昏迷患者仰卧位   D. 咯血者向患侧卧位

E. 脚扭伤应抬高患肢

18. 急救中心或分站地点的选择应符合的条件是（   ）。

A. 在区域的中心地带或人口稠密区   B. 车辆进出方便

C. 设在医院内或医院外，在院外时要靠近医院   D. 市区服务半径不超过5km

E. 可设多个中心、多个分站

参考答案

 任务小结

任务掌握程度	任务存在问题	努力方向
完全掌握 □ 部分掌握 □ 没有掌握 □		
任务学习记录		

单元二　认识急诊科

任务一　急诊接诊方法与流程

 任务情境

×年×月×日，某医院急诊科接到报警电话：某小区一名老人在家洗澡时不慎摔倒，不能自行起身，家人拨打救护电话后等待救护人员到来。救护人员在老人家中进行简单处理后送至医院急诊科进行详细检查。

思考：若你是当班护士，应如何对患者进行接诊？

 任务目标

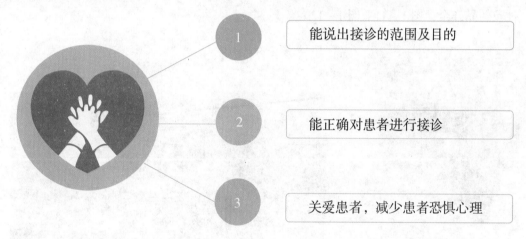

1. 能说出接诊的范围及目的
2. 能正确对患者进行接诊
3. 关爱患者，减少患者恐惧心理

 任务分析

【急诊接诊概述】

一、概念

急诊接诊（emergency reception）是指医护人员对到达医院急诊科就诊的患者迅速安置就诊。

二、目的

确保急诊患者在最短的时间内得到正确、及时的救治。

三、接诊范围

1. 按科别接诊

（1）外科　多发性创伤、急性阑尾炎、骨折、急性乳腺炎等。

（2）内科　急性呼吸困难、消化道出血、高血压急症、脑梗死等。

（3）妇产科　异位妊娠、子宫穿孔、产前大出血、先兆流产、阴道损伤等。

（4）儿科　气道异物、肠套叠、高热惊厥、烫伤等。

（5）耳鼻喉科　鼻出血、急性中耳炎、气管异物、喉头水肿等。

2. **按症状接诊**　各种原因引起的出血、高热、急性疼痛、急性意识障碍、心跳呼吸骤停、严重腹泻或呕吐、急性中毒、呼吸困难、骨折等。

四、接诊原则

主动热情、急重症优先、快速安置。

★【操作要点】和【岗位能力】

一、接诊准备

（一）操作流程

环境评估—用物评估—护士评估

（二）操作要点

1. **环境评估**　各诊室及抢救室安静、整洁、用物齐全，绿色通道畅通无阻，抢救室设备处于完好备用状态，抢救药品齐全（图1-11、图1-12）。

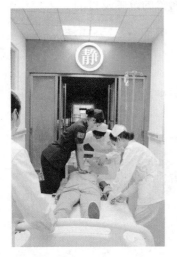

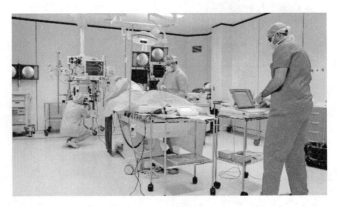

图1-11　绿色通道　　　　　　　　图1-12　抢救室

2. **用物评估**

（1）仪器设备　简易呼吸器、呼吸机、吸痰器、除颤仪（或AED）、多功能心电监护仪、血压计、气道穿刺包、氧气瓶（袋）、血糖监测仪、平车（担架）、输液装置等（图1-13、图1-14）。

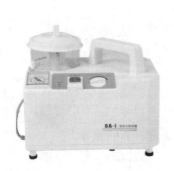

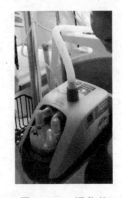

图1-13　吸痰器　　　　　　　　图1-14　湿化仪

（2）常用物品　听诊器、电子体温表、静脉穿刺包、胸穿包、导尿包、绷带、夹板、三角巾、颈托、吸痰管、注射器、输液管、胶布、消毒用物、剪刀、记录单等（图 1-15）。

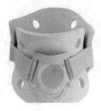

图 1-15　颈托

（3）抢救药品　肾上腺素、去甲肾上腺素、多巴胺、洛贝林、可拉明、地塞米松、西地兰、速尿、阿托品、氨茶碱、氯丙嗪、异丙嗪、利多卡因、甘露醇、葡萄糖酸钙等。

3. 护士评估　备好急救用物，通知相关救护人员。

二、接诊流程

（一）操作流程

迎接患者—交接患者并记录—分组救治—监测—整理

（二）操作要点

1. 一般患者接诊

（1）迎接患者　院外各种方式送来的危重症患者，急诊护士应在急诊科门口迎接患者，并将患者送到抢救室（图 1-16）；对于步行就诊的患者，如病情允许可以先挂号再就诊。

（2）交接病情　急诊科救护人员与院外救护人员进行病情交接，仔细查看患者情况，并双方确认签字。

（3）测量生命体征，并通知相关医生、护士进行救治与护理。

（4）记录　详细记录抢救过程与病情变化。

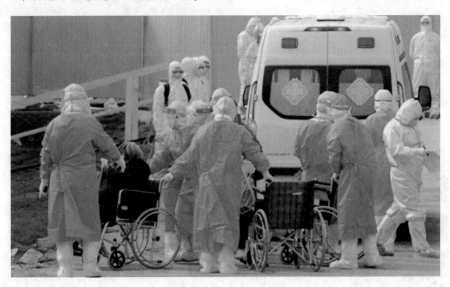

图 1-16　接收患者

2. 批量患者接诊

（1）迎接患者　根据患者数量及人员特点，提前对救护人员进行分组，实行责任制，各组人员在相应岗位迎接患者，同时应向上级或总值班报告，协调相关科室人员。

（2）交接病情　急诊科救护人员与院外救护人员进行病情交接，仔细查看患者情况，并双方确认签字。

（3）按个人分组任务进行救治与护理，救护人员应迅速检伤、分类处理（图 1-17）。

（4）记录　详细记录抢救过程与病情变化，整理存档。

（5）整理　整理接诊用物，用物按规定进行终末消毒，及时补充物品备用。

3. 注意事项

（1）无论患者能否支付医疗费用，医护人员应实行人道主义，先进行积极抢救。

（2）遇到涉及法律纠纷、交通事故等急诊患者，应迅速与公安部门或医院保卫科联系。

（3）需要紧急抢救或急诊手术，应向医院总值班汇报；对死亡患者情况有疑问的应及时向医院领导及公安部门报告。

（4）无家属的昏迷患者，其随身携带物品应有两人以上者共同清点并登记，交给家属时要签字。

（5）接诊时如遇到情绪激动的患者或家属，应耐心解释，安慰患者，做好安抚工作。

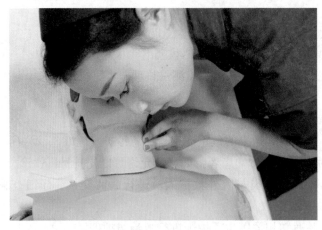

图 1 – 17　评估伤情

 任务实施

一、操作流程

急诊接诊基本操作流程如图 1 – 18 所示。

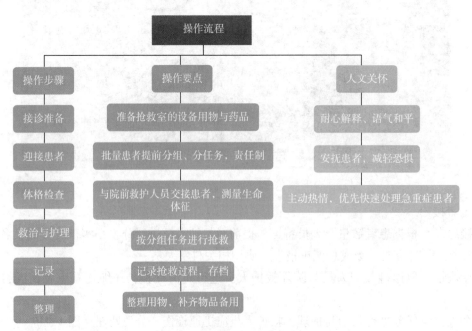

图 1 – 18　急诊接诊操作流程

同步练习

一、A₁型题

1. 关于急诊科的布局，下列不正确的是（　　　）。

A. 尽量远离住院部

B. 有专门的出入口通道

C. 分诊室设立在入口明显位置

D. 清创室与抢救室、外科诊室相邻

E. 抢救室靠近急诊科的进口处

2. 下列不属于急救物品的是（　　　）。

A. 除颤器　　　　　　　　　　　　B. 心电图机

C. 纤维胃镜　　　　　　　　　　　D. 电动洗胃机

E. 简易呼吸器

3. 急诊科观察室床位数占医院总床数的（　　　）。

A. 4%　　　　　B. 5%　　　　　C. 6%　　　　　D. 7%　　　　　E. 8%

4. 关于抢救药品及设备的管理，错误的是（　　　）。

A. 专人管理　　　　B. 定品种数量　　　　C. 定期检查　　　　D. 定位放置

E. 外借时一定要登记

5. 急诊患者就诊（　　　）内应得到处置。

A. 2min　　　　　B. 5min　　　　　C. 10min　　　　　D. 15min

E. 30min

6. 急诊分诊准确率应达到（　　　）。

A. 80%　　　　　B. 85%　　　　　C. 90%　　　　　D. 100%

E. 95%

7. 急诊科护理工作质量要求不包括（　　　）。

A. 器材药物完备　　　　　　　　　B. 分诊迅速准确

C. 抢救组织严密　　　　　　　　　D. 抢救效率高

E. 极易交叉感染

8. 以下不属于分诊护士的职责范围的是（　　　）。

A. 分清患者的轻重缓急　　　　　　B. 对所有急诊患者进行登记

C. 维持就诊环境　　　　　　　　　D. 护送患者入病房

E. 参与急救

9. 不属于观察室收治范围的是（　　　）。

A. 病情危重患者　　　　　　　　　B. 诊断不清患者

C. 候床入院患者　　　　　　　　　D. 小手术后患者

E. 输液观察患者

二、X型题

10. 抢救室必备的急救药品有（　　　）。

A. 升压药　　　　B. 呼吸兴奋剂　　　　C. 解毒药　　　　D. 镇静药

E. 抗生素

11. 急诊科的工作任务是（　　　）。

A. 急诊 　　　　　　　　B. 急救 　　　　　　　　C. 检查 　　　　　　　　D. 培训

E. 科研

12. 急诊科人员素质要求包括（　　　）。

A. 医德高尚 　　　　　　　　　　　　B. 业务娴熟

C. 身体健康 　　　　　　　　　　　　D. 心理健康

E. 团结合作

13. 急诊诊治范围包括（　　　）。

A. 急诊对象 　　　　　　　　　　　　B. 留观对象

C. 临时输液对象 　　　　　　　　　　D. 慢性肾功能衰竭

E. 各种休克患者

14. 急诊科的工作特点是（　　　）。

A. 急 　　　　　　　　　　　　　　　B. 忙

C. 多学科性 　　　　　　　　　　　　D. 易感染性

E. 各类患者都可收治

参考答案

 任务小结

任务掌握程度	任务存在问题	努力方向
完全掌握 □ 部分掌握 □ 没有掌握 □		
任务学习记录		

任务二　急诊科分诊流程

任务情境

×年×月×日，某医院急诊科接到报警电话：某小区一名老人在家洗澡时不慎摔倒，不能自行起身，家人拨打救护电话后等待救护人员到来。救护人员在老人家中进行简单处理后，将老人送至医院急诊科进行详细检查。

思考：1. 如果你是当班护士，你该如何对患者进行分诊？

2. 分诊时，应注意什么？

任务目标

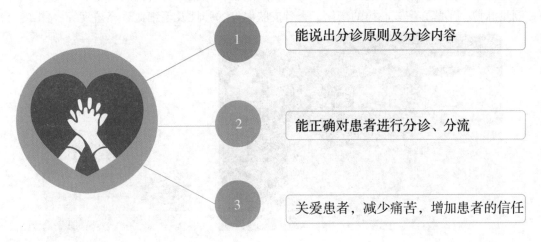

1　能说出分诊原则及分诊内容

2　能正确对患者进行分诊、分流

3　关爱患者，减少痛苦，增加患者的信任

任务分析

【急诊分诊概述】

一、概念

急诊分诊（emergency triage）是指快速重点收集急诊患者资料，根据患者症状和体征进行初步诊断、安排救治的过程。

二、目的

（1）安排就诊顺序，优先处理危、急症患者，提高抢救成功率与工作效率。

（2）有效控制室内就诊患者人数，维持就诊秩序并合理分流患者。

（3）提高患者对急诊工作的满意度，增强对医护人员的信心。

三、分诊原则

紧急评估、准确判断、快速分流。

★ 【操作要点】和【岗位能力】

一、操作流程

护理评估—判断分类—效果评价—护理记录

二、操作要点

（一）分诊评估方法

1. 四步分诊法　根据患者的主诉通过视、听、问、触进行资料收集。

视　观察患者主诉症状的表现程度，有无特异性表现。

听　听患者的呼吸、咳嗽有无异常杂音或短暂呼吸（图1-19）。

问　询问患者及家属，了解现病史和既往史及发病过程，以获取有价值的资料。

触　测量脉搏，了解心率、心律的变化，查看皮肤温度、弹性及毛细血管充盈度等（图1-20）。

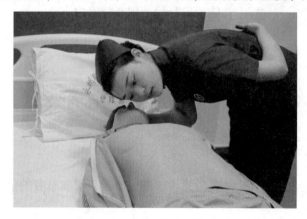 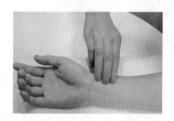

图1-19　听诊呼吸　　　　　　　图1-20　触诊脉搏

2. SOAP公式

（1）S（subjective 主诉）收集患者主观感受或家属提供的资料，包括患者主诉及伴随症状。

（2）O（objective 观察）收集患者客观资料，包括患者的体征及异常症状等。

（3）A（assess 评估）结合上述情况对患者病情进行分析评估，做出初步判断。

（4）P（plan 计划）按病情的轻、重、缓、急进行分诊和组织抢救程序。

（二）分诊评估内容

1. 初步评估　判断患者是否有生命危险。

（1）一般情况评估　测量患者一般生命体征，观察患者面部表情、面色及姿势，是否有被动体位；查看呼吸运动，气道是否通畅，有无缺氧情况；检查受伤部位。

（2）循环评估　判断患者有无休克。测量患者脉搏有无异常；感觉皮肤温度，查看皮肤颜色，做毛细血管再充盈试验。如有明显外伤出血，用直接压迫法控制出血（图1-21）；评估脑灌注情况，查看患者意识是否清楚。

（3）神经系统评估　通过观察对不同刺激的反应来评估患者意识情况，如疼痛反应、声音刺激等；观察瞳孔的大小、形状及对光反射等情况（图1-22）。

2. 进一步评估　在患者无生命危险时进行。

（1）收集主诉　详细询问患者基本信息，如年龄、即往

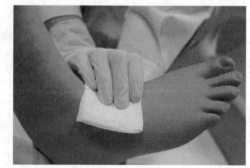

图1-21　止血法

史、住址、联系方式等。询问患者受伤的经过，查看患者体征，询问患者有无相应的症状。

（2）全身评估　从头至四肢，头面部有无肿胀、出血、瞳孔及意识水平情况；颈部有无肿胀及压痛，颈部损伤者应保持颈部制动并呈直线；听诊双肺呼吸音及观察胸廓运动是否对称（图1-23）；腹部有无出血、压痛、反跳痛或腹肌紧张；脊柱有无畸形、肿胀、压痛等。

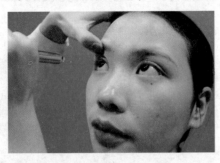
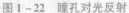

图1-22　瞳孔对光反射

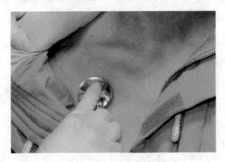

图1-23　胸部听诊

注意事项： 急腹症患者注意评估疼痛的性质、持续时间和部位，有无伴随症状；头部外伤者重点评估患者意识及双侧瞳孔情况。检查时注意保护患者隐私，需要解脱衣服时，应先脱健侧，再脱患侧。

（三）病情分级与患者分流

1. 病情分级　一般情况病情可分为5级。

（1）Ⅰ级　（急危症）患者随时有生命危险，生命体征不稳定，需要进入绿色生命通道进行抢救（图1-24）。如心搏骤停、窒息、多发伤等。

（2）Ⅱ级　（急重症）患者有潜在的生命危险，病情变化迅速，需要在15min内紧急救治护理。如开放性创伤、脑出血、呼吸困难等。

（3）Ⅲ级　（紧急症）患者生命体征稳定但有恶化的可能，症状持续没有缓解，需要在30min内给予处理者。如头皮撕裂伤、骨折等。

（4）Ⅳ级　（亚急症）患者病情稳定，没有严重的并发症。

（5）Ⅴ级　患者情况需要检查与治疗，可自行去门、急诊处理。如慢性头痛、感冒等。

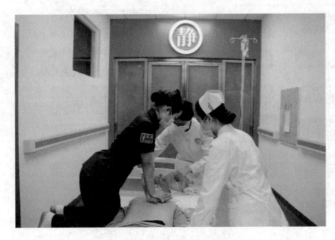

图1-24　心肺复苏

2. 患者分流

（1）根据评估判断，安排患者到相应的区域治疗。危重患者送入抢救室，轻症患者安排相应的专科诊室候诊。病情复杂难以判断者，可按首诊负责制安排就诊。

（2）通知医生与急诊护士，交接各种类患者的病情。

（3）遵医嘱实施相关检查与护理措施，严密观察患者的病情变化。

注意事项

（1）对急危重症患者抢救时，应按绿色通道救护原则，先救护后缴费办理手续。

（2）对其他等级患者尽量缩短候诊时间，必要时可先进行相关处理，如休克患者可先建立静脉通路（图1－25），高热患者测量体温后给予物理降温等。

（3）对疑似传染性疾病患者应做好隔离措施。

3. 护士评估

（四）效果评价与记录

1. 效果评价

（1）评价分诊工作的准确性，一般情况分诊的正确率不能低于95%。

（2）随时对候诊患者的病情进行再次评估，根据评估的结果及时调整就诊顺序，以免出现评估失误或不准确而延误患者的救治。

2. 护理记录　抢救患者过程中，准确记录急诊患者的基本信息和实施的各项救护措施。

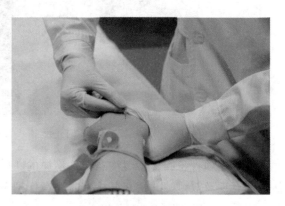

图1－25　静脉输液

 任务实施

一、操作流程

急救科分诊基本操作流程如图1－26所示。

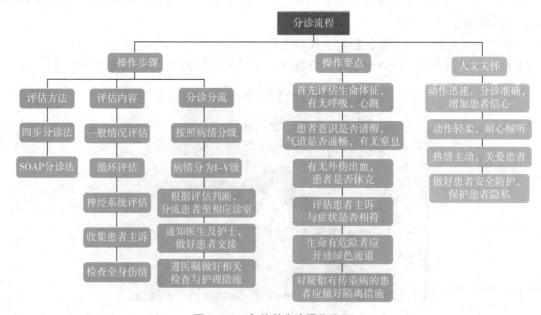

图1－26　急救科分诊操作流程

二、知识拓展

【批量患者的分诊】

批量患者的分诊是指同一致病因子引起3名以上的患者同时就诊时的分诊。该伤情突发性强、损伤人员多，分诊时需要快速检伤，分清患者的救治顺序。

（1）病情评估 批量患者分诊时只对患者进行初步评估。

（2）检伤分类 根据患者病情的评估结果，按红、黄、绿进行分诊，快速分类。

（3）分流患者 根据检伤分类的结果，将患者分流至各个救治区，如清创室、注射室、抢救室等。

（4）协调救治 急诊科医生及时交流，统一协调抢救患者，以提高批量患者的救治效率。

（5）记录 准确记录批量患者的病情和实施的各项救护措施。

 同步练习

一、A₁型题

1. 下列不属于分诊护士职责范围的是（ ）。

A. 按轻、重、缓、急安排就诊　　　　B. 护送患者入抢救室

C. 参与抢救　　　　D. 对就诊患者进行电脑登记

E. 询问患者主诉

2. 观察分诊不常用的方法不当的是（ ）。

A. 视诊和触诊　　　　B. 听诊和嗅诊

C. 问诊了解患者主诉和伴随症状　　　　D. 检查病变部位

E. 诱导患者快速说出不适

3. 一位急诊创伤患者同时出现下列病情，你先抢救（ ）。

A. 窒息　　　　B. 昏迷

C. 骨折　　　　D. 心律失常

E. 伤口出血

4. 面对一急诊胸前区疼痛患者，你用的分诊技巧是（ ）。

A. SOAP 分诊公式　　　　B. PQRST 分诊公式

C. CRAMS 评分法　　　　D. QRS 分诊公式

E. RSTRS 评分法

5. 对一急诊外伤患者的正确分诊技巧是（ ）。

A. SOAP 分诊公式　　　　B. PQRST 分诊公式

C. CRAMS 评分法　　　　D. QRS 分诊公式

E. RSTRS 评分法

6. 对成批中毒神志不清急诊患者，护士正确应用的诊疗识别手段是（ ）。

A. 应用"腕带"作为诊疗识别手段　　　　B. 应用患者真实姓名

C. 应用患者的年龄和性别　　　　D. 应用患者的单位

E. 在患者手上写上编号

7. 一急诊骨折患者在复位时，护士的正确做法是（ ）。

A. 帮助医生用力复位　　　　B. 让患者大声喊叫发泄痛苦

C. 与患者交谈分散注意力　　　　D. 陪同患者一起哭泣

E. 告知注意事项

8. 下列不是急诊患者心理反应的是（ ）。

A. 焦虑和忧郁　　　　B. 怀疑和依赖

C. 恐惧和愤怒　　　　D. 安静和沉默

E. 否认和冷漠

9. 下列不是急诊患者心理特点的是 （   ）。

A. 优先感　　　　　　　　　　　　　B. 陌生感

C. 焦虑感　　　　　　　　　　　　　D. 无助感

E. 沉默感

10. 关于观察分诊不正确的是 （   ）。

A. 一般分诊时间为 2～5min　　　　　B. 护士应用知识和经验

C. 收集客观资料　　　　　　　　　　D. 按患者要求分诊

E. 评估、判断、分析患者资料

A₂型题

11. 李某，冠心病史 3 年，今晨于公交车上突然出现四肢抽搐，两眼上翻，呼吸心跳减弱，司机与乘客立即将其送到急诊室，分诊护士处理正确的是 （   ）。

A. 分诊护士立即协助医生进行心肺复苏

B. 分诊护士立即开通绿色通道让医护人员进行抢救

C. 分诊护士立即进行心肺复苏

D. 分诊护士立即协同其他护士进行心肺复苏

E. 分诊护士立即呼叫医生进行抢救

12. 刘某，在海中游泳时不慎溺水，被送到急诊室，查体：神志不清，口流海水，呼吸微弱，心率 45 次/min，血压 90/60mmHg，医生不在场，护士处理正确的是 （   ）。

A. 立即呼叫医生等待医嘱

B. 立即头偏一侧，吸出口腔异物，吸氧

C. 立即心外按压

D. 立即心电监护

E. 先测生命体征

13. 某男，交通事故后送往急诊室，意识丧失，闭合性左下肢骨折，呼吸 20 次/min，心率 62 次/min，血压 96/62 mmHg，身上无任何证件，护士处理不正确的是 （   ）。

A. 协助医生处理骨折

B. 处置同时通知保卫部

C. 等待家属办理手续后再处理

D. 先处理后再等家属补办手续

E. 处置同时通知医务部

14. 李某，因突发交通事故，送往急诊室，神清，生命体征平稳，右上肢骨折，第 7、8 肋骨骨折，评估患者心理反应正确的是 （   ）。

A. 否认和焦虑　　　　　　　　　　　B. 抑郁

C. 依赖　　　　　　　　　　　　　　D. 怀疑

E. 愤怒

15. 某女，因突发心肌梗死，送入急诊室，护士立即给予吸氧，心电监护，医生做心电图，下医嘱溶栓治疗，医护人员进行急救，患者的心理特点是 （   ）。

A. 优先救治　　　　　　　　　　　　B. 否认疾病

C. 无望　　　　　　　　　　　　　　D. 无助

E. 陌生感和恐惧感

16. 王某，女，18 岁，感冒高热 39℃，急诊输液体温没有下降，没有家属，护士在肌注降温药时，心理护理措施正确的是（　　）。

　　A. 协助患者饮水

　　B. 指导患者高热饮食

　　C. 与患者交谈分散注意力

　　D. 用手触摸患者头部，安慰患者再注射

　　E. 注射后告知患者等待退热

A₃型题

王某，67 岁，反复心绞痛 2 年，今晨突然胸骨后持续疼痛，休息、含服硝酸甘油均无缓解，持续 3h，伴有烦躁、出汗，家属搀扶步入急诊室。查体：面色苍白，血压 96/64mmHg，心率 90 次/min，心电图 $V_1 \sim V_5$ 导联 ST 段弓背上抬 0.3 ~ 0.5mV。

17. 患者正确的诊断是（　　）。

　　A. 心绞痛发作　　　　　　　　　　　B. 急性左心衰竭

　　C. 急性前壁心肌梗死　　　　　　　　D. 急性下壁心肌梗死

　　E. 急性前间壁心肌梗死

18. 护士处理正确的是（　　）。

　　A. 立即送入循环科病房

　　B. 立即嘱患者卧床，给予吸氧、心电监护

　　C. 协助患者立即补液

　　D. 立即心外按压

　　E. 分诊护士立即给患者吸氧、监护

19. 护士健康教育正确的是（　　）。

　　A. 指导家属正确就诊和急救措施　　　B. 指导患者活动

　　C. 指导家属饮水　　　　　　　　　　D. 指导患者口腔护理

　　E. 指导家属心外按压

王某，24 岁，高热一天，最高体温 39.2℃，来院急诊室就诊。查体：神清，胸前、耳后出现散在水痘，无鼻塞、咳嗽症状。

20. 分诊护士处理正确的是（　　）。

　　A. 按高热患者分诊　　　　　　　　　B. 按急重患者分诊

　　C. 安排隔离室就诊　　　　　　　　　D. 按轻患者分诊

　　E. 安排儿科就诊

21. 护士协助医生处理正确的是（　　）。

　　A. 护士替医生填写传染病疫情卡

　　B. 分诊护士替医生填写传染病疫情卡

　　C. 分诊护士替医生下医嘱，医生报卡

　　D. 护士协助医生填写传染病疫情卡

　　E. 分诊护士填写传染病疫情卡

参考答案

任务小结

任务掌握程度	任务存在问题	努力方向
完全掌握 □ 部分掌握 □ 没有掌握 □		
任务学习记录		

任务三　急诊护理工作流程

任务情境

×年 12 月 28 日，某医院 120 中心接到求救电话：一辆客车在盘山公路上行驶时因路滑未能及时刹车，客车坠下山坡，车上 38 名乘客受伤。急救中心派出多辆救护车迅速到车祸现场，医护人员快速检伤分类，初步处理后送达医院急诊科。

思考：1. 如果你在急诊该如何进行分诊?

2. 你该如何处理受伤患者?

任务目标

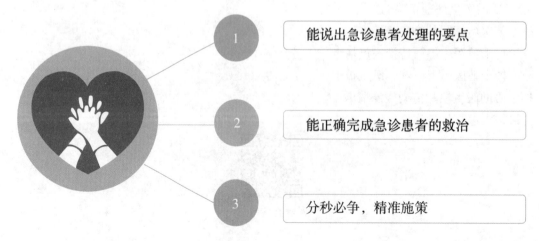

1　能说出急诊患者处理的要点

2　能正确完成急诊患者的救治

3　分秒必争，精准施策

任务分析

【急诊处理】

一、概念

急诊处理（emergency handling）是指根据分诊的标准流程，对分诊评估后的患者给予及时处置、合理分流。

二、目的

（1）提高急诊救治工作效率。

（2）处理危及患者生命的病情，降低伤残率和病死率。

（3）控制和预防传染性疾病的扩散。

三、工作特点

（1）发病急、时间紧，需要急救的患者多为突然发病，其病情急、危、重，变化快速。

（2）随机性大、可控性小，急诊患者的就诊时间、人数、病种、程度很难预料，因此要求急诊科的抢救设备、药品随时处于备用状态，护士应具有较强的应急、应激能力。

（3）共同抢救、多方协作，急诊患者的病种广谱，需要协调多个学科的参与。

★【操作要点】和【岗位能力】

一、操作流程

一般患者处理—急危重症患者处理—传染病患者处理—患者转运处理—清洁消毒处理—各项记录处理

（二）操作要点

1. 一般患者处理　患者到达急诊科由急诊专科处理，也可根据病情分别将患者送入专科病房或急诊留观。

2. 急危重症患者处理

（1）急危重症患者送达急诊时直接送入抢救室紧急处理（图1-27），必要时可急诊手术室手术（图1-28）。

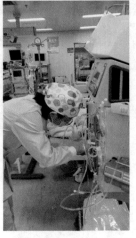

图1-27　急诊透析

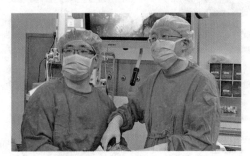

图1-28　急诊手术

（2）急危重症患者在急诊紧急处理后可送往重症监护室加强监护与治疗（图1-29）。

3. 传染病患者处理

（1）疑似传染病患者进行隔离，确诊后转入传染科室进行治疗。

（2）做好消毒隔离措施，并及时向疾控中心报告。

4. 患者转运处理

（1）在病情允许的情况下护送重症患者做必要的辅助检查。

（2）对急诊住院、转ICU或转院的患者，途中须有医护人员护送，并做好患者用药病情的交接工作。

（3）在转运的过程中，所有治疗不可中断，如输液、吸氧、机械通气等，做好患者安全防护，防止各种导管脱出。

5. 清洁消毒处理

（1）对死亡患者进行终末消毒。

（2）做好物品、环境和患者排泄物的清洁消毒处理。

6. 各项记录处理

（1）及时补写抢救记录。

（2）提醒医生补开抢救时用药的口头医嘱。

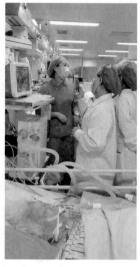

图1-29　ICU监护

注意事项：

（1）在紧急情况下，护士可在医生未到达前给予急危重症患者相应的救护措施，如心肺复苏、止血、吸氧、建立静脉通路等。

（2）在转运患者时要根据患者的伤情选择合适的转运工具并做好转运途中的监护。

 任务实施

一、操作流程

急诊处理基本操作流程如图1-30所示。

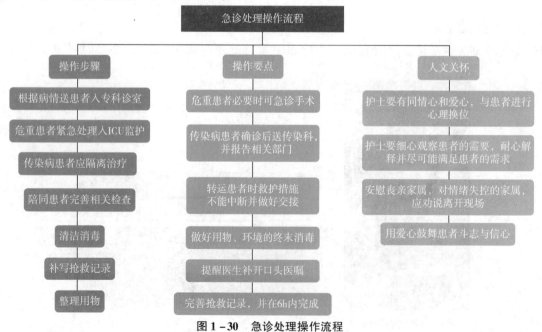

图1-30　急诊处理操作流程

二、知识拓展

我国目前大部分综合性医院的急诊科分区为：预检分诊处、抢救区、急诊重症监护区、专科诊断区、留观区、治疗区、处置区、急诊手术区等。护士熟悉急诊工作流程，可大幅度提高急诊工作效率与质量（图1-31）。

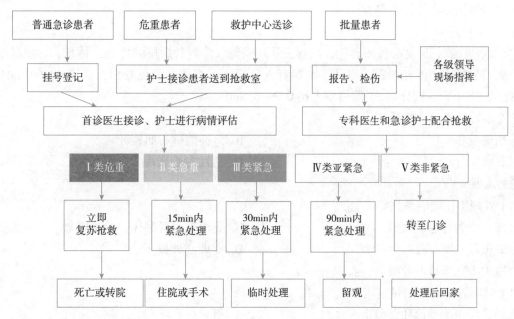

图1-31 急诊护理工作流程

 同步练习

A₁型题

1. 一位急诊创伤患者同时出现下列病情，你先抢救哪一项（ ）。

A. 窒息   B. 昏迷

C. 骨折   D. 心律失常

E. 伤口出血

2. 急诊科的基础设置不包括下列哪个部门（ ）。

A. 预检分诊   B. 重创缝合

C. 重症监护室   D. 换药室

E. 隔离室

A₂型题

3. 刘某，在海中游泳时不慎溺水，被送到急诊室，查体：神志不清，口流海水，呼吸呈叹息样短暂抽搐，医生不在场，护士处理正确的是（ ）。

A. 尽早电击除颤   B. 清理气道，保持有效通气

C. 立即心外按压   D. 立即心电监护

E. 先测生命体征

4. 急诊室的仪器设备应做到"五定"，其"五定"不包括（ ）

A. 定位置   B. 定专人管理

C. 定期消毒灭菌   D. 定品种数量

E. 定班负责日常生活清洁

5. 王某，女，18岁，感冒高热39℃，急诊输液体温没有下降，没有家属，护士在肌注降温药时，心理护理措施正确的是（　　　）。

A. 协助患者饮水

B. 指导患者高热饮食

C. 与患者交谈分散注意力

D. 用手触摸患者头部，安慰患者再注射

E. 注射后告知患者等待退热

A₃型题

李某，女，70岁，反复心绞痛3年，晨起突发胸闷憋气伴胸骨后持续疼痛，休息、含服硝酸甘油均无明显缓解，持续3h，伴有烦躁、出汗，家属背入急诊室。查体：面色苍白，血压90/60mmHg，心率90次/min，心电图 $V_1 \sim V_5$ 导联ST段弓背上抬0.3~0.5mV。

6. 患者最后可能的诊断是（　　　）。

A. 心绞痛发作

B. 急性前壁心肌梗死

C. 冠心病

D. 急性左心衰竭

E. 急性心梗

7. 护士处理不正确的是（　　　）。

A. 立即让患者休息、吸氧

B. 立即嘱患者卧床，给予吸氧、心电监护

C. 协助患者立即补液

D. 立即心外按压

E. 分诊护士立即给患者吸氧、监护

8. 护士健康教育正确的是（　　　）。

A. 指导家属正确就诊和急救措施

B. 指导患者活动

C. 指导家属饮水

D. 指导患者口腔护理

E. 指导家属心外按压

王某，4岁，高热一天，最高体温39.2℃，来院急诊室就诊。查体：神清，胸前、耳后出现散在水痘，无鼻塞，咳嗽症状。

9. 分诊护士处理不正确的是（　　　）。

A. 按高热患者分诊

B. 做好隔离措施

C. 安排隔离室就诊

D. 嘱咐病人家属做好防护措施

E. 交待家人避免患儿与他人接触做好呼吸前隔离

10. 护士协助医生处理正确的是（　　　）。

A. 护士替医生填写传染病疫情卡

B. 分诊护士替医生填写传染病疫情卡

C. 分诊护士替医生下医嘱，医生报卡

D. 护士协助医生填写传染病疫情卡

E. 分诊护士填写传染病疫情卡

11. 护士对患者健康教育不正确的是（　　　）。

A. 指导隔离相关知识

B. 指导皮肤护理知识

C. 指导用药的注意事项

D. 告知患者体温降至正常即可上班

E. 指导患者饮食

王某，男，42岁，因酗酒后突发急性胰腺炎，送院急诊室。查体：神清，反应迟钝，屈膝卧位，呼吸26次/min，血压80/45mmHg，脉搏52次/min。

12. 在抢救过程中护士不正确的操作是（　　　）。

A. 及时做好记录

B. 护士向医生重复背述口头医嘱

C. 医护双方核对后用药

D. 快速急救，不必双方核对医嘱

E. 超常规用药应双方核对后用药

13. 抢救没开书面医嘱或没记录，处理正确的是（　　）。

A. 抢救后不用补记　　　　　　　　　　B. 及时补上准确记录

C. 抢救记录应简单　　　　　　　　　　D. 不能后补医嘱，只记护理记录即可

E. 护理记录因急救不用规范书写

曲某，男，45 岁，因车祸伤急入急诊室。查体：意识丧失，生命体征平稳，急诊 CT 提示颅底骨折，急诊手术。

14. 护士给患者导尿时处理正确的是（　　）。

A. 因患者神志不清不用遮挡　　　　　　B. 因患者神志不清操作不用轻柔，快速即可

C. 应向家属告知目的，遮挡患者，操作轻柔　　D. 应向患者告知目的，遮挡患者，操作轻柔

E. 应向家属告知目的，不用遮挡患者

15. 交警了解病情，护士处理正确的是（　　）。

A. 向交警讲解抢救经过　　　　　　　　B. 护士通知保卫部

C. 护士通知分诊护士　　　　　　　　　D. 护士向交警出示抢救记录

E. 护士让家属讲解

16. 护士处置同时应通知的部门是（　　）。

A. 医务部和保卫部　　　　　　　　　　B. 寻找患者家属

C. 通知交通大队　　　　　　　　　　　D. 通知护理部

E. 通知护士长

B 型题

A. 安排在隔离室就诊　　　　　　　　　B. 开通绿色通道

C. 交通事故患者　　　　　　　　　　　D. 一般高热的患者

E. 药疹患者

17. 传染病患者分诊正确的是（　　）。

18. 急危重症患者分诊正确的是（　　）。

19. 按特殊患者分诊的是（　　）。

A. 特殊患者　　　　　B. 成批患者　　　　　C. 传染病患者　　　　　D. 急危重症患者

E. 转运患者

20. 交通事故患者属于（　　）。

21. 自杀患者属于（　　）。

22. 需要填报疫情报告卡的患者是（　　）。

参考答案

任务小结

任务掌握程度	任务存在问题	努力方向
完全掌握 □ 部分掌握 □ 没有掌握 □		
任务学习记录		

单元三　认识 ICU

任务一　ICU 布局与设置

 任务情境

某二级甲等医院因为人员增多，需设立新区医院，建设各个医院科室以及医院各类设施，同时要求设置新区医院的 ICU 病房。

思考：1. 假如你是设计师，该怎么设计？

2. 假如你是医护人员，该怎么布置？

 任务目标

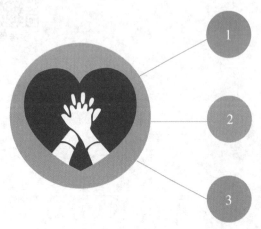

1　能说出三种不同模式的ICU的优缺点

2　能合理设置ICU的床位，分配人员和装备

3　关爱患者，减少痛苦

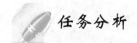 **任务分析**

【ICU 的设置】

一、ICU 的模式

一般是根据医院的规模和条件决定的,目前主要有以下几种。

1. 专科 ICU 专科性的重症监护室是针对单一器官功能而设置的,例如冠心病重症监护室 CCU、呼吸重症监护室 RICU 等。其优点是对于本专业的急危重症的抢救护理经验丰富。

2. 综合 ICU 是独立的临床业务科室,也代表了全院最高的抢救水平,有利于学科的建设和充分发挥设备的作用。国内的发展趋势也以综合 ICU 和专科 ICU 为主。

3. 部分综合 ICU 基于在院内较大的临床科室设置,介于综合和专科 ICU 之间,例如麻醉科 ICU 等。

二、ICU 的规模

1. 床位设置 每张床的占地面积应不少于 $15m^2$,使用面积应不小于 $18m^2$,发达国家的床位设置每张床不小于 $20m^2$,以 $25m^2$ 为宜。这样可以保证各项抢救措施的实施(图 1 – 32)。温度应该维持在(24 ± 1.5)℃,湿度以 55% ~ 65% 为宜。

2. 监护站设置 以方便抢救为原则,科室基本设置在全院的中心位置,毗邻麻醉科、输血科、外科等科室,临近电梯。而中心监护站应建立在所有病床的中央地区,病床的设置以扇形排列为佳,可方便观察到所有患者的情况。

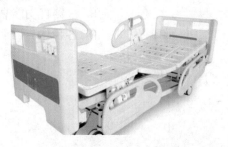

图 1 – 32 ICU 监护床

3. 人员设置 因重症监护室需要对危重患者进行 24h 的严密监护,所以重症监护必须配备足够数量的专业素养极高且能正确运用重症医学的基本理论和基本操作,同时具备独立工作能力的医护人员。对于一般综合性的 ICU,医生和床位的比例要求是(1.5 ~ 2):1,相对固定护士与床位的比例要求是(3-4):1,在班护士与床位的比例要求是(2-3):1,否则难以完成艰辛的抢救任务。除此之外,还要配备清洁人员、仪器保养人员等。

4. ICU 的装备设置 主要包括监测设备和治疗设备两大类。监测设备主要是指心电监护仪、血流动力监测仪、有创压力监测仪、多功能生命监护仪、呼吸功能监测装置、血氧饱和度监测仪、颅内压监测仪、胃肠黏膜内 pH 值监测仪、血气分析仪等,治疗设备主要是指呼吸机、输液泵、除颤仪、呼吸球囊,以及防止静脉血栓的反搏处理仪器等,影像学设备主要指 B 超机、纤维支气管镜、X 线等,当然条件允许的医院应选配体外膜肺 ECMO、简易生化仪、乳酸分析仪、输液加温设备等(图 1 – 33、图 1 – 34)。

5. 其他:每个病床的床头都应该设置有负压吸引、氧气等插头装置。每个床的电源插孔不得少于 20个,同时配备电源自动转换装置和床头灯、紫外线消毒灯、自动吹干机、暖风机、降温机。自来水开关应设置感应装置等,减少交叉感染的可能。

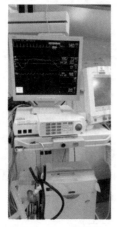 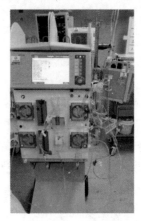

图1-33 呼吸机　　　　图1-34 血透仪

同步练习

A₁型题

1. 中心静脉压的正常值是（　　）。

A. $5-12cmH_2O$

B. $4-5cmH_2O$

C. $12-15cmH_2O$

D. $15-20cmH_2O$

E. $1-5cmH_2O$

2. ICU收治病种不包括（　　）。

A. 急性中毒、毒蛇咬伤者

B. 多器官功能衰竭

C. 大面积烧伤者

D. 各种休克

E. 以上都对

3. ICU护士总数与病床数之比为（　　）。

A. 4:1　　　　　　B. (1~1.5):1　　　　　C. (2~3):1　　　　　D. (2.5~4):1

E. 5:1

4. ICU病房的温度应保持在（　　）。

A. 16℃~20℃　　　　B. 18℃~22℃　　　　C. 22℃~24℃　　　　D. 25℃~28℃

E. 26℃~30℃

5. ICU病房的相对湿度应保持在（　　）。

A. 20%~30%　　　　B. 80%~90%　　　　C. 50%~80%　　　　D. 20%~40%

E. 50%~60%

6. ICU患者最常见的感染部位是（　　）。

A. 泌尿系感染　　　　B. 消化道感染　　　　C. 下呼吸道感染　　　　D. 血液感染

E. 伤口感染

7. 心理评估方法不包括（　　）。

A. 观察法　　　　　　B. 问卷法　　　　　　C. 会谈法　　　　　　D. 调查法

E. 心理测验法

8. 下列不是胃肠内营养的常见并发症的是（　　）。

A. 误吸　　　　　　　B. 恶心、呕吐　　　　C. 腹胀、腹泻　　　　D. 厌食

E. 肠道感染

9. TPN 配制时间不能超过（　　）。

A. 20h　　　　　　　　B. 24h　　　　　　　　C. 36h　　　　　　　　D. 48h

E. 72h

10. 抢救记录应在抢救结束后（　　）内据实补记，并加以说明。

A. 4h　　　　　　　　B. 30min　　　　　　　C. 2h　　　　　　　　D. 3h

E. 6h

B 型题

A. 禁食、低钾血症　　　　　　　　　　　B. 代谢性酸中毒、高钾血症

C. 消化与吸收功能障碍，病情严重者　　　D. 急性肾衰水中毒

E. 休克晚期 DIC 患者　　　　　　　　　F. 消化道功能基本正常，病情严重而不能进食者

H. 幽门梗阻、水电解质、酸碱失衡者　　　I. 上消化道穿孔，腹膜炎患者

11. 经胃肠营养支持适用于（　　）。

12. 经胃肠外营养支持适用于（　　）。

A. ≤5 cfu/cm² 　　　B. ≤8 cfu/cm² 　　　C. ≤10 cfu/cm² 　　　D. ≤15 cfu/cm²

E. ≤200 cfu/m³ 　　　F. ≤300 cfu/m³ 　　　H. ≤400 cfu/m³ 　　　I. ≤500 cfu/m³

13. ICU 医务人员手的菌落总数标准为（　　）。

14. ICU 空气的菌落总数标准为（　　）。

15. ICU 病房物品表面的菌落总数标准为（　　）。

参考答案

任务二　ICU 监测与护理

任务情境

患者，女，37 岁，因"停经两个月，下腹痛一天，加重一小时"入院，B 超显示腹腔大量积液，急诊以"腹痛待查，异位妊娠"收入医院。生命体征：T：37.3℃，P：111 次/min，BP：80/50mmHg，表情淡漠，神志不清，脉细，四肢湿冷，肌紧张（+），反跳痛（+）。立即行剖腹探查术、右侧输卵管切除术等，术后收入我科。

思考：1. 根据患者的病情，需要对她进行哪些监测？

2. 这些监测的各项指标分别是多少？你能正确地对患者进行监测吗？

任务目标

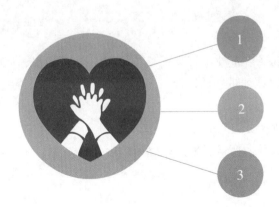

1　说出ICU监测的监测内容

2　能正确进行各项指标监测

3　关爱患者，减少痛苦

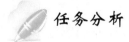 **任务分析**

【血流动力学监测】

【心率监测】

一、正常值

成年人正常情况下安静时心率（HR）应在 60～100 次/min，并随着年龄增长而变化。小儿心率较快，老人心率较慢。在装有心率视听装置的生命体征监测仪上，可以通过心电图和脉搏搏动获得心率，并在监测仪上显示有关心率的数值；可设置心率报警，在超出所设置心率上下限时自动报警。

二、心率监测的临床意义

1. 心输出量　在一定的范围内，心输出量等于每搏输出量与心率的乘积。随着心率的增加，心排血量会增加，但应该注意以下情况：心率过快时（>160 次/min），心室的舒张期缩短，心室充盈较低，心排血量减少。心率减慢（<50 次/min），心搏出血量减少导致心输出量呈减少的现象。其中进行性的心率减慢是心脏停搏的前奏。

2. 求算休克指数　心率的改变对于早期发现失血极为重要。休克指数 = HR/SBP。在血容量正常的情况下，两者比值应在 0.5 左右。休克指数等于 1 时，失血量占血容量的 20%～30%；大于 1 时，提示失血量约占血容量的 30%～50%。

3. 估计心肌耗氧量　心率的快慢与 MVO_2（心肌耗氧）大小呈正相关。心率与收缩压的乘积（real-pressure product，RPP）代表了心肌耗氧的情况，RPP = SBP × HR。正常值应该低于 12000，若高于 12000 时提示心肌耗氧增大。

★【操作要点】和【岗位能力】

心电监护仪使用

一、操作流程

环境评估—用物评估—患者评估—操作要点—注意事项

二、操作要点

1. 环境评估

（1）安静、宽敞、明亮、室温适宜。

（2）有屏风或床帘遮挡，能保护患者隐私。

（3）电源插座完好，周围无电磁波干扰。

2. 用物评估　心电监护仪 1 台及导线、敷料缸（内备纱布数块）、75% 酒精、生理盐水、无菌棉签、持物钳、一次性电极片 3～5 张、纸、笔、配套的血压袖带、插线板。

3. 患者评估

（1）全身状况　患者的病情、意识、疾病诊断及心功能情况等。

（2）局部情况　患者胸前区电极片粘贴处皮肤有无伤口、破损或感染；指（趾）甲有无灰指（趾）甲或涂指甲油。

（3）心理状况　患者对心电监护认知情况。

4. 具体操作

（1）连接电源，打开主机开关。

（2）安放电极片，连接心电监护导联线，调节波幅，显示波形和数据；有 3 个电极、4 个电极和 5 个电极三种类型，3 个电极安放位置如图 1-35。5 个电极安放位置说明如下：

右上（RA）：胸骨右缘锁骨中线第一肋间。

右下（RL）：右锁骨中线剑突水平处。

中间（C）：胸骨左缘第四肋间。

左上（LA）：胸骨左缘锁骨中线第一肋间。

左下（LL）：左锁骨中线剑突水平处。

（3）连接脉搏血氧饱和度探头于患者指（趾）端，指套松紧适宜。

（4）按照要求正确放置袖带，松紧度以能容纳一指为宜。

（5）根据病情正确设置各监测参数以及监测指标的报警界限。

（6）操作后整理床单位，协助患者盖好被子并取舒适体位，放好呼叫器，准确记录监测数据。

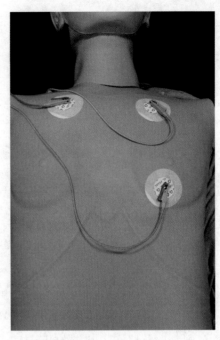

图 1-35 电极片位置

5. 注意事项 告知患者注意事项，如不要自行移动或者摘除电极片；避免在监测仪附近使用手机，以免干扰监测波形；如电极片周围皮肤有痒痛感，要及时告诉医护人员。

 任务实施

【操作流程】

心电监护仪基本操作流程如图 1-36 所示。

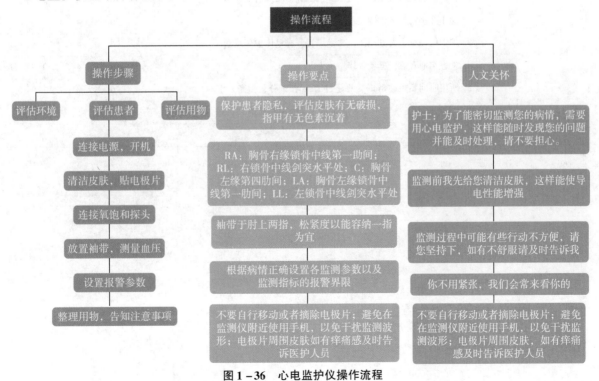

图 1-36 心电监护仪操作流程

【评分标准】

心电监护操作评分标准

评价内容		配分	考核评价要点	备注			
				全部符合	大多符合	半数符合	很少符合
实施(50分)	呼吸监测(2分)	2	正确选择波速：由心电图的电极片感知胸廓的阻抗变化，显示呼吸的波形和数据，呼吸监护波形走速为6.25mm/s	2	1.5	1	0
	脉搏血氧饱和度监测(6分)	3	1. 选择检测部位：选择指（趾）甲条件好的手指或脚趾	3	2	1	0
		3	2. 选择脉搏血氧饱和度探头于患者指（趾）端，使红外线光源对准指（趾）甲，指套松紧适宜	3	2	1	0
	无创血压的监测(9分)	4	1. 袖带放置正确：按照要求对好标记（标记对准肱动脉搏动处），把袖带绑在肘关节上2～3cm处，松紧度以能容纳一指为宜	4	3	2	1
		3	2. 测压肢体位置放置正确，测血压肢体应与患者心脏置于同一水平	3	2	1	0
		2	3. 根据医嘱选择测压模式，模式选择：成人、儿童、新生儿。设置测压方式：手动测压或自动定时测压	2	1.5	1	0
	上机后操作(9分)	4	1. 根据病情正确设置各监测参数的报警范围，打开报警系统，调至主屏	4	3	2	0
		2	2. 整理床单位，协助患者盖好被子，取舒适体位，放好呼叫器，准确记录	2	1.5	1	0
		3	3. 健康教育： ①不要自行移动或者摘除电极片 ②避免在监测仪附近使用手机，以免干扰监测波形 ③指导患者学会观察电极片周围皮肤情况，如有痒痛感及时告诉医护人员	3	2	1	0
评价(30分)		6	1. 各监测参数和波形在心电监护仪主屏幕均能清晰显示	6	4	3	1
		6	2. 操作熟练，方法正确	6	4	3	1
		6	3. 护士仪态举止大方得体，关爱患者，有整体护理观念	6	4	3	1
		6	4. 护患沟通有效，患者合作	6	4	3	1
		6	5. 所用时间不超过8min，每超过1min扣1分，扣完为止。	6	/	/	/
测试时间			18min（其中用物准备10min，操作8min）				
总 分							

【动脉压监测】

一、影响血压因素

影响动脉压（arterial blood pressure）的五大因素主要是指：心排出血量、循环血容量、血管壁弹性、周围血管阻力以及血液黏滞度。血压能够反映循环功能，但不是唯一指标。

二、测量要求

（一）无创血压测量

主要是水银袖带测压和无创自动化动脉测压。手动测压最常用的是袖带测压法：该法所用的设备简单、费用低，便于携带，适用于一般患者的监测。缺点是费时费力、不能连续监测、不能自动报警、束缚监测者的其他医疗行为（图1-37）。手动测压的其他方法还有使用弹簧血压表的摆动显示法、听诊法、触诊法等。手动测压法导致误差的因素有：①袖带太窄或包裹太松则压力读数偏高，袖带太宽则读数偏低。袖带的宽度应为上臂周径为1/2，成人的袖带宽度一般为12～14cm，小儿袖带宽度应覆盖上臂长度2/3，婴儿只宜使用2.5cm宽的袖带；②听诊间歇的压力范围在10～40mmHg，常误以听诊间歇以下的柯氏音为血压的读数，导致读数偏低；③肥胖者使袖带充气后的部分压力用于压迫较厚的脂肪组织，常导致读数较实际值高；④血压表应定期校对，误差不可超过±3mmHg。自动测压法：又称自动无创性测压法（ANIBP或NIBP），是目前临床麻醉科和ICU中使用最广的血压监测方法（图1-38）。其特点：①无创伤性；②操作简单，易于掌握；③适用范围广泛，包括各年龄的患者和拟行各种大小手术的患者；④自动化的血压监测，能够按需要定时测压，省时省力；⑤能够自动检出袖带的大小，确定充气量；⑥血压超过设定的上限或低于下限时能够自动报警。但在临床测量中应避免肢体活动和压迫袖带而引起的血压测不出；避免测压过于频繁、测压时间太久和间隔太短而引起的肢体缺血、麻木等并发症。对意识障碍、有外周神经病变、动静脉功能不全者，使用时予以注意。

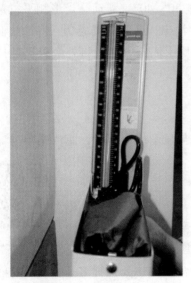

图1-37 水银血压计

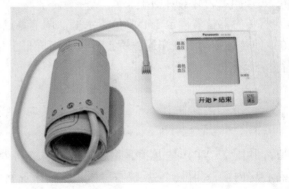

图1-38 臂式血压计

（二）有创伤性测量法

有创伤性测量法是一种经动脉穿刺置管后直接测量血压的方法，能够反映每一个心动周期的血压变化情况。其优点是：对于血管痉挛、休克、体外循环转流的患者其测量结果更为可靠。缺点是：操作不当会形成血肿、血栓等并发症。

适应证：①各类危重患者和复杂的大手术及有大出血的手术；②体外循环心内直视手术；③需行低

温和控制性降压的手术；④严重低血压、休克等需反复测量血压的手术；⑤需反复采取动脉血样做血气分析的患者；⑥需要用血管扩张药或血管收缩药治疗的患者；⑦呼吸、心跳停止后复苏的患者。

（三）常用测压途径

有桡动脉（首选途径）、股动脉、尺动脉、足背动脉、肱动脉。在桡动脉穿刺前应进行 Allen 试验，以判断尺动脉循环是否良好，是否会因桡动脉插管后的阻塞或栓塞而影响手部的血流灌注，正常 <5 – 7s，>15s 提示血供不足。一般 >7s 为 Allen 试验阳性，不宜选用桡动脉穿刺。

测压装置：①配套的测压管道系统、肝素稀释液等；②压力监测仪：包括压力换能器或弹簧血压计等；③用换能器测压时还需有感应装置和显示器。因操作不当可引起各种并发症，如感染、出血、肢体缺血、动脉栓塞等，因此操作时需注意的方面是：①注意无菌操作；②减少动脉损伤；③套管针不宜太粗；④末梢循环欠佳时，应立即拔出动脉套管，恢复血供；⑤套管留置时间不宜过长，以免增加感染的机会，一般不宜超过 4d，必要时可更换部位。

★【操作要点】和【岗位能力】

有创血压测量

（1）准备物品：肝素，生理盐水、套管针、10ml 注射器 2 支、动脉测压套组件、常规无菌消毒盘。

（2）抽取 1/5 到 1/10 的肝素 1ml，注入 500ml 盐水中摇匀，然后与动脉测压套组相连。将生理盐水置入压力带，压力带充气加压到 300mmHg 左右，排尽冲洗器及管道内空气，检查管道有无气体。

（3）向患者解释操作目的及意义，取得患者配合。

（4）进行 Allen 实验，判断尺动脉是否有足够的血液供应。

（5）协助患者取平卧位，将穿刺前臂伸直固定，腕部垫一小枕，手背屈 60°。

（6）摸清患者桡动脉搏动点，常规消毒皮肤。手术者戴无菌手套，铺无菌巾，在腕横纹近心端 1cm 处桡动脉搏动点用粗针头做一针孔。

（7）用带注射器的套管针从引针孔进针，套管针与皮肤呈 30～40°，与动脉走形相平行进针，针头穿过动脉前壁时有穿破坚硬组织的落空感，并有血液呈搏动性涌出，证明穿刺成功。将针放低与皮肤呈 10°，将针再向前推 2mm，使外套管的圆锥口全部进入管腔。用手固定针芯，将外套管迅速推至所需深度后拔出针芯，接带有 10cm 延长管的三通。

（8）妥善固定，必要时用小夹板。

（9）将传感器位置固定于心脏位置水平，调节零点。

（10）使传感器与大气相通，矫正零点，当屏幕上压力线与显示值为零时，使传感器与动脉测压管相通进行持续测压。

【中心静脉压监测】

一、概念

中心静脉压测量

中心静脉压（CVP）是上、下腔静脉进入右心房处的压力，通过上、下腔静脉或右心房内置管测得，它反映右房压，是临床观察血流动力学的主要指标之一，受心功能、循环血容量及血管张力 3 个因素影响。通常将右心房和胸腔内大静脉的血压称为中心静脉压。测定 CVP 对了解有效循环血容量和心功能有重要意义。正常值为 5～12cmH$_2$O（0.49～1.18kPa）。CVP 由四个部分组成：右心室充盈压、静脉内血容量、静脉收缩压和张力、静脉毛细血管压。

二、正常值和临床意义

CVP 正常值为 0.49～1.18kPa（5～12cmH$_2$O），它的降低与增高均有重要临床意义。

临床意义：低血压、中心静脉压低于0.49kPa（5cmH$_2$O）提示有效血容量不足，可快速补液或补血浆，直至中心静脉压升至0.49～1.18kPa（5～12cmH$_2$O）。

中心静脉压高于1.47～1.96kPa（15～20cmH$_2$O）提示有明显的心衰，且有发生肺水肿可能，需采用快速利尿剂与洋地黄制剂。

三、适应证

（1）急性心力衰竭。

（2）大量输液或心脏疾病患者输液时。

（3）危重患者或体外循环手术时。

（4）脱水，失血，血容量不足。

（5）右心功能不全。

四、注意事项

（1）如测压过程中发现静脉压突然出现显著波动性升高，提示导管尖端进入右心室，立即退出一小段后再测，这是右心室收缩时压力明显升高所致。

（2）如导管阻塞无血液流出，应用输液瓶中液体冲洗导管或变动其位置；若仍不通畅，则用肝素或枸橼酸钠冲洗。

（3）测压管留置时间一般不超过5d，时间过长易发生静脉炎或血栓性静脉炎，故留置3d以上时，需用抗凝剂冲洗，以防血栓形成。

★【操作要点】和【岗位能力】

（一）目的

（1）监测外周循环与心泵功能状态。连续观察其数值变化、监测外周循环与心泵功能状态对处理休克有重要指导意义。适用于严重休克，原因判断困难、原因不明的尿少、无尿，严重水电解质紊乱难以保持平衡时。

（2）评估血管容量和右心功能的重要指标。可通过CVP插管给胃肠外营养，快速输血，抢救大量出血等低血容量性休克。

（二）操作要点

（1）用物准备 一次性压力传感器，压力导连线，肝素稀释液或无菌生理盐水，弯盘，无菌巾，酒精棉片2块，肝素帽，加压包，20ml注射器，无菌手套2副，棉签，碘伏。

（2）核对，向患者解释。

（3）将导线连接于压力模块，设置CVP通道及标度。

（4）将肝素稀释液或生理盐水放置于压力包内，加压150～300mmHg，并悬挂于输液架上。将一次性压力传感器和导线连接，消毒肝素稀释液或生理盐水瓶口，将一次性压力传感器冲管端插入液面下，打开冲管阀排气。

（5）患者取平卧位，暴露中心静脉导管。

（6）戴手套，关闭CVP管道开关，打开CVP接口，消毒管段，将一次性压力传感器与CVP导管连接，打开CVP管道开关冲管。

（7）脱手套，洗手。将传感器置于患者右心房水平，即第四肋间腋中线（图1-39）。

（8）开始归零，先将传感器通向患者端关闭，使传感器与大气相通，按对零键，屏幕显示对零结束，关闭大气端，将传感器与CVP导管相通。

（9）观察屏幕CVP典型波形稳定。

（10）整理床单位，协助患者取舒适体位，记录参数。操作中按标准要求洗手。按要求处理用物，归位。

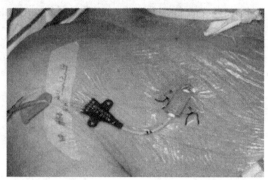

图1-39 中心静脉置管

（三）注意事项

（1）CVP可以作为输液途径，因此不测压时可持续输液，以保持通畅。

（2）防止进入空气，保持管道系统连接紧密。

（3）防止感染。穿刺部位每日消毒、更换敷料1次。有感染时随时更换。

（4）以平卧位测压为宜。测压管零点必须与右心房在同一水平，体位变动应重新校零。

（5）使用呼吸机正压通气，PEEP治疗，吸气压大于$25cmH_2O$时胸内压增加，影响CVP值；测压时可暂时脱开呼吸机。

（6）咳嗽、吸痰、呕吐、躁动、抽搐均影响CVP数值，应在安静后10~15min测量。

（7）疑有管腔堵塞时，不能强行冲注，只能拔出，以防血块栓塞。导管应保持通畅，否则会影响测压结果。

（8）操作时必须严格无菌操作。

（9）中心静脉管道不能输注升压药或血管扩张剂等血管活性药物。

 任务实施

中心静脉压监测基本操作流程如图1-40所示。

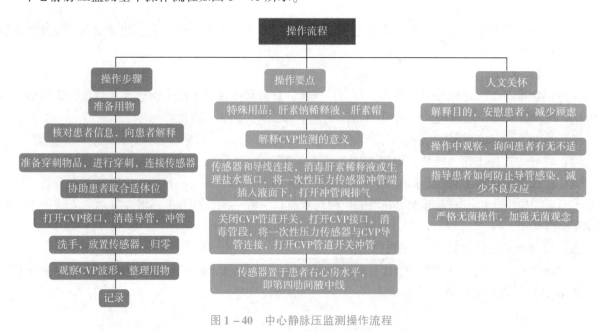

图1-40 中心静脉压监测操作流程

生命体征测量术

【生命体征测量】

一、体温的测量

（一）目的

（1）测量、记录患者体温。

（2）监测体温变化，分析热型及伴随症状。

（二）操作要点

1. 评估患者

（1）询问、了解患者的身体状况，向患者解释测量体温的目的，取得患者的配合。

（2）评估患者适宜的测温方法。

2. 操作

（1）洗手，检查体温计是否完好，若用水银体温计，先将水银柱甩至35℃以下。

（2）根据患者病情、年龄等因素选择测量方法。

（3）测腋温时应当擦干腋下的汗液，将体温计水银端放于患者腋窝深处并贴紧皮肤，防止脱落。测量5～10min后取出，也可用电子体温计测量（图1-41）。

（4）测口温时应当将水银端斜放于患者舌下，闭口3min后取出。

（5）测肛温时应当先在肛表前端涂润滑剂，将肛温计的水银端轻轻插入肛门3～4cm，3min后取出。用消毒纱布擦拭体温计。

（6）读取体温数，消毒体温计（图1-42）。

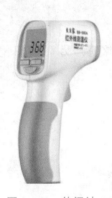

图1-41 体温计

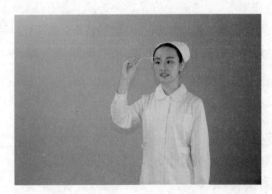

图1-42 体温计读数

3. 指导患者

（1）告知患者测口温前15～30min勿进食过冷、过热食物，测口温时闭口用鼻呼吸，勿用牙咬体温计。

（2）根据患者实际情况，可以指导患者学会正确测量体温的方法。

（三）注意事项

（1）婴幼儿、意识不清或者不合作的患者测体温时，护理人员应当守候在患者身旁。

（2）如有影响测量体温的因素时，应当推迟30min测量。

（3）发现体温和病情不符时，应当复测体温。

（4）极度消瘦的患者不宜测腋温。

（5）如患者不慎咬破水银温度计，应当立即清除口腔内玻璃碎片，再口服蛋清或者牛奶延缓汞的吸收。若病情允许，服富含纤维素食物以促进汞的排泄。

二、脉搏的测量

（一）目的

（1）测量患者的脉搏，判断有无异常情况。

（2）监测脉搏变化，间接了解心脏的情况。

（二）实施要点

1. 评估患者

（1）询问、了解患者的身体状况。

（2）向患者讲解测量脉搏的目的，取得患者的配合。

2. 操作要点

（1）协助患者采取舒适的姿势，手臂轻松置于床上或者桌面。

（2）以食指、中指、无名指的指端按压桡动脉，力度适中，以能感觉到脉搏搏动为宜（图1-43）。

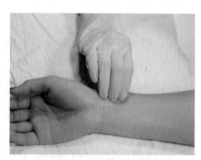

（3）一般患者测量30s，脉搏异常的患者，测量1min，核实后，报告医师。

3. 指导要点

（1）告知患者测量脉搏时的注意事项。

（2）根据患者实际情况，可以指导患者学会正确测量脉搏的方法。

图1-43 脉搏测量

（三）注意事项

1. 如患者有紧张、剧烈运动、哭闹等情况，需稳定后测量。

2. 对于脉搏短绌的患者，按要求测量脉搏，即一名护士测脉搏，另一名护士听心率，同时测量1min。

三、呼吸的测量

（一）目的

（1）测量患者的呼吸频率。

（2）监测呼吸变化。

（二）操作要点

1. 评估患者　询问、了解患者的身体状况及一般情况。

2. 操作

（1）观察患者的胸腹部，一起一伏为一次呼吸，测量30s。

（2）危重患者呼吸不易观察时，将少许棉絮置于患者鼻孔前，观察棉花吹动情况，计数1min。

（三）注意事项

（1）呼吸的速率会受到意识的影响，测量时不必告诉患者。

（2）如患者有紧张、剧烈运动、哭闹等，需稳定后测量。

四、血压的测量

（一）目的

（1）测量、记录患者的血压，判断有无异常情况。

（2）监测血压变化，间接了解循环系统的功能状况。

（二）操作要点

1. 评估患者

（1）询问、了解患者的身体情况。

（2）告诉患者测量血压的目的，取得患者的配合。

2. 操作

（1）检查血压计。

（2）协助患者采取坐位或者卧位，保持血压计零点、肱动脉与心脏同一水平（图1-44）。

（3）驱尽袖带内空气，平整地缠于患者上臂中部，松紧以能放入一指为宜，下缘距肘窝2～3cm。使用腕式电子血压计测量时，腕带与心脏同一水平（图1-45）。

（4）听诊器置于肱动脉位置。

（5）按照要求测量血压，正确判断收缩压与舒张压。

（6）测量完毕，排尽袖带余气，关闭血压计。

（7）记录血压数值。

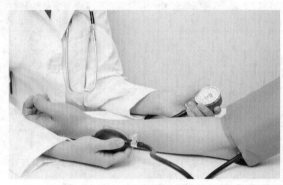
图1-44 手动测血压

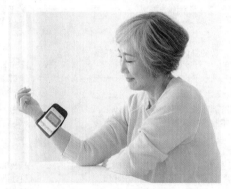
图1-45 电子测血压

3. 指导患者

（1）告知患者测血压时的注意事项。

（2）根据患者实际情况，可以指导患者或家属学会正确测量血压的方法。

（三）注意事项

（1）测量者视线与血压计刻度保持平行。

（2）长期监测血压的患者要做到"四定"：定时间、定部位、定体位、定血压计。

（3）按照要求选择合适袖带。

（4）若衣袖过紧或者衣服太多时，应当脱掉衣服，以免影响测量结果。

【生命体征监测注意事项】

（1）对腋下有创伤、手术、炎症、出汗较多和极度消瘦的患者不适宜行腋下测温。

（2）不可用拇指诊脉，因拇指小动脉搏动较强，易与患者的脉搏相混淆。脉搏短绌者应由2名护士同时测量。一人听心率，另一人测脉率，由听心率者发出"起"与"停"的口令，计数1min。

（3）偏瘫或肢体有损伤的患者测量脉搏或血压时应选择健侧肢体，以免患侧肢体血液循环不良影响测量结果的准确性。

（4）呼吸的速率会受到意识的影响，测量时不必告诉患者。呼吸困难、呼吸不规律的患者及婴儿应当测量1min。

（5）需长期观察血压的患者应做到四定：定时间、定部位、定体位、定血压计。

发现血压异常或听不清时，应重新测量。重测时，应先将袖带内空气驱尽，汞柱降至"0"点，稍待片刻后再测量，一般连测2～3次，取其最低值，必要时可行双侧肢体血压测量对照。

任务实施

【操作流程】

生命体征测量操作流程如图 1 - 46 所示。

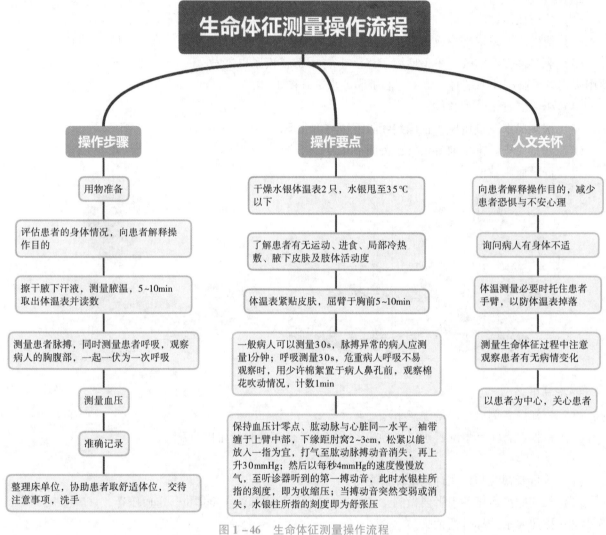

图 1 - 46 生命体征测量操作流程

【评分标准】

生命体征测量评分标准

项目	评分标准及细则	分值	扣分原因	得分
准备质量 （15分）	1. 衣帽整齐，规范洗手，戴口罩。（少一项扣1分）	4		
	2. 用物：治疗盘内备清洁干燥的容器放水银体温计2根（甩至35℃以下）、棉签、消毒纱布2块；血压计；听诊器；有秒针的表；记录本；笔。如测肛温可另备液状石蜡。治疗车下层放水银体温计消毒液及污物盘。（物品摆放一处不合理扣0.5分，少一种扣1分）	6		
	3. 检查体温计有无破损，血压计、听诊器性能是否完好。（未做不得分）	5		
操作流程 质量 （70分）	1. 携用物至床旁，核对并向患者解释。（少一项扣1分）	3		
	2. 了解患者的身体状况，有无运动、进食、局部冷热敷，腋下皮肤及肢体活动度。（少一项扣2分）	8		
	3. 测体温（以腋温为例）：擦干腋下的汗液，将体温计水银端放于腋窝深处并紧贴皮肤，屈臂于胸前5~10min，必要时托扶患者手臂。10min后取出并用纱布擦拭体温计；检视体温计读数；将用过的体温计放于消毒液中。（一项不符合要求扣1分）	8		
	4. 测脉搏：协助患者采取舒适的姿势，手臂轻松置于床上或桌面；操作者以食指、中指、无名指的指端按压桡动脉，力度适中，以能感到脉搏波动为宜。一般患者可以测量30s，脉搏异常的患者应测量1min。（一项不符合要求扣1分）	8		
	5. 测呼吸：操作者诊脉后手仍保持测量脉搏时的手势测呼吸，观察患者的胸腹部，一起一伏为一次呼吸，测量30s；危重患者呼吸不易观察时，用少许棉絮置于患者鼻孔前，观察棉花吹动情况，计数1min。（一项不符合要求扣1分）	8		
	6. 测血压：（1）患者取仰卧位或坐位，将衣袖卷至肩部露出上臂，伸直肘部，手掌向上外展15°，使血压计零点、肱动脉与心脏保持同一水平。（2）放平血压计，排尽袖带内空气，平整无折地缠于上臂中部，下缘距肘窝2~3cm，松紧以能放入一指为宜，打开水银槽开关。（3）戴好听诊器，将听诊器胸件紧贴肱动脉搏动最显处，打气至肱动脉搏动音消失，再上升30mmHg；然后以每秒4mmHg的速度慢慢放气，至听诊器听到的第一搏动音，此时水银柱所指的刻度，即为收缩压；当搏动音突然变弱或消失，水银柱所指的刻度即为舒张压。（4）测量完毕，排尽袖带余气，将血压计右倾45°，关闭水银槽开关，整理妥善。（一项不符合要求扣2分）	25		
	7. 准确记录。（如测下肢血压要注明）	4		
	8. 整理床单位及用物，协助患者取舒适卧位，交代注意事项。	4		
	9. 规范洗手。	2		
全程 质量 （15分）	1. 操作熟练，方法正确，结果准确。（做不到不得分）	4		
	2. 操作中能做到以患者为中心，关心患者，体现人文关怀。	3		
	3. 用过之物品处理符合要求。（做不到不得分）	3		
	4. 注意事项叙述全面、准确。（少一条扣1分）	5		

同步练习

A₁型题

1. 诊断心肌梗死最可靠、最实用的方法是（　　　）。

A. 心电图检查
B. 心肌酶谱的检查
C. 心脏超声
D. 心脏 X 线检查
E. 心脏 CT 检查

2. 不能通过心电监护观察的内容是（　　　）。

A. 脉搏强弱交替　　B. 心率快慢　　　　C. 心律改变　　　　D. ST 段的改变
E. P 波形态的改变

3. 中心静脉穿刺时，若患者无任何相对禁忌证，临床一般首选穿刺位置是（　　　）。

A. 右侧锁骨下静脉　　B. PICC　　　　C. 股静脉　　　　D. 右侧锁骨上静脉
E. 右侧颈内静脉

4. 测量 CVP 或 PAP 时，必须调节换能器位置，以防测量有误，一般水平于（　　　）。

A. 心脏水平
B. 胸壁水平
C. 第四肋间，腋中线水平
D. 第四肋间，腋前线水平
E. 第五肋间，腋中线水平

5. 关于无创血压监测，下列不正确的是（　　　）。

A. 无创伤性，重复性好

B. 自动测压，省时省力，易掌握

C. 能间接判断是否有心律失常

D. 自动检测血压袖带的大小，测量平均动脉压准确

E. 可引起肢体神经缺血、麻木等并发症

6. 通过心率监测，不能辅助判断的指标是（　　　）。

A. CO　　　　　　　B. 休克指数　　　　C. 心肌耗氧量　　　　D. 血容量
E. 血压变化

7. 不会影响 SpO_2 监测结果的因素是（　　　）。

A. 血红蛋白的质量
B. 脉搏的强弱
C. 末梢循环
D. 肤色深浅
E. 放置探头距离心脏的位置

8. CVP 的组成中没有（　　　）。

A. 右心室充盈压
B. 静脉内壁压及静脉内血容量
C. 静脉毛细血管压
D. 静脉外壁压
E. 血管壁弹性

A₂型题

9. 某女士，45 岁，慢支病史 20 余年，计划于次日行胆总管切开取石术，做好术前准备。因心脏病发作，出现心衰，而入外科 ICU，做了如下处理，其中不必要进行的处理是（　　　）。

A. 连续测血压
B. 血氧饱和度监测
C. 心电示波监测
D. 中心静脉压监测
E. 肢体活动功能监测

10. 某患者，男性，57 岁，近日两天白天无异常感觉，但在夜间一两点时会突然惊醒，感到气急、气闷、伴有阵咳、哮喘，坐起后逐渐缓解，他是出现了（　　　）。

A. 左心衰竭   B. 右心衰竭   C. 心力衰竭   D. 哮喘发作

E. 支气管炎发作

11. 某急性心梗患者行心电监护时，ECG 显示 QRS 振幅低，原因可能为（　　）。

A. 肌电干扰   B. 电磁干扰

C. 两个电极之一正好放在了心肌梗死部位的体表投影区

D. 线路连接不良   E. 电极正负位置放倒置

12. 某患者，因车祸致胸腹联合伤，呼吸 38 次/min，心率 123 次/min，血压 75/46mmHg，需快速补液并监测 CVP，选择穿刺静脉时，首选静脉位置是（　　）。

A. 右侧锁骨下静脉   B. 右侧颈内静脉

C. 右侧股静脉   D. 经贵要静脉行 PICC

E. 无相对禁忌证，都可以选择

13. 某患者，在抢救休克治疗中，测得 CVP 为 $5cmH_2O$，血压为 85/46mmHg，每小时尿量为 15ml，则该患者（　　）。

A. 有效循环血容量不足，需快速、充分补液以纠正休克

B. 心肌收缩无力，血容量不足，应适当补液，注意心功能的改善

C. 心、肾功能不全，限制补液   D. 血容量不足，容量血管扩张

E. 容量血管收缩，血容量相对不足

14. 某亚硝酸盐中毒患者，哮喘急性发作，在血氧饱和度监测时，其数值影响因素不可能是（　　）。

A. 患者贫血，血红蛋白低   B. 血氧探头放置的位置

C. 使用了亚甲兰药物   D. 带有假指甲

E. 患者肤色白皙

（以下 15～17 题共用此题干）一急性重症胰腺炎患者，男性，34 岁，呼吸 38 次/min，血压 97/55mmHg，心率 122 次/min，$SpO_2$92%，经右侧颈内静脉置入 Swan-Ganz 漂浮导管，建立中心液路并行血流动力学监测。

15. 此患者置入漂浮导管过程中，气囊护理不正确的是（　　）。

A. 气囊充气最好用 CO_2 气体

B. 每次充气不超过 1.5ml

C. 可以长期测量 PCWP，以观察波形及变化趋势

D. PCWP 不能连续测量，最长时间不超过 20s

E. 使用前，检查气囊是否偏移，有偏移者不能使用

16. 在应用漂浮导管进行血流动力学测压时，错误的护理措施是（　　）。

A. 每次测压前不需重新调整换能器的位置，可直接测量

B. 测压后，将测压管道与肺动脉测压管道连接

C. 每次测压后，都应及时应用肝素盐水冲洗管道

D. 测量 CO 时，先输入患者的身高、体重等参数

E. 测量 CO 时，向右房注入指示剂：冰盐水

17. 此患者既往无心脏病史，超声心动图示心脏各瓣膜结构及功能正常，测得 PAP 为 15mmHg，PAWP 为 21mmHg，CVP 为 14mmHg，提示患者的病情不会出现（　　）。

A. 血容量过多   B. 左心功能不全

C. 肺动脉高压   D. 休克

E. 心功能不全

（18～19 共用此题干）

某患者，男性，67 岁，冠心病史 20 余年，在全麻、低温体外循环下行冠脉搭桥术，术中置入桡动脉压监测管，术后进入 ICU 治疗。

18. 此患者进行桡动脉监测，最大的优点是（　　）。

A. 在手术过程中，仍能监测每一心动周期的血压变化

B. 重复性好，能反复测量血压变化

C. 并发症少　　　　　　　　　　　　　　D. 能设置血压的报警界限

E. 操作简单，易掌握

19. 进入 ICU 后，对患者进行动态监测及护理，针对桡动脉压监测，下列错误的护理是（　　）。

A. 严格无菌操作，防止感染

B. 每 4~6h 调试零点一次

C. 保持导管通畅，防止凝血或血液流入换能器

D. 观察动脉穿刺部位是否有出血、红肿

E. 可经桡动脉穿刺管输入药物

参考答案

20. 肺的有效通气量是指（　　）。

A. 肺活量　　　　　B. 每分钟肺泡通气量　　　　C. 时间肺活量　　　　D. 肺通气量

E. 潮气量

21. 脉搏血氧饱和度的正常值是（　　）。

A. 60%~70%　　　　B. 80%~90%　　　　C. 90%~100%　　　　D. 96%~100%

E. 86%~100%

22. 动脉血氧分压正常值为（　　）。

A. 60~70mmHg　　　　B. 70~80mmHg　　　　C. 80~90mmHg　　　　D. 90~100mmHg

E. 80~100mmHg

23. 动脉血二氧化碳分压正常值为（　　）。

A. 15~25mmHg　　　　B. 25~35mmHg　　　　C. 35~45mmHg　　　　D. 45~55mmHg

E. 30~40mmHg

 任务小结

任务掌握程度	任务存在问题	努力方向
完全掌握 □ 部分掌握 □ 没有掌握 □		
任务学习记录		

天使榜样

急救中心的院前急救部有这样一群医护人员，他们用自己的辛勤劳动为需要的人争取时间，用专业的知识和汗水挽救患者的生命。24 岁的杨雪艺就是他们中的一员（图 1 – 47）。杨雪艺在救护车上为急诊患者做基本处理。院前急救是急诊医疗体系的重要一环，各种情况均需要在现场进行紧急的初步急救，力争维持伤病员生命体征的稳定，而后快速转送附近合适医院急诊科进一步诊治。杨雪艺现在最大的心愿就是不要接到急救任务。不是怕辛苦，而是真的希望"世界和平"。做一名生命通道的"搬运工"，她觉得很有意义。（摘自 2019 年 5 月 4 日网易新闻榜样的力量，礼赞劳动者）

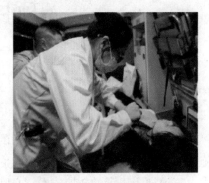

图 1 – 47　杨雪艺的急救工作

 实践思考

1. 张某，女，26 岁，8 月 5 日在海边游泳时发生淹溺，被旁人救上岸后进行了初步处理，就诊时神志不清，口唇发绀，皮肤苍白、湿冷，呼吸浅快，双肺布满大、中水泡音。根据患者目前的情况，你该如何对患者进行救护？

2. 在急救过程中，护理人员如何对自杀患者进行心理护理干预，防止二次伤害？

项目总结

急危重症护理是研究急危重症患者的抢救与监护、急诊医疗体系，以及急救药物学、灾难和战时救护的跨学科的综合性应用学科，以职业能力和综合素质培养为核心，突出护理专业特点，使学生掌握临床护理所需的急救护理基础知识。本项目主要介绍院前救护的基本知识与救护程序、急诊科的设置与规划、急诊科护理、ICU 设置与布局、ICU 的监测与护理。通过学习，大家基本了解了急危重症护理的基本知识，知道急、危、重症患者的救护与监测要点，大家一定要遵循救护原则、以人文关怀为首要出发点，精准施策，保护患者隐私，尽自己最大可能减轻患者痛苦，减少伤残，促进患者尽早康复。

项目二　常用救护技术

 项目描述

　　急救技术就是旁观者能够使用的、不需要或很少需要医疗设备的、对急危重症患者采取的急救措施。其中部分为医学常识，需要我们每一个人掌握。在急救技术的学习中，重点是外伤患者的救护技术、气道梗阻患者的救护技术、心脏骤停患者的救护技术，常用的急救技术主要有心肺复苏术、海姆立克技术、气管插管护理技术、气管切开护理技术、外伤止血技术、外伤包扎技术、外伤固定技术、外伤脏器脱出救护技术、机械通气护理技术。本项目与护士执照考试、1＋X 证书密切关联，精编了护士执照考点、X 证书职业技能培训内容，总学时为 16 学时，计 1 学分。

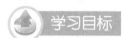 **学习目标**

　　1. 知识目标：能说出气道异物梗阻的临床表现及海姆立克法的注意事项，心脏骤停的判断方法与复苏有效的指征，外伤止血、包扎、固定技术的注意事项，气管插管护理，气管切开护理，脏器脱出护理，人工吸痰护理，机械通气护理技术的目的及注意事项。

　　2. 能力目标：正确地进行海姆立克、心肺复苏、止血、包扎、固定、气道护理、人工吸痰、简易复苏囊的技术操作。

　　3. 素质目标：在急救技术操作过程中，应始终以患者为中心，尊重、体贴、关爱患者，技术精益求精，做到精诚合作、救死扶伤、全心全意为患者服务。

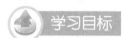 **项目导航**

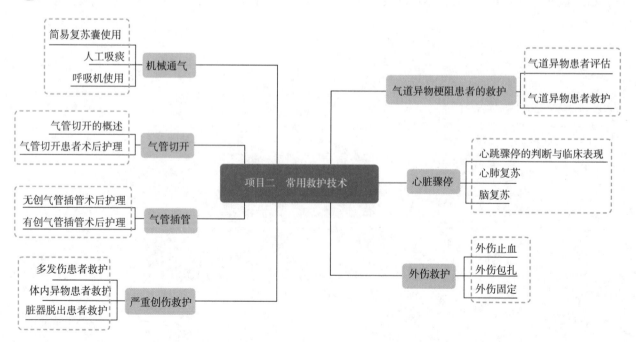

单元一 气道梗阻患者的救护

任务一 气道梗阻患者的评估

任务情境

2015 年 10 月 1 日，某小区家里一位老人在家人的聚餐桌上突然倒地。这时，老人的孙女（某医学院学生）快速来到老人身边，查看情况，只见他双目紧闭，面色发绀，双手捂住脖子，呼吸困难，随而呼之不应。其孙女立刻施救，并安全将老人送至医院。

思考：1. 面临这种情况，老人的孙女果断施救，你佩服吗？想像她一样正确施救吗？

2. 如果是你在现场，你会判断吗？

任务目标

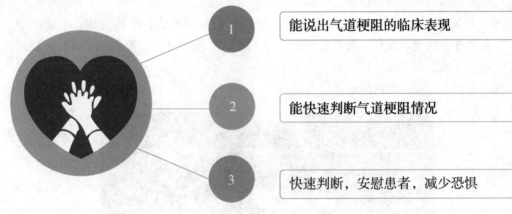

1	能说出气道梗阻的临床表现
2	能快速判断气道梗阻情况
3	快速判断，安慰患者，减少恐惧

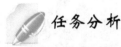

任务分析

【气道梗阻概述】

一、概念

气道梗阻是指异物进入气道后引起呼吸运动不通畅或呼吸中断的情况。临床上常见气道梗阻的原因有：舌根后坠、呼吸道堵塞（分泌物、呕吐物、异物堵塞）、喉头和支气管痉挛。

二、常见的堵塞部位

1. 声门 声门处常见堵塞的异物主要为锐性异物，如鱼刺、骨头类（图 2 - 1）。

2. 气管处 气管处常见堵塞的异物主要为圆滑异物，如花生、豆类、果冻、汤圆等（图 2 - 2）。

3. 支气管 支气管处常见堵塞的异物主要为细小的异物，如饭粒、汤汁等。

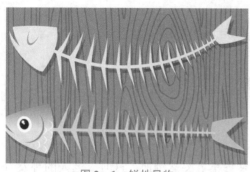
图 2-1 锐性异物

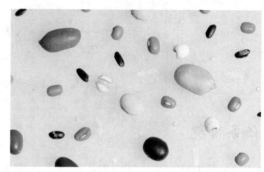
图 2-2 细小异物

三、临床表现

1. 特殊表现　异物吸入气道时，患者会感到极度憋闷，常常不自主地以"V"字形手势紧贴于颈前喉部，面部呈痛苦面容（图2-3）。

2. 部分气道梗阻　患者可出现剧烈呛咳或咳嗽不止、呼吸困难，面色、口唇可出现青紫发绀。患者张口吸气时可以听到异物冲击性的声音。

3. 完全气道梗阻　较大的异物堵塞气管处时，患者面色灰暗青紫，不能说话、不能咳嗽、不能呼吸，甚至有些患者昏迷倒地、窒息，血氧饱和度急剧下降，患者出现意识丧失，如不及时处理患者即可出现心跳呼吸停止而死亡。

如果出现以上情况，应立即询问患者"你是被呛（噎）食了吗"以了解患者能否咳嗽和说话。

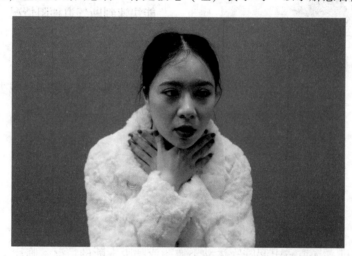
图 2-3 "V"字形手势

四、评估与判断

气道梗阻抢救成功的关键是早期识别。发现患者进食或吸入异物后出现异物梗阻征象或呼吸道梗阻的表现，一般比较容易识别。如果原因不明，气道异物梗阻应与晕厥、脑卒中、心脏病发作等情况加以区分。任何人如果出现呛咳、突发呼吸困难，并逐渐出现口唇发绀、意识丧失而又无任何明显的原因时，即可考虑异物梗阻。

★【操作要点】和【岗位能力】

一、操作流程

评估患者—判断程度

二、操作要点

1. 评估患者　查看患者有无气道异物梗阻的特殊征象，能否说话、呼吸、咳嗽等，患者有无用单手或双手捂住自己的喉咙处（图2-4）。

2. 判断严重程度　救护人员询问"你是呛到了吗?"

（1）部分梗阻　如果患者能咳嗽或说话，提示异物部分梗阻气道，应先鼓励患者自行咳出异物，不能咳嗽者送医院处理。

（2）完全梗阻　如果患者表现为严重呼吸困难、不能说话或咳嗽，提示气道完全阻塞，有意识者立即进行腹部冲击，无意识者立即行CPR。

3. 注意事项：如患者是孕妇，应注意孕妇安全，腹部按压改为胸部按压。

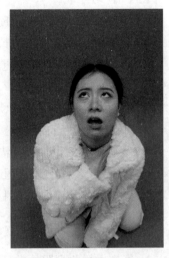

图2-4　气道梗阻

任务实施

一、操作流程

气道梗阻患者的评估基本操作流程如图2-5所示。

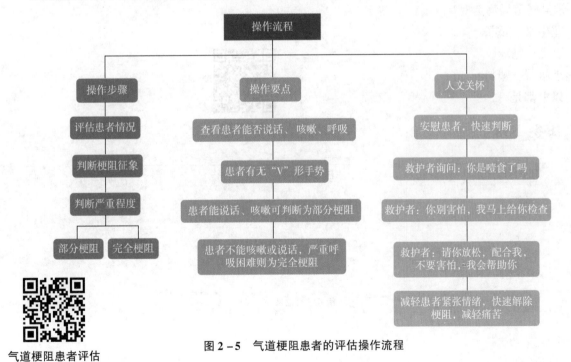

气道梗阻患者评估

图2-5　气道梗阻患者的评估操作流程

同步练习

1. 解除因舌根后坠堵塞气道的简便方法是（　　　）。

A. 环甲膜穿刺术　　　　B. 口咽通气管置入　　　　C. 经鼻腔气管插管术　　　　D. 经口腔气管插管术

E. 气管切开术

2. 下列关于口咽通气管的叙述正确的是（　　　）。

A. 选择的原则是宁短勿长　　　　　　　　　　　B. 选择长度为鼻尖至耳垂

C. 可用于清醒或半清醒患者　　　　　　　　　　D. 当内口接近咽后壁时，将其旋转 180 度

E. 插入前可在口腔内滴入血管收缩剂

3. 为患者行环甲膜穿刺术时，下列叙述正确的是（　　　）。

A. 不能进行气管内给药　　　　　　　　　　　　B. 适用于下呼吸道完全或不完全梗阻

C. 穿刺位置为舌骨和甲状软骨之间的凹陷　　　　D. 作为一种应急措施，留置时间不宜超过 48 小时

E. 如遇血凝块或分泌物阻塞穿刺针头，可用注射器注入空气

4. 异物阻塞气道的特异性体征为（　　　）。

A. 呛咳　　　　　　　　B. 呼吸困难　　　　　　　C. 发绀　　　　　　　　　D. "V"字形手势

E. 刺激性咳嗽

5. 气道内异物梗阻的常见原因有（　　　）。

A. 进食时说笑　　　　　　　　　　　　　　　　B. 吃大块食物时速度大快

C. 老年人咳嗽反射动作迟缓、吞咽功能差　　　　D. 儿童口中含物说话、哭笑或打闹

E. 以上都是

6. 气道异物梗阻时，最常见的病因是（　　　）。

A. 酗酒　　　　　　　　B. 自杀　　　　　　　　　C. 饮食不慎　　　　　　　D. 昏迷

7. 常见气道异物类型有（　　　）等。

A. 花生米、瓜子

B. 豆类、糖球

C. 小瓶盖、塑料

D. 以上都是

 任务小结

参考答案

任务掌握程度	任务存在问题	努力方向
完全掌握 □		
部分掌握 □		
没有掌握 □		
任务学习记录		

任务二　气道梗阻患者处理

任务情境

2015 年 10 月 1 日，某小区家里一位老人在家人的聚餐桌上突然倒地。这时老人的孙女（某医学院学生）快速来到老人身边，查看情况，只见他双目紧闭，面色发绀，双手掐住脖子，呼吸困难，随而呼之不应。其孙女立刻施救，并安全将老人送至医院。

思考：如果是你在现场，你会进行救护吗？

任务目标

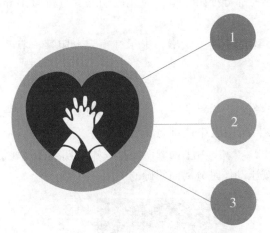

1　能说出气道梗阻救治的原理及救治要点

2　能正确掌握气道梗阻的操作方法

3　争分夺秒，关爱患者，减轻痛苦

任务分析

【气道梗阻救护——海姆立克法】

海姆立克法（Heimlich）是由美国医师海姆立克于 1974 年发明的，通过体内压力将异物排出的方法。

一、目的

排出异物，解除呼吸道梗阻。

二、适应证

呼吸道异物梗阻者。主要适用于院前完全性气道梗阻、无条件使用喉镜或纤维支气管镜者。

三、禁忌证

肋骨骨折、腹部或胸腔内脏的破裂或撕裂者。

四、原理

海姆立克法的操作原理是利用腹部 – 膈肌下软组织，被突然冲击产生向内、向上的压力，压迫两肺下部，驱使肺内残留气体形成一股气流，从而将堵住气道、喉部的食物等异物排出。

★【操作要点】和【岗位能力】

一、操作流程

评估患者—询问患者—判断程度—实施海姆立克急救法—观察效果—记录

二、操作要点

1. 评估患者　评估患者能否说话、咳嗽、呼吸，有无气道梗阻征象。

2. 询问患者。

3. 判断严重程度

（1）部分梗阻　如果患者能咳嗽或说话，提示异物部分梗阻气道，应先鼓励患者自行咳出异物（图2-6），不能咳嗽者送医院处理。

（2）完全梗阻　如果患者表现为严重呼吸困难、不能说话或咳嗽，提示气道完全阻塞，有意识者立即进行腹部按压冲击，无意识者立即行CPR。

4. 海姆立克急救法

（1）站姿急救（适用于意识清醒患者）：①救护者位于患者身后，让患者头朝下，两手环绕患者腰部；②救护者一手握拳，将拳头拇指一侧放置于剑突与脐的腹中线部分；③另一手握紧此拳，用力快速向上向内冲击患者腹部，反复冲击直至异物排出（图2-7）；④注意事项：对妊娠后期或极度肥胖患者，改用胸部冲击法，手法和步骤同腹部一样。每次冲击按压动作是分离而明确的。

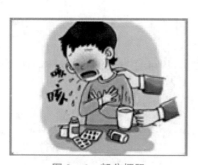 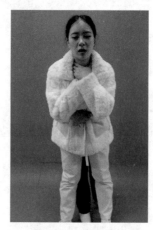

图2-6　部分梗阻　　　　图2-7　站立救护

（2）卧姿急救：①患者平卧，头面部向上，躺在坚硬的平面；②救护者骑跨在患者的髋部，一手掌根部置于剑突下方与脐上位置，另一手置于手背上；③用救护者身体重量快速冲击压迫患者的腹部，重复快速按压冲击动作直到异物排出（图2-8）。

（3）自我救护：患者弯腰，低头，靠在一固定的水平物体上（如桌子、椅背），物体边缘压迫在上腹部（避开剑突处），快速向上冲击，重复动作至异物排出（图2-9）。

（4）意识丧失患者救护：①呼叫旁人或医护人员，寻求帮助；②施行徒手打开气道，用手指掏除法来清除异物（做好手指防护措施），打开呼吸道尝试给予2次人工呼吸；③如人工呼吸无效应立即实行卧姿海姆立克急救法，按压冲击4~6次；如不能排出者可行环甲膜穿刺维持通气，通过镜下取出异物；呼吸、心搏骤停者立即实施心肺复苏。

（5）婴儿救护：①救护者取坐位，将婴儿俯卧于前臂，前臂置于大腿上支撑婴儿；②将婴儿头低于躯干，救护者一手握住下颌固定头部，另一手掌根叩击两肩胛中间5次；③将婴儿翻转面部朝上，在两乳连线中点下一指的部位用两指向下做胸部快速按压5次（图2-10）。

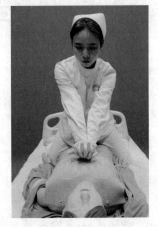

图2-8　卧姿救护

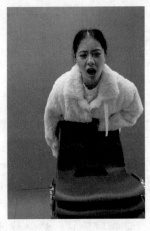

图2-9　自我救护

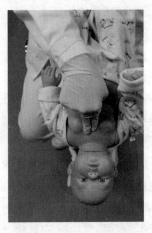

图2-10　婴儿救护

注意事项：尽早识别，迅速判断，定位准确，防止损伤，腹部冲击，防止反流，气道梗阻，预防为主。

 任务实施

一、操作流程

气道梗阻患者处理基本操作流程如图2-11所示。

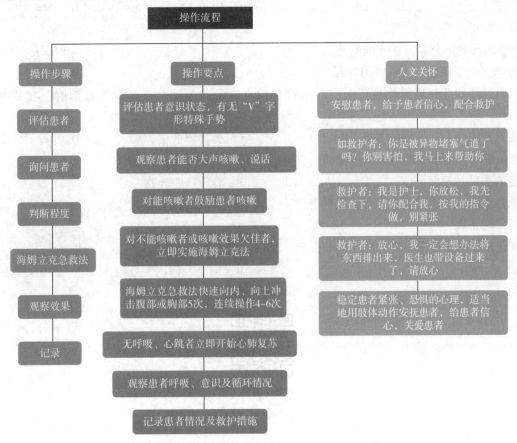

图2-11　气道梗阻患者处理操作流程

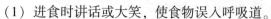

二、知识拓展

【呼吸道异物窒息的预防】

气道梗阻患者救护

(一)常见呼吸道窒息的原因

(1)进食时讲话或大笑，使食物误入呼吸道。

(2)小孩将细小、光滑的物品放入口中，如纽扣、玻璃球、花生、豆类等，误入气道。

(3)昏迷患者呕吐物反流或误吸。

(4)老年人因咳嗽、吞咽功能减退，不慎将食物吸入气道。

(二)预防方法

(1)口中含有食物时，应避免谈笑、行走或奔跑。

(2)避免儿童将小玩具或物品放入口中，3岁以下的儿童不宜吸果冻等食物。

(3)及时清理昏迷患者的呕吐物。

(4)老年人吞咽食物时应放慢速度，食物应炖软、烂，戴牙套的老年人注意检查牙套固定的牢固程度。

 同步练习

1.婴儿气道异物梗阻应该立即（　　）。

A. 拨打120　　　　　　　　　　　　　　B. 抱送医院

C. 通知家长　　　　　　　　　　　　　　D. 取头低脚高位叩击背部

2.异物堵塞气道，可用 Himlich 法救治的是（　　）。

A. 儿童　　　　　B. 青少年　　　　　C. 中年人　　　　　D. 老年人

E. 以上均可

3.呼吸道异物的急救方法正确的是（　　）

A. 海姆立克急救法　　B. 轻拍背部　　　　C. 喝醋　　　　　D. 吞馒头

4.当遇到婴幼儿气道异物梗阻时，应用背部拍击法解除婴幼儿气道异物梗阻时，婴儿的体位为
（　　）

A. 头低脚高位　　　　B. 平卧　　　　　C. 头高脚低位　　　　D. 端坐位

5.老人被异物堵塞气道时，急救的措施有（　　）。

A. 老人头低足高侧卧位　　　　　　　　　B. 清理口腔异物

C. 喂食者连续拍击左右肩胛骨之间的部位　　D. 采取海姆立克急救法

E. 以上均正确

6.腹部冲击时紧握拳头用力快速将拳头向（　　）冲击。

A、向上、向内　　　　　　　　　　　　　B、向下、向内

C、向上、向外　　　　　　　　　　　　　D、向下、向外

参考答案

任务小结

任务掌握程度	任务存在问题	努力方向
完全掌握 □ 部分掌握 □ 没有掌握 □		
任务学习记录		

单元二 心搏骤停

任务一 心脏骤停的判断及临床表现

 任务情境

　　金秋的下午，在某学校的运动场上，学院大学生体能测试正在紧张有序地进行。男子800m测试即将结束，一名同学在离测试终点100m左右冲刺奔向终点，即将到达终点时突然晕倒在地，面色苍白，不省人事，一阵抽搐后，心脏停止跳动。

　　思考：假如你在现场，该怎么判断患者是否发生了心脏骤停？

 任务目标

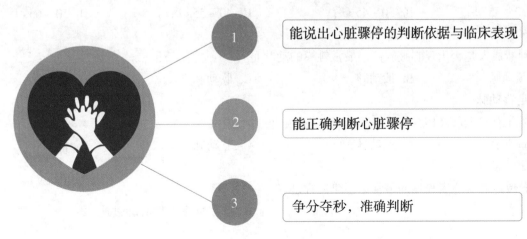

1 能说出心脏骤停的判断依据与临床表现

2 能正确判断心脏骤停

3 争分夺秒，准确判断

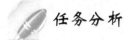 **任务分析**

心跳骤停患者评估－网络动画

【心脏骤停】

一、概念

心脏骤停：是指患者的心脏受到严重的打击，致使心脏突然停搏、有效泵血功能消失，引起全身严重缺血、缺氧。

二、判断依据及临床表现

判断　大声呼叫患者，轻拍患者双肩无反应——意识丧失；触摸颈动脉无搏动——大动脉搏动消失；观察胸廓无起伏——呼吸停止。

临床表现　意识丧失，呼吸停止或濒死叹息样呼吸，大动脉搏动消失，心音消失，皮肤口唇苍白或者发绀，瞳孔散大。

 同步练习

1. 判断患者有无脉搏，下列正确的是（　　　）。

A. 同时触摸双侧颈动脉　　　　　　　　　B. 触摸颈动脉时，要用力过大

C. 检查时间不得短于 10s　　　　　　　　D. 不能触摸股动脉

E. 颈动脉搏动点在胸锁乳突肌内侧

2. 心脏骤停时，最常见的心电图表现是（　　　）。

A. 室颤　　　　　　　B. 房颤　　　　　　　C. 心电机械分离　　　　　D. 室上速

E. 室速

3. 简单而迅速地确定心脏骤停的指标是（　　　）。

A. 呼吸停止　　　　　　　　　　　　　　　B. 血压下降

C. 瞳孔散大　　　　　　　　　　　　　　　D. 意识消失，无大动脉搏动

E. 呼之不应

4. 患者李某在野外作业时发生触电，判断其是否心跳停止，最迅速有效的方法是（　　　）。

A. 听心音　　　　　B. 观察心尖搏动　　　　C. 测血压　　　　　　　D. 做心电图检查

E. 摸颈动脉搏动

5. 患者郭某因冠心病发生心脏骤停，10～15s 后，意识丧失，呼吸停止一般在（　　　）。

A. 20～35s 后　　　　B. 30～45s 后　　　　C. 40～55s 后　　　　D. 50～65s 后

E. 60～75s 后

6. 判断成人是否出现心脏骤停，最常触摸的动脉是（　　　）。

A. 颈动脉　　　　　　B. 股动脉　　　　　　C. 肱动脉　　　　　　　D. 桡动脉

E. 足背动脉

7. 婴儿有双上肢烧伤，为了解其是否有心跳，可以触摸（　　　）。

A. 颈动脉　　　　　　B. 股动脉　　　　　　C. 肱动脉　　　　　　　D. 桡动脉

E. 足背动脉

8. 导致冠心病患者猝死的最常见心律失常是（　　　）。

A. 室颤　　　　　　　　　　　　　　　　　B. 阵发性室上性心动过速

C. 无脉性电活动

D. 窦性心动过速

E. 房颤

9. 心脏骤停后，最先受损害的器官是（　　）。

A. 心脏

B. 肝脏

C. 肺组织

D. 脑组织

E. 肾脏

参考答案

 任务小结

任务掌握程度	任务存在问题	努力方向
完全掌握 □ 部分掌握 □ 没有掌握 □		
任务学习记录		

任务二　心肺复苏术

 任务情境

　　金秋的下午，在某学校的运动场上，学院大学生体能测试正在紧张有序地进行。男子800m测试即将结束，一名同学在离测试终点100m左右冲刺奔向终点，即将到达终点时突然晕倒在地，面色苍白，不省人事，一阵抽搐后，心脏停止跳动。

　　思考：假如你在现场，你该怎么实施救护？

 任务目标

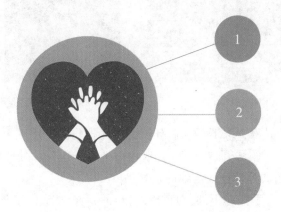

1　能说出心脏骤停的救护要点及复苏有效的指征

2　能正确实施心肺复苏术

3　争分夺秒，抢救生命，关爱患者

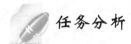

任务分析

【心肺复苏术】

心肺复苏术

一、概念

心肺复苏术：指对心搏骤停患者采取的恢复自主循环和自主呼吸，并尽早加强脑保护措施的紧急救治措施。

★【操作要点】和【岗位能力】

一、操作流程

1. 操作程序　C（胸外心脏按压）—A（开放气道）—B（人工通气）

2. 操作要点

（1）准备用物。

（2）确定周围环境安全　发现患者倒地，确认现场是否安全，以免造成再次伤害。

（3）判断患者意识反应　轻拍患者双肩，大声呼叫"喂，你怎么了？"若无反应即可判断意识丧失。快速、准确判断患者有无呼吸、大动脉搏动，判断时间应在10s以内。一旦确定立即呼救，同时进行抢救（图2-12）。

（4）启动应急反应系统，准备AED　如患者无反应，无自主呼吸与心跳，应立即启动应急反应，获取AED，并拨打"120"电话，通知急救机构，报告事发地点；院内则应在救治的同时，接通院内紧急呼救系统，或大声呼叫以寻求帮助。

（5）患者仰卧在坚实表面（地面或垫板），暴露胸腹部，松开腰带；操作者将一手掌根部紧贴在患者胸骨中下1/3交界处，另一手掌根部重叠放于其手背上，双臂伸直，垂直按压，使胸骨下陷5~6cm，按压应确保足够的速度与深度，尽量减少中断，每次按压后使胸廓完全回弹，放松时手掌不能离开胸壁，按压频率100~120次/min（图2-13、图2-14）。

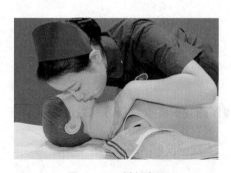
图2-12　判断意识

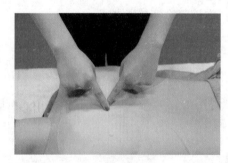
图2-13　定位方法

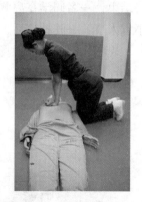
图2-14　按压方法

（6）开放气道　检查口腔有无异物，清理口腔内的异物，取下活动假牙。颈椎无损伤时，用压额抬颏法开放气道（如颈部有损伤或怀疑有损伤时，用双手托颌法开放气道）。术者一手置于前额，使头后仰，另一手食指与中指抬起下颌（图2-15），使下颌角和耳垂连线与地面垂直。

用压前额的手的拇指、食指捏紧患者鼻翼两侧，另一手托起下颌，打开患者口唇；操作者不需要深吸气正常吸气即可。双唇紧紧包住患者口部进行吹气，吹气时间为1.5~2s，注意胸廓抬起并维持1s；

吹毕,松开捏鼻翼的手指,同时将头转向患者胸部,以吸入新鲜空气并观察患者被动呼气和胸廓回复;连续吹气2次。按压和人工呼吸比为30∶2,重复5个循环后,进行复苏效果评估,如未成功则继续进行CPR,评估时间不超过10s(图2-16)。

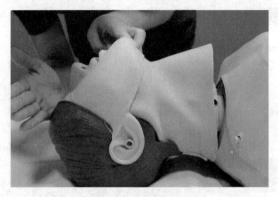

图2-15 开放气道

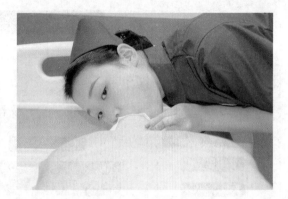

图2-16 人工呼吸

三、注意事项

(1)在CPR的全过程中,气道始终处于开放状态,当患者口咽部的分泌物较多时,应先予以清除。

(2)每次吹入500~600ml气量,每次通气时间要在1s以上,保证足够的气体进入并使胸廓起伏。

(3)吹气速度和压力不宜过大,以防咽部气体超过食管开放压造成胃扩张。

【心肺复苏效果判断】

1.神志 复苏有效时,可见患者有眼球运动,睫毛反射与对光反射出现,出现躁动。

2.颈动脉搏动 大动脉搏动出现。

3.自主呼吸 患者出现自主呼吸。

4.面色及口唇 面色及口唇、甲床由发绀转为红润。

5.血压 肱动脉收缩压大于60mmHg。

 任务实施

一、实施条件

单人徒手心肺复苏术实施条件见表2-1。

表2-1 单人徒手心肺复苏术实施条件

名称	基本条件	要求
实训场地	(1)模拟病房 (2)理实一体化多媒体示教室	温暖、安静、干净、光线充足
设施设备	(1)徒手心肺复苏模型 (2)硬木板	符合医用垃圾处理原则
主要用物	(1)纱布 (2)笔 (3)记录单 (4)手电筒 (5)听诊器 (6)血压计 (7)踏脚板	工作服、帽子、口罩、发网、挂表自备
软件环境	(1)无线Wifi (2)虚拟仿真平台	在线观看视频等网络资源
指导教师	每10~12名学生配备一名指导教师	双师型专任教师

二、操作流程

心肺复苏术基本操作流程如图 2 - 17 所示。

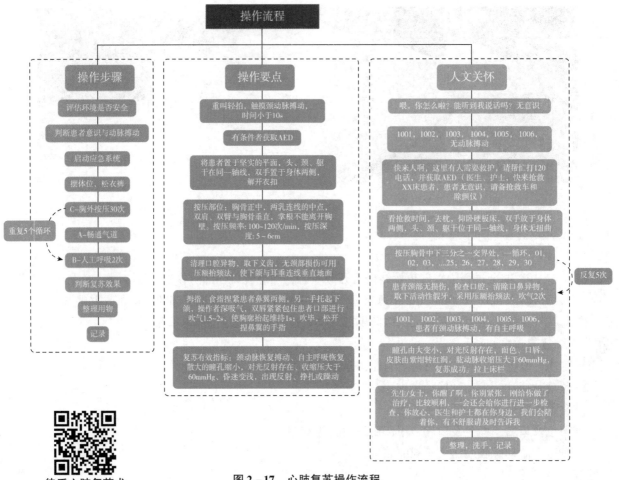

图 2 - 17　心肺复苏操作流程

徒手心肺复苏术

三、考核标准（表 2 - 2、图 2 - 18）

表 2 - 2　单人徒手心肺复苏术考核评分标准

考核内容		评分要求	分值	扣分	得分
评估 20 分	用物	纱布、木板、手电筒（用物准备少一项扣 1 分）	3		
	环境	安全、清洁，通风良好	1		
	患者评估	1. 判断有无意识：轻拍双肩，呼唤名字，看有无反应	2		
		2. 判断有无呼吸，评估时间 5 ~ 10s 完成	6		
		3. 判断有无心跳	4		
		4. 呼救：一旦确定心跳停止，立即呼救、抢救	2		
	自身	衣帽整洁、备挂表，无长指甲，有抢救意识	2		

考核内容		评分要求	分值	扣分	得分
实施 （50分）	胸外心脏按压（15分）	1. 去枕，置患者卧于硬板床上（口述），解开衣服及裤带，充分暴露胸部	3		
		2. 护士踏脚凳站立或跪式位于患者一侧，靠近患者肩部水平	2		
		3. 将食指和中指沿着患者肋弓向中间滑动找到剑突，向上移动两横指（即胸骨中下 1/3 交界处）	2		
		4. 将另一手的掌根紧靠定位手指置于胸骨上	1		
		5. 双手掌根部重叠放在胸骨上，手指并拢、分开或互握均可，不得接触胸壁	1		
		6. 双肘关节伸直并位于患者胸骨的正上方，利用体重和肩臂力量垂直下压，按压30次	4		
		7. 胸骨按下 5~6cm，频率 100~120 次/min	2		
	开放气道（10分）	1. 用纱布清理口鼻异物，对有活动性义齿患者需取下义齿	2		
		2. 护士位于患者一侧，如其颈椎无损伤时，用压额抬颏法开放气道，即一手掌根部贴在患者前额并向下按压，另一手举颏或抬颈，使下颌、耳垂与地面成一直线，打开气道。如颈部有损伤或怀疑有损伤时，用双手托颌法开放气道	8		
	人工呼吸（10分）	1. 口唇上盖一块纱布，用压前额的手的拇、食指捏紧患者鼻翼两侧，另一手托起下颌，打开患者口唇	2		
		2. 操作者吸气，双唇紧包住患者口部进行吹气，吹气时间为 1.5~2s，注意胸廓抬起并维持1s	2		
		3. 吹毕，松开捏鼻翼的手指，同时将头转向患者胸部，以吸入新鲜空气并观察患者被动呼气和胸廓回复的情况，连续吹气2次	6		
	复苏效果（10分）	1. 操作 5 个循环后再次判断颈动脉搏动与呼吸，如已恢复，行进一步生命支持；反之，继续上述操作 5 个循环后再判断	6		
		2. 评估心肺复苏是否有效的指征（口述）：（1）自主呼吸恢复；（2）颈动脉搏动出现；（3）瞳孔由大缩小（查对光反射）；（4）耳垂、口唇、甲床发绀消退，逐渐转为红润；（5）收缩压在60mmHg以上；（6）意识、肌张力恢复	4		
	健康教育	1. 帮助患者穿好衣裤，整理床单位，取合适体位	2		
		2. 嘱患者绝对卧床休息，不要紧张	2		
		3. 向家属解释介绍病情，取得合作	1		
评价 （30分）		1. 患者出现有效复苏征象：大动脉搏动出现，自主呼吸恢复，发绀减退	10		
		2. 患者无并发症发生	6		
		3. 护士操作熟练、动作迅速，手法正确	4		
		4. 护患沟通有效，患者及家属合作	6		
		5. 护士关爱患者，具有急救意识	4		
测试时间		13min（其中用物准备10min，操作3min）			
总　分			100		

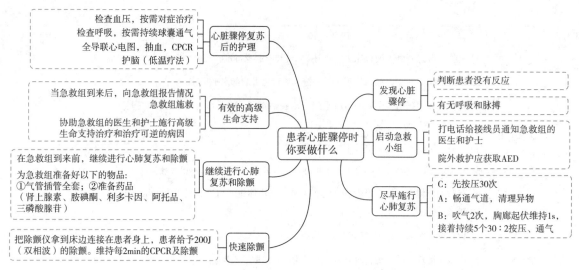

图2-18 患者心脏骤停时你要做什么？

 同步练习

A₁型题

1. 下列人工呼吸的方法中，错误的是（　　）。

A. 首先必须通畅气道　　　　　　　　B. 吹气时不要按压胸廓

C. 吹气时捏紧患者鼻孔　　　　　　　D. 首次吹气2次

E. 按压频率成人8~10/min

2. 下列胸外心脏按压术中错误的是（　　）。

A. 下压比向上放松的时间长一倍

B. 按压部位在胸骨中下1/3交界处

C. 按压部位的定位先确定胸骨下切迹

D. 按压频率为100次/min

E. 按压与放松时，重叠的掌根不能离开胸骨定位点

3. 关于胸外按压术错误的是（　　）。

A. 单人复苏30:2　　　　　　　　　　B. 双人复苏2

C. 按压深度成人5~6cm　　　　　　　D. 按压应平稳不能间断

E. 按压部位在胸骨下

4. 判断患者有无脉搏，下列正确的是（　　）。

A. 同时触摸双侧颈动脉　　　　　　　B. 触摸颈动脉时，要用力过大

C. 检查时间不得短于10s　　　　　　D. 不能触摸股动脉

E. 颈动脉搏动点在胸锁乳突肌缘

5. 简易人工呼吸器1次可挤压入肺的空气量为（　　）。

A. 100~200ml　　　B. 300~400ml　　　C. 500~1000ml　　　D. 1200~1500ml

E. 1800~2000ml

6. 成人胸外心脏按压的操作，下列错误的是（　　）。

A. 患者仰卧背部垫板

B. 急救者用手掌根部按压

C. 按压部位在患者心尖区

D. 使胸骨下半段及其相邻的软骨下降 5~6cm

E. 按压要有节律，每分钟 100~120 次

7. 简单而迅速地确定心脏骤停的指标是（　　）。

A. 呼吸停止 　　　　　　　　　　　　　　B. 血压下降

C. 瞳孔散大 　　　　　　　　　　　　　　D. 意识消失，无大动脉搏动

E. 呼之不应

8. 判断口对口人工呼吸法是否有效，首先观察（　　）。

A. 口唇紫绀是否改善 　　　　　　　　　　B. 瞳孔是否缩小

C. 吹气时阻力大小 　　　　　　　　　　　D. 看到患者胸廓是否升起

E. 剑突下隆起

9. 胸外心脏按压的位置是（　　）。

A. 剑突下 　　　　　　　　　　　　　　　B. 胸骨左旁第四肋间

C. 左锁骨中线第四肋间 　　　　　　　　　D. 胸骨正中线下半段

E. 上胸部

10. 胸外心脏按压时，每分钟按压次数为（　　）。

A. 50 次 　　　　　B. 80 次 　　　　　C. 100~120 次 　　　　　D. 90 次

E. 130 次

患者吴某，48 岁，住院时出现了心脏骤停。

11. 首选的药物是（　　）。

A. 肾上腺素 　　　　B. 碳酸氢钠 　　　　C. 利多卡因 　　　　D. 溴苄胺

E. 阿托品

12. 目前主张在成功复苏、重建正常心脏节律前，避免过早应用的药物为（　　）。

A. 肾上腺素 　　　　B. 碳酸氢钠 　　　　C. 利多卡因 　　　　D. 溴苄胺

E. 阿托品

13. 对其行体外电除颤时，选择能量水平，首次常为（　　）。

A. 50J 　　　　　　B. 100J 　　　　　C. 200J 　　　　　D. 300J

E. 360J

14. 患者刘某，无意识和呼吸，以下哪项是确保心跳骤停者呼吸道通畅的正确位置？（　　）

A. 头后仰颈项过伸 　B. 平卧位，去枕 　　C. 侧卧位 　　　　D. 头低足高位

E. 俯卧位，头向一侧

15. 患者李某在野外作业时发生触电，对其诊断是否心跳停止，最迅速有效的方法是（　　）。

A. 听心音 　　　　　B. 观察心尖搏动 　　C. 测血压 　　　　D. 做心电图

E. 摸颈动脉搏动

16. 成人双人复苏按压与呼吸的比例是（　　）。

A. 15∶2 　　　　　B. 5∶1 　　　　　C. 30∶2 　　　　　D. 5∶2

E. 15∶1

X 型题

17. 胸外按压心脏时，要掌握的要点包括（　　）。

A. 双手叠加，掌根部放在胸骨中下 1/3 处垂直按压

B. 按压深度：成人为 5~6cm，儿童为 3~4cm

C. 按压频率：成人 100 次/min

D. 复苏者应在患者右侧

E. 按压/放松时间比为 1:1

18. 心脏骤停时，心电图的表现有（　　）。

A. 室颤　　　　　　　B. 房颤　　　　　　　C. 电-机械分离　　　　　　　D. 心室静止

E. 室上性心动过速

19. 心肺脑复苏中的 BLS 包括（　　）。

A. 保持气道畅通　　　　　　　　　　　　　B. 人工呼吸

C. 建立人工循环　　　　　　　　　　　　　D. 开放气道与通气支持

E. 机械辅助通气

20. 下列是心肺复苏有效的指征是（　　）。

A. 可扪及颈动脉、股动脉搏动　　　　　　　B. 出现应答反应

C. 瞳孔由小变大　　　　　　　　　　　　　D. 收缩压在 65mmHg 以上

E. 呼吸改善

参考答案

 任务小结

任务掌握程度	任务存在问题	努力方向
完全掌握 □ 部分掌握 □ 没有掌握 □		
任务学习记录		

任务三 婴幼儿心肺复苏

任务情境

患儿、男、8个月大，在家中玩耍时异物进入气道，导致呼吸困难，颜面青紫，家人立即为其进行海姆立克急救法，排出一个玻璃球，现患儿呼之不应，不动、不哭、不眨眼。

思考：1. 假如你在现场，该怎么判断？

2. 假如你在现场，该怎么实施救护？

任务目标

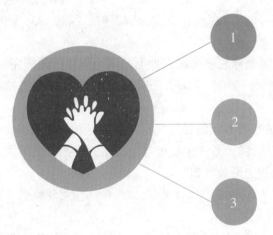

1 说出婴幼儿心脏骤停的判断依据及复苏有效的指征

2 能正确为婴幼儿实施心肺复苏操作

3 争分夺秒，准确施救

任务分析

【婴幼儿心脏骤停】

一、概念

婴幼儿心脏骤停：是指婴幼儿的心脏在受到严重打击后，致使心脏突然停止有效泵血，常见原因为气道异物导致窒息。

二、临床表现及判断依据

1. 临床表现　意识丧失，不动、不哭、不眨眼，皮肤苍白或青紫，瞳孔散大，轻拍时无反应。

2. 判断依据　意识丧失，大动脉搏动消失，呼吸停止，或者仅有濒死叹息样呼吸。

★【操作要点】和【岗位能力】

一、婴幼儿心肺复苏概念

指对心搏骤停的婴幼儿采取的恢复自主循环和自主呼吸，并尽早加强脑保护措施的紧急救治措施。

二、操作要点

1. 操作程序　识别—C—A—B—D

2. 操作要点

（1）准备用物。

（2）发现婴幼儿倒地，确定周围环境安全。

（3）判断婴幼儿意识反应　通过轻拍和对婴幼儿大声说话判断患儿的意识和反应水平。对于无言语反应的患儿，可以用手拍击足跟并呼喊"你好吗？"如果患儿没有反应，立即呼叫他人拨打120启动应急反应系统，呼叫另一人获取AED。

（4）检查呼吸脉搏　扫视患儿胸部，观察胸部有无起伏，判断有无呼吸，同时检查患儿有无脉搏。1岁以内婴儿检查肱动脉，1岁以上检查颈动脉或股动脉，同时检查脉搏呼吸，检查时间5~10s。5~10s内如果患儿没有脉搏和呼吸，或没有脉搏有濒死叹息样呼吸，立即给患儿进行心肺复苏。

（5）立即使患儿仰卧于坚实、平坦的表面，暴露患儿胸前区域。

（6）胸外心脏按压　①按压部位：胸骨下半部分即略低于两乳头连线中点；②按压手法：双指按压法或双拇指环绕法；③按压频率：100~120次/min；④按压深度：至少为胸部前后径的1/3，小于1岁者按压深度约4cm，大于1岁者按压深度约5cm。

按压30次后进入下一步骤，每次按压之后，应完全释放施加在胸骨上的压力，并让胸廓完全回弹。在按压过程中除了人工呼吸和使用AED，不要中断胸外按压，在人工呼吸和使用AED时胸外按压中断时间尽量控制在10s内。

（7）开放气道　检查口腔有无异物和呕吐物，清理口腔内的异物和呕吐物。患儿颈部无损伤时，采用压额抬颏法开放气道。施救者一手置于前额，使头后仰，另一手食指与中指抬起下颌，使下颌角和耳垂连线与地面成60°。如颈部有损伤时，采用双手托颌法开放气道。

（8）人工通气　胸外按压30次后立即给予2次人工呼吸，每次吹气1s，并且注意观察患儿的胸部有无起伏。

口对口鼻　对1岁以下婴儿可采用此法，施救者用嘴覆盖在婴儿的口及鼻上形成一个密闭状态。

口对口　用于大婴儿和幼儿，方法同成人人工呼吸。

人工呼吸有效标志　吹气过程中能见到胸廓起伏，吹气完毕后面部能感觉到气流。

（9）使用AED　AED到达时，按照开、贴、插、电的步骤立即使用AED。

重复胸外心脏按压—开放气道—人工通气5个循环后，使用AED，再评估复苏效果，如未成功则继续进行心肺复苏，评估时间不超过10s。

三、注意事项

儿童心肺复苏时胸外按压手法可根据儿童体型和年龄选择单手按压或双手按压，按压深度为胸廓前后径的三分之一，约5cm。

儿童使用AED时，注意选择儿童模式和儿童电极片，如果没有儿童电极片则使用成人电极片。

【婴幼儿心肺复苏效果判断】

（1）神志：复苏有效时，可见患者有眼球运动，睫毛反射与对光反射出现，出现躁动。

（2）颈动脉、肱动脉、股动脉搏动出现。

（3）自主呼吸：患儿出现自主呼吸。

（4）面色及口唇：面色及口唇由发绀转为红润。

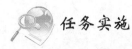

任务实施

一、实施条件（表2-4）

表2-4　婴幼儿心肺复苏术实施条件

名称	基本条件	要求
实训场地	（1）模拟病房（2）理实一体化多媒体示教室	温暖、安静、干净、光线充足
设施设备	（1）婴幼儿心肺复苏模型（2）硬木板（3）AED	符合医用垃圾处理原则
主要用物	（1）笔（2）记录单（3）手电筒（4）听诊器（5）血压计	工作服、帽子、口罩、发网、挂表自备
软件环境	无线Wi-Fi，虚拟仿真平台	在线观看视频等网络资源
指导教师	每10~20名学生配备一名指导教师	双师型专任教师

二、操作流程

婴幼儿心肺复苏基本操作流程如图2-19所示。

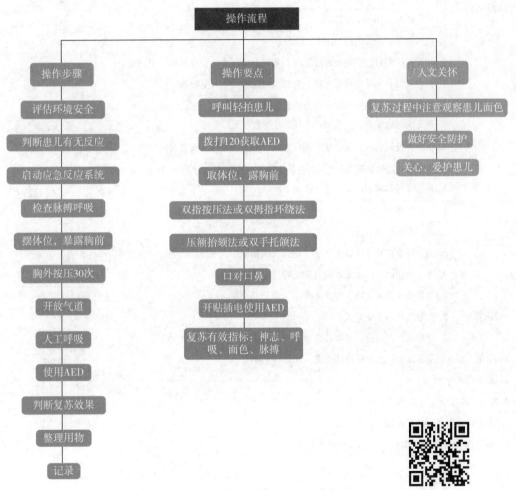

图2-19　婴幼儿心肺复苏基本操作流程　　　儿童心肺复苏

三、考核标准（表 2 - 5）

表 2 - 5　婴幼儿心肺复苏考核评分标准

考核内容		评分要求	分值	扣分	得分
评估 （10分）	自身	衣帽整洁、具有急救意识、备挂表、无长指甲	2		
	用物	纱布、木板、手电筒（用物准备少一项扣1分）	2		
	患儿	呼叫拍打无反应，无脉搏、无呼吸	4		
	环境	安全、清洁、通风良好	2		
实施 （60分）	识别	呼叫轻拍患儿，对无言语反应的患儿可以轻拍足底	2		
	呼叫	1. 呼叫一人拨打120，启动应急反应系统	2		
		2. 呼叫另一人获取AED	2		
	检查	1. 检查脉搏	2		
		2. 检查呼吸	2		
	胸外按压	1. 将患儿平卧与硬板床上，暴露胸前区	2		
		2. 按压定位：两乳头连线中点偏下	4		
		3. 按压手法：双指按压法或双拇指环绕法	4		
		4. 按压频率：100～120次/min	4		
		5. 按压深度：胸廓前后径1/3，约5cm	4		
		6. 每次按压之后，应完全释放施加在胸骨上的压力，并让胸廓完全回弹	4		
	开放气道	1. 检查口腔有无异物和呕吐物，清理口腔内的异物和呕吐物	4		
		2. 患儿颈部无损伤时，采用压额抬颏法开放气道	4		
		3. 患儿颈部有损伤时，采用双手托颌法开放气道			
	人工呼吸	1. 操作者吸气，双唇紧包住患者口部或口鼻进行吹气，吹气时间持续1s	4		
		2. 吹毕，松开捏鼻翼的手指，同时将头转向患儿胸部，以吸入新鲜空气并观察患者 3. 被动呼气和胸廓回复，连续吹气2次	6		
	使用AED	1. 开：打开AED	1		
		2. 贴：正确粘贴电极片	2		
		3. 插：将电极片电线插入AED，确保无人接触患儿身体	2		
		4. 电：根据语音提示无人接触患儿后，按下电击按钮	2		
	健康教育	1. 帮助患儿穿好衣物，注意保暖	1		
		2. 安慰患儿，不要紧张	1		
		3. 向家属解释病情，取得合作	1		
评价 （30分）		1. 患儿出现有效复苏征象：大动脉搏动出现，恢复自主呼吸	10		
		2. 无并发症发生	6		
		3. 护士操作熟练，动作敏捷、手法正确	8		
		4. 护士关爱患者，具有急救意识	6		
测试时间		13min（其中用物准备10min，操作3min）			
总分			100		

同步练习

一、选择题

1. 小儿心肺复苏时胸外按压频率为（ ）。

A. 100～120 次/min
B. 100～110 次/min
C. 80～120 次/min
D. 100～150 次/min

2. 小儿心肺复苏按压深度为胸部前后径的（ ）。

A. 1/4
B. 1/3
C. 1/2
D. 3/5

3. 判断动脉搏动时间为（ ）。

A. 6s
B. 5s
C. 6～10s
D. 10～15s

4. 患儿疑有颈椎损伤时，开放气道应采取的方法是（ ）。

A. 仰额抬头法
B. 托颈压额法
C. 托颌法
D. 托头尘

5. 缺氧时人体最易损伤的器官是（ ）。

A. 肾
B. 肝
C. 肺
D. 脑

6. 判断心搏骤停患者的循环主要触摸动脉搏动，1岁以下的婴儿触摸（ ）。

A. 颈动脉
B. 桡动脉
C. 腘动脉
D. 肱动脉

7. 心脏复苏的首选药物是（ ）。

A. 肾上腺素
B. 阿托品
C. 利多卡因
D. 异丙肾上腺素

8. 关于小儿心肺复苏的指征，描述错误的是（ ）。

A. 意识丧失

B. 无呼吸或无效呼吸

C. 无脉搏搏动或无心音

D. 心率小于 60 次/min 且不伴其他症状

参考答案

 任务小结

任务掌握程度	任务存在问题	努力方向
完全掌握 □ 部分掌握 □ 没有掌握 □		
任务学习记录		

任务四　AED 使用

 任务情境

2019 年 7 月，在某市机场有人倒地不起，现场目击者第一时间判断其为心搏骤停，施救者请你取来 AED。

思考：当 AED 到达时，如何给这位患者正确使用 AED？

 任务目标

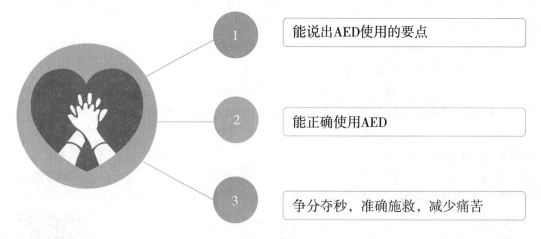

1　能说出AED使用的要点

2　能正确使用AED

3　争分夺秒，准确施救，减少痛苦

 任务分析

【AED】

一、概念

AED（自动体外除颤器）是一种轻型便携式计算机化设备，能够识别需要电击的异常心律，能够给予电击来终止异常心律（心室纤颤或无脉性室性心动过速）并使心脏的正常节律得以恢复。高质量的 CPR 配合正确地使用 AED，可以提高心脏骤停患者的抢救成功率。AED 易于操作，允许非专业人员和医务人员安全地进行除颤。

二、使用依据

患者呼之不应，检查大动脉无搏动、无呼吸，确定心搏骤停后就可使用。

★【操作要点】和【岗位能力】

一、概念

使用 AED，指对心搏骤停患者使用自动体外除颤器终止异常心律，恢复心脏正常心律的紧急救治措施。

二、操作要点

1. 操作程序　开—贴—插—电

2. 操作要点

（1）获取 AED，拿到 AED 后立即回到患者旁边（图 2 - 20）。

（2）开　打开 AED 电源（部分品牌 AED 打开盖子自动开启电源），根据患者年龄选择成人模式或儿童模式（AED 开机默认成人模式）（图 2 - 21）。按照语音提示撕开电极片外包装，电极片分成人电极片和儿童电极片，应该根据患者年龄合理选择，如果患者是 8 岁以下儿童且没有儿童电极片可以使用成人电极片。

（3）贴　按照语音提示及电极片上的图示贴好电极片。电极片一片贴于右锁骨正下方，另一片贴于左乳头外下侧。

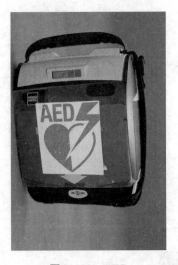

图 2 - 20　AED

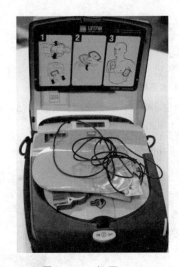

图 2 - 21　打开 AED

（4）插　将电极片的电线插入 AED 的电极插孔，AED 开始分析心律，此时应呼叫身边的人不要接触患者身体，包括正在进行 CPR 的抢救人员也应该避免接触患者身体。

（5）电　AED 在分析完心律后会给出除颤建议，如果提示除颤，AED 会自动进行充电，此时请大声呼叫周围人避免接触患者身体，并目视检查患者周围确保无人接触患者。在听到 AED 给出提示后按下除颤按钮。

除颤完后，立即进行 CPR。AED 会每隔 2min 进行一次心律分析，并给出语音提示。

三、注意事项

电极片是一次性消耗物品，并且有保质期，使用时应注意检查。

在患者身体上贴电极片之前，在特殊情况下，可能要采取其他措施，如患者的胸部毛发浓密；患者浸入水中或胸部有很多水。

处理措施：

患者的胸部毛发浓密：如果患者胸部有毛发，AED 电极片可能粘贴到毛发上且无法粘贴到皮肤。如果发生这种情况，AED 将不能分析患者的心律，AED 将显示出"检查电极"或"检查电极片"的信息。在使用电极片之前，请明确患者是否胸部多毛。如果是，可以使用 AED 携带的剃刀剃掉放置电极片部位的毛发。如果存在两套电极片，则可使用一套消除毛发：使用第一套电极片，向下按压，使其尽可能粘贴毛发，并快速撕脱，然后使用另外一套新的电极片。

患者浸入水中，或患者的胸部有很多水： 水是良好的导体，切勿在水中使用 AED。如果患者在水中，请将患者脱离水面。如果胸部布满水，快速擦拭胸部再贴上 AED 电极片。如果患者躺在雪上或小水坑中，可以快速擦拭胸部水分后使用 AED。

★【AED 使用效果判断】

（1）室颤心律转为窦性心律。

（2）大动脉搏动出现。

（3）面色及口唇由发绀转为红润。

 任务实施

一、实施条件（表 2-6）

表 2-6　AED 使用实施条件

名称	基本条件	要求
实训场地	（1）模拟病房（3）理实一体化多媒体示教室	温暖、安静、干净、光线充足
设施设备	（1）徒手心肺复苏模型（2）硬木板（3）AED	符合医用垃圾处理原则
主要用物	（1）笔（2）记录单（3）手电筒（4）听诊器（5）血压计	工作服、帽子、口罩、发网、挂表自备
软件环境	无线 Wi-Fi，虚拟仿真平台	在线观看视频等网络资源
指导教师	每 10～20 名学生配备一名指导教师	双师型专任教师

二、操作流程

AED 使用基本操作流程如图 2-22 所示。

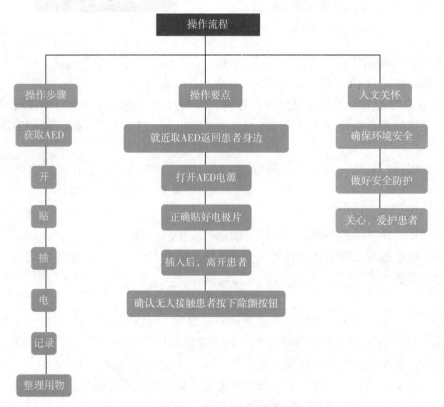

图 2-22　AED 使用基本操作流程

三、考核标准（表2-7）

表2-7 AED使用考核评分标准

考核内容		评分要求	分值	扣分	得分
评估 （20分）	自身	衣帽整洁、具有急救意识，熟悉AED存放位置	4		
	用物	AED（含电极片）	4		
	患者	胸前皮肤情况，有无水浸湿，有无金属挂件，有无起搏器	10		
	环境	安全、清洁、通风良好	2		
实施 （50分）	获取AED	迅速、准确拿取AED	10		
	开	打开AED，根据患者情况，选择成人模式或儿童模式	5		
		根据患者情况，选择成人电极片或儿童电极片	5		
	贴	正确贴好电极片，正确处理患者落水、胸前区有毛发等特殊情况	10		
	插	将电极片电线正确插入AED电极插孔内	5		
	电	确保周围无人接触患者身体，AED开始分析心律	5		
		听到AED语音提示"建议电击"后，确保无人接触患者	5		
		听到AED语音提示"请按下电击按钮"后，迅速按下电击按钮	5		
评价 （30分）	护士操作熟练，在取回AED到达患者身边30s内完成"开、贴"步骤		10		
	护士处理患者的特殊情况得当		10		
	护士关爱患者，具有急救意识		10		
测试时间	2min				
总分			100		

✐ 同步练习

1. 自动体外除颤器的缩写是（ 　　）。

A. MRI　　　　　　　　B. CTA　　　　　　　　C. AED　　　　　　　　D. LED/

2. 治疗心室颤动/无脉性室性心动过速时，推荐除颤次数为（ 　　）。

A. 1次　　　　　　　　B. 3次　　　　　　　　C. 2次　　　　　　　　D. 4次

3. 以下不是AED适用范围的是（ 　　）。

A. 心室纤颤　　　　　　B. 心房纤颤　　　　　　C. 无脉性室速　　　　　D. 室上性心动过速

4. 在使用AED进行电击之前，下列错误的是（ 　　）。

A. AED会建议电击、充电并提示施救者按电击按钮

B. 需选择能量

C. 在分析心律时应让所有人避免接触患者

D. 在按下电击按钮时确保所有人离开

5. 对未满8岁的儿童患者使用AED时应（ 　　）。

A. 如果没有儿童型电极片，可以用婴儿型电极片

B. 只能用成人电极片或剂量衰减器

C. 如果没有儿童型电极片和儿科剂量衰减器，可以用成人型电极片或成人剂量

D. 可以使用成人型电极片，但使用前应该裁去一半

6. 电极片放置的位置是（ 　　）。

A. 胸部右上方锁骨正下方，左乳头外侧　　　　B. 胸部左右两侧

C. 可将两个电极片连在一起　　　　D. 两个电极片可以换着用，无需区分左右

7. 被目击的非创伤心跳骤停患者中最常见的心律为（　　　）。

A. 心脏停搏　　　　B. 无脉性室速　　　　C. 室颤　　　　D. 电 – 机械分离

8. 心肺复苏时急救者在电击除颤后应（　　　）。

A. 立即检查心跳或脉搏

B. 先行胸外按压，在 5 组心肺复苏后再进行心跳检查

C. 立即进行心电图检查

D. 调节好除颤仪，准备第一次除颤

参考答案

 任务小结

任务掌握程度	任务存在问题	努力方向
完全掌握 □ 部分掌握 □ 没有掌握 □		
任务学习记录		

单元三　外伤救护

任务一　外伤止血

 任务情境

刘某某，男，58 岁，车祸导致下颌骨开放性骨折，造成口腔颌面部多处外伤活动性出血，患者神清语明，查体：T：37.5℃，R：20 次/min，P：100 次/min，BP：130/75mmHg，血氧：98%。

思考：1. 假如你在现场，该怎么判断？

2. 假如你在现场，该怎么实施救护？

任务目标

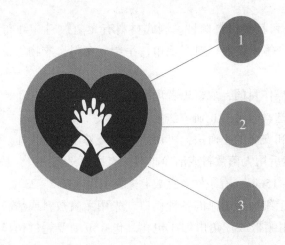

1　说出止血带使用的注意事项

2　正确判断患者病情并采取相应止血措施

3　关爱患者，减少痛苦，做好心理护理

任务分析

【外伤止血】

一、概念

外伤止血技术一般是针对开放性损伤外出血采取的急救技术，是最基本、最紧急的急救技术之一。常通过压迫、包扎伤口等手段阻止或减缓血液流出。主要方法有直接压迫止血法、加压包扎止血法和止血带止血法。常用的止血材料有止血带绷带、无菌敷料、三角巾等，紧急情况下，亦可用清洁毛巾、衣物、布条等替代。

二、目的

快速有效地止血，减少因出血引起的并发症。

三、适应证

各种原因导致的体表出血。

★【操作要点】和【岗位能力】

一、操作流程

评估—告知、准备—选择合适止血方法—舒适体位—观察效果与记录

二、操作要点

1. 评估

（1）评估患者受伤的原因及时间，出血的部位、出血量。动脉出血时，血色鲜红、呈喷射状、量多、速度快；静脉出血时，血色暗红、缓慢流出；毛细血管出血时，血色鲜红、慢慢渗出，可自行凝固止血。

（2）评估患者的意识状态、生命体征、合作程度及心理状态，当患者出现口渴、心慌、血压下降、

脉搏细速时，应迅速建立两条以上的静脉通路，遵医嘱补充血容量和药物治疗。

2. 操作准备

（1）环境准备　无特殊要求。

（2）物品准备　常用的止血材料分为制式材料和就便材料两种。制式材料有无菌敷料（纱布垫）、创可贴、三角巾、绷带卷、卡式止血带、橡皮止血带等；就便材料有毛巾、手绢、布料、衣物等，禁止使用电线、铁丝等无弹性的材料代替止血带。

（3）护士准备　自身准备；向患者和家属解释操作目的，取得患者理解和配合。

3. 选择止血方法　根据出血部位及现场条件，选择合适的止血方法。

（1）直接压迫止血法　是最直接、快速、有效和安全的止血法，可用于大部分外出血的止血。首先检查伤口内有无异物，如有浅表异物可将其取出；然后用无菌敷料或洁净布料、衣物等覆盖伤口，敷料放置范围要超出伤口 3～5cm，用手直接在伤口施压 10～15min，有条件者宜戴上橡胶手套（图 2-23）。

（2）加压包扎止血法：适用于小动脉、静脉和毛细血管出血的各种伤口。先用无菌敷料或洁净布料压迫伤口，敷料放置范围要超出伤口 5～10cm；再用绷带或三角巾加压包扎。包扎范围要超过伤口，包扎后应检查肢端末梢循环（图 2-24）。

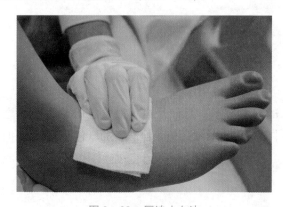

图 2-23　压迫止血法

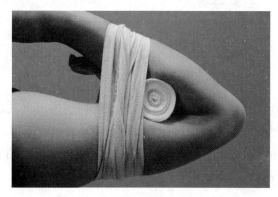

图 2-24　加垫屈肢止血

（3）止血带止血法：适用于四肢大出血，其他方法不能奏效时使用。应注意以下几点：①扎止血带前先加衬垫，不可与皮肤直接接触。止血带扎在伤口的近心端，上肢出血时扎在上臂上 1/3 处，下肢出血应扎在大腿中上 1/3 处。前臂和小腿的血管行走在骨与骨之间，使用止血带止血的效果欠佳；②松紧度以出血停止、远端摸不到动脉搏动为宜；③使用止血带时间最长不超过 5h。每 30～60min 松解 1次，每次 2～3min，避免在同一部位反复绑扎。准备松止血带前，先改用指压止血法或伤口加压止血法过渡，然后慢慢放松止血带，以防止肢体突然增加血流，伤及毛细血管及影响全身血流分布，甚至使血压下降。放松期间要用指压法、直接压迫法止血，以减少出血。若组织已发生明显的广泛坏死时，截肢前不宜松解止血带；④使用止血带的部位要露在衣物外面，在止血带的上方做明显标示，写上使用止血带的日期、开始时间、放松时间及操作者姓名，时间准确到分钟；⑤严密观察肢体远端血液循环情况：皮肤颜色、温度、感觉、毛细血管充盈时间、脉搏等。根据观察的情况，重新调整止血带的松紧度；⑥止血带放松后如不出血，则不需要继续使用，应维持松开状态，继续观察，确定不出血后或经过进一步止血处理后方可取掉；⑦上肢远端缺血明显或有严重挤压伤时，禁用止血带止血法（图 2-25）。

4. 舒适体位　采取舒适的体位，抬高患肢，尽量减少搬动，以免引起再次出血。

5. 观察与记录

（1）观察止血效果、肢体血运情况及有无出血并发症，准确记录患者病情变化。

（2）注意保暖。因肢体阻断血流后，抗寒能力低下，易发生冻伤。

（3）严格遵循标准预防操作原则。

（4）记录。记录患者神志、生命体征、病情变化及抢救用药情况。

（5）洗手，整理用物。

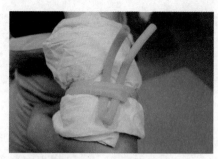

图2-25 止血带止血

 任务实施

一、实施条件（表2-8）

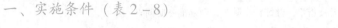

表2-8 外伤止血实施条件

名称	基本条件	要求
实训场地	（1）模拟病房（2）理实一体化多媒体示教室	温暖、安全、干净、光线充足
设施设备	多功能病床	符合院感要求
主要用物	（1）无菌敷料（2）绷带（3）止血带（4）三角巾（5）卡片（6）笔等（紧急情况下，可就地取材）	工作服、帽子、口罩、发网、挂表自备
软件环境	（1）无线Wi-Fi（2）虚拟仿真平台	实时在线观看视频等网络资源
指导教师	每10~12名学生配备一名指导教师	双师型专任教师

二、操作流程

外伤止血基本操作流程如图2-26所示。

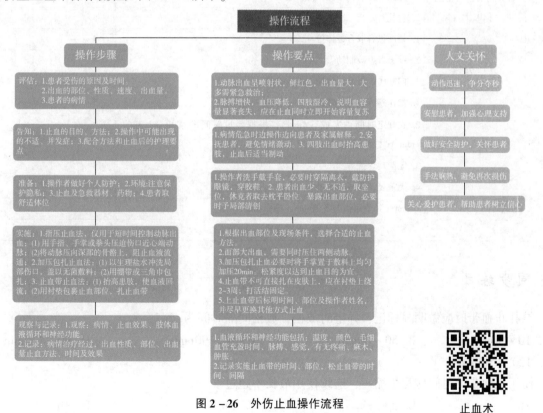

图2-26 外伤止血操作流程

止血术

三、考核标准（表2-9）

表2-9 外伤止血考核评分标准

考核内容		评分要求	分值	扣分	得分	备注
评估 (18分)	物品	敷料、三角巾、绷带、止血带、卡片、笔等（用物准备少一项扣1分）	6			
	环境	现场环境安全并报告	2			
	患者评估	1. 表明身份，安慰患者	2			
		2. 检查并报告伤情	4			
	自身评估	衣帽整洁、备挂表，无长指甲，做好自身防护，全部准备时间在20s内	4			
实施 (62分)	指压止血法 (14分)	1. 左手指压止血	3			
		2. 熟悉各部位血管出血的压迫点	6			
		3. 抬高伤肢2min（口头报告）	2			
		4. 右手指导伤员指压止血正确	3			
	止血带止血法 (26分)	1. 上止血带部位垫衬垫	5			
		2. 上止血带部位正确	5			
		3. 止血带压力均匀、适度	5			
		4. 检查止血效果并报告（动脉搏动消失，伤口出血停止）	5			
		5. 填写标记卡，报告止血部位、时间	6			
	有异物的伤口止血 (10分)	1. 先固定异物，不能拔除异物	5			
		2. 包扎时防止二次损伤	5			
	健康教育 (12分)	1. 帮助患者取合适体位	4			
		2. 嘱患者患肢制动	4			
		3. 向家属解释介绍病情，取得合作	4			
评价（20分）		1. 操作熟练、动作规范	5			
		2. 在规定时间内完成（4min），根据超过时间酌情扣分，超过1min不计分	5			
		3. 无菌观念强	5			
		4. 无重复动作或交叉动作	5			
测试时间		14min（其中用物准备10min，操作4min）				
总分			100			

同步练习

1. 结扎止血带时应做明显标记，并定时放松，放松间隔时间为（　　）。

A. 10～30min　　　B. 30～60min　　　C. 60～90min　　　D. 90～120min

E. 120～150min

2. 使用止血带的时间应尽量缩短，连续使用最长不超过（　　）。

A. 1h　　　　　B. 2h　　　　　C. 3h　　　　　D. 4h

E. 5h

3. 结扎止血带时应尽量靠近伤口，选择部位时应在上臂（   ）。

A. 上 1/2 处 　　　　 B. 下 1/2 处 　　　　 C. 上 1/3 处 　　　　 D. 下 1/3 处

E. 以上都不对

4. 结扎止血带时应尽量靠近伤口，选择部位时宜在大腿（   ）。

A. 上 2/3 处 　　　　 B. 下 2/3 处 　　　　 C. 上 1/3 处 　　　　 D. 下 1/3 处

E. 以上都不对

5. 指压止血法适用于（   ）。

A. 中等或较大动脉出血 　　　　　　　　 B. 小动脉出血

C. 大静脉出血 　　　　　　　　　　　　 D. 中、小静脉出血

E. 毛细血管出血

6. 某人因外伤出血，血色暗红，血流缓慢，紧急的抢救措施是（   ）。

A. 赶紧送往医院 　　　　　　　　　　　 B. 指压法止血

C. 用消毒纱布包扎 　　　　　　　　　　 D. 止血带近心端捆扎

E. 橡皮带止血

7. 一个头部外伤的患者被送入急诊科，用指压止血法控制头顶部、额部出血时，需用拇指按压
（   ）。

A. 面动脉 　　　　 B. 颞浅动脉 　　　　 C. 颈总动脉 　　　　 D. 锁骨下动脉

E. 尺动脉

参考答案

任务小结

任务掌握程度	任务存在问题	努力方向
完全掌握 □ 部分掌握 □ 没有掌握 □		
任务学习记录		

任务二 外伤包扎

任务情境

刘某某，男，25岁，1h前被摩托车撞倒，伤后无昏迷，无恶心，未呕吐。体格检查神志清楚，右小腿中段内侧有淤青，皮肤擦伤，左小腿外侧有6.0cm×3.0cm伤口，少许渗血，诊断双下肢多处挫裂伤。待医生清创缝合后，请为患者包扎左小腿处伤口。

思考：假如你是护士，选择哪一种方式进行包扎？有哪些注意事项？

任务目标

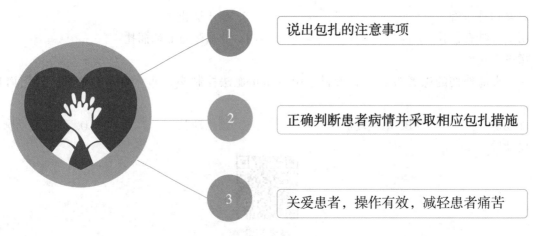

1 说出包扎的注意事项

2 正确判断患者病情并采取相应包扎措施

3 关爱患者，操作有效，减轻患者痛苦

任务分析

【外伤包扎】

一、概念

包扎是以无菌敷料或干净毛巾、布类覆盖伤口，外面用绷带或布条缚扎的方法。快速地利用现场物品对伤口进行包扎，能够避免加重患者的损伤，减轻痛苦，并有利于伤口的早期愈合、转运和进一步的治疗，是外伤救治中的重要环节之一。

二、目的

保护创面、减少污染、固定敷料、止血止痛。

三、适应证

外伤出血。

★【操作要点】和【岗位能力】

一、操作流程

评估—告知、准备—选择合适包扎方法—观察效果与记录

二、操作要点

1. 评估

（1）评估患者受伤的场所、时间及原因，创伤部位、面积、深度，有无骨折及神经、血管损伤，伤口有无污染。

（2）评估患者的病情、心理状态及合作能力，告知患者包扎的目的、方法及操作可能带来的不适，取得患者配合。

2. 操作准备

（1）环境准备　应尽量选择清洁无尘的环境。

（2）物品准备　常用的包扎材料分为制式材料，如弹力绷带、纱布绷带、尼龙网套、三角巾、纱布垫、创可贴等，以及就便材料，如毛巾、头巾、衣物等（图 2 – 27）。

（3）护士准备　包扎时救护人员面向患者，取适宜的位置。

3. 选择合适的包扎方法　根据包扎部位、创面情况及现场条件，选择合适的包扎材料和方法。

（1）绷带包扎法

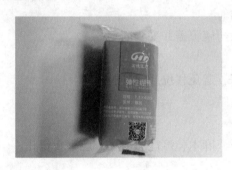
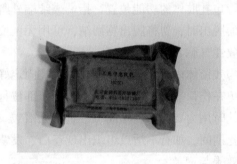

图 2 – 27　弹力绷带、三角巾

环形包扎法：此法用于绷带包扎的开始与结束，亦可用于包扎颈、腕、胸、腹等粗细相等部位的小伤口。伤口先用敷料覆盖，绷带环形缠绕肢体 4 ~ 5 层，每圈盖住上一圈，缠绕范围要超出敷料边缘。

蛇形包扎法：适用于需由一处迅速延伸至另一处时，或做简单的固定。夹板固定多用此法。先以环形法开始，然后以绷带宽度为间隔斜形向上包扎。

螺旋形包扎法：用于包扎直径基本相同的部位，如上臂、手指、躯干、大腿等。绷带以环形法开始，然后逐渐上缠，每圈盖住上圈的 1/3 ~ 1/2（图 2 – 28）。

螺旋反折包扎法：用于包括直径大小不等的部位，如前臂、小腿等。注意不可在伤口上或骨隆突处反折。每圈缠绕时均将绷带反折，盖住上圈的 1/3 ~ 1/2，反折部位在同一直线上。目前使用弹力绷带，用螺旋形包扎法包扎直径不等的部位也能达到止血和固定的作用（图 2 – 29）。

"8" 字包扎法：在弯曲关节的上下方，将绷带重复呈 "8" 字形来回缠绕，每圈盖住上圈的 1/3 ~ 1/2（图 2 – 30）。

回返式包扎法：多用来包扎头顶部、肢体末端或断肢部位。先环形缠绕两圈，由助手或手指固定后面绷带，经肢体顶端或断肢残端向前，然后固定前面绷带，再向后反折。如此反复，每次均覆盖上圈的 1/3 ~ 1/2，直至完全覆盖伤处顶端。最后环形绕数周，将反折处压住固定。

（2）三角巾包扎法：三角巾在临床包扎时应用非常广泛，可用于全身各部的包扎。包扎时注意边要固定，角要拉紧，中心伸展，布料贴实。在应用时按需要折叠成不同的形状，适用于不同部位的包扎。

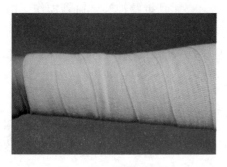

图 2-28　螺旋形包扎

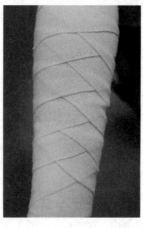

图 2-29　螺旋反折包扎

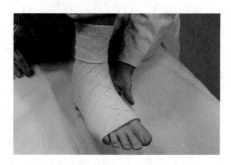

图 2-30　"8"字包扎

4. 正确包扎

（1）包扎顺序由低向高、自左向右、从下到上、从远心端到近心端。

（2）保持包扎肢体的功能位置，指端或趾端外露。

（3）脏器脱出时，勿将脱出物回纳，可用无菌换药碗覆盖并妥善固定。

（4）开放性气胸者先闭合伤口。

（5）异物残留体内时勿拔出，将异物包扎固定好，避免移位或意外脱落。

（6）避免在伤口、炎症、骨隆突处及受压部位打结。

（7）包扎时用力要均匀、牢固、平整、无褶皱。

（8）包扎期间，如有不适或组织出现苍白、发紫、麻木、疼痛等情况，应重新包扎。

5. 观察效果与记录

（1）严密观察患者病情、包扎效果、包扎部位及远端血液循环和神经功能情况，发现异常及时报告医生并协助处理。

（2）准确记录。

 任务实施

一、实施条件（表 2-10）

表 2-10　外伤包扎实施条件

名称	基本条件	要求
实训场地	（1）模拟病房（2）理实一体化多媒体示教室	温暖、安全、干净、光线充足
设施设备	（1）模型人（2）检查凳	符合包扎治疗原则
主要用物	（1）无菌敷料（2）绷带（3）胶布（4）剪刀（5）三角巾（6）小托盘（7）卡片、笔等	工作服、帽子、口罩、发网、挂表自备
软件环境	（1）无线 Wi-Fi（2）虚拟仿真平台	实时在线观看视频等网络资源
指导教师	每 10~12 名学生配备一名指导教师	双师型专任教师

二、操作流程

外伤包扎基本操作流程如图2-31所示。

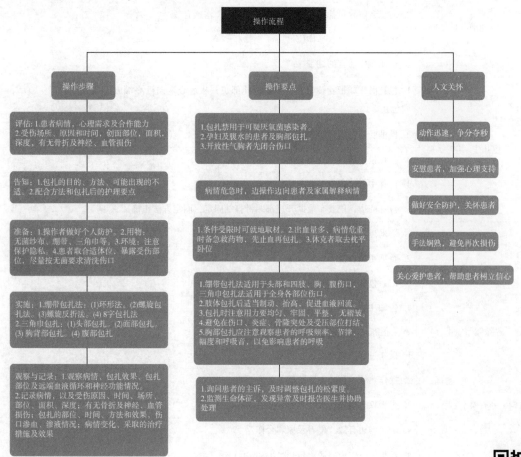

图2-31　外伤包扎操作流程

包扎术

三、考核标准（表2-11）

表2-11　外伤包扎考核评分标准

考核内容		评分要求	分值	扣分	得分	备注
评估 （20分）	物品	敷料、绷带、胶布、剪刀、小托盘、笔等（用物准备少一项扣1分）	6			
	环境	安全、清洁、通风良好	4			
	患者评估	1. 核对医嘱，检查患者受伤部位和程度	2			
		2. 根据伤情选择正确包扎方法，取得患者合作	4			
	自身评估	衣帽整洁，备挂表，无长指甲，有抢救意识	4			

续表

考核内容		评分要求	分值	扣分	得分	备注
实施 (60分)	包扎前（8分）	1. 携用物至床旁，再次核对患者、治疗卡	2			
		2. 向患者解释包扎的目的，取得患者配合，沟通有效	2			
		3. 协助患者采取合适体位	2			
		4. 选用宽度适宜的绷带	2			
	包扎中（40分）	1. 包扎时，绷带卷轴朝上，平贴包扎部位，从远心端向近心端方向包扎	5			
		2. 根据受伤部位选择包扎方法，包扎方法正确	20			
		3. 包扎松紧适宜，外观整洁	5			
		4. 包扎中密切观察肢体末梢的感觉、运动、温度	5			
		5. 包扎完毕，用胶布或撕开尾部绷带打结固定，固定方法正确	5			
	包扎后（8分）	1. 协助患者取舒适体位	2			
		2. 整理用物、洗手、脱口罩	2			
		3. 记录包扎日期、时间、包扎部位	2			
		4. 告知注意事项	2			
	解除绷带（4分）	方法正确	4			
评价（20分）		1. 操作过程始终遵循包扎原则	4			
		2. 操作熟练，包扎方法正确，整齐美观	4			
		3. 护士仪态端庄，关爱患者，注意观察病情	4			
		4. 护患沟通有效，患者及家属合作	4			
		5. 在规定时间内完成，每超过1min扣1分，扣满4分为止	4			
测试时间		14min（其中用物准备10min，操作4min）				
总分			100			

 同步练习

1. 绷带包扎顺序原则上应为（   ）。

A. 从上向下、从左向右、从远心端向近心端

B. 从下向上、从右向左、从远心端向近心端

C. 从下向上、从左向右、从远心端向近心端

D. 从下向上、从左向右、从近心端向远心端

E. 从上向下、从右向左、从近心端向远心端

2. 以下不能作为包扎的材料是（   ）。

A. 绷带　　　　　　　B. 三角巾　　　　　　　C. 浴巾　　　　　　　D. 床单

E. 麻绳

3. 关于伤口包扎正确的是（   ）。

A. 从上向下，从左到右

B. 从远心端到近心端

C. 固定绷带打结应在肢体内侧

D. 可在伤口处打结

E. 立刻还纳外露的肠内容物

4. 刘某某，58岁，因意外事故致左小腿胫前处受伤，小腿内侧见约6.0cm×5.0cm裂口，应选用的绷带包扎方法是（　　）。

A. 环形包扎法   B. 螺旋形包扎法

C. 螺旋反折包扎法   D. "8"字包扎法

E. 蛇形包扎法

5. 陈某某，男性，15岁，因骑单车摔伤一小时入院，左肘关节着地，左肘关节内侧可见一约6.0cm×3.0cm伤口，少许渗血，活动正常。应选用的绷带包扎方法是（　　）。

A. 环形包扎法   B. 螺旋形包扎法

C. 螺旋反折包扎法   D. 8字形包扎法

E. 蛇形包扎法

6. 在受伤现场对一名踝损伤的伤员进行患处包扎时，最好选用（　　）。

A. 纱布绷带   B. 自粘绷带

C. 弹力绷带   D. 石膏绷带

E. 多头带

参考答案

 任务小结

任务掌握程度	任务存在问题	努力方向
完全掌握 □ 部分掌握 □ 没有掌握 □		
任务学习记录		

任务三　骨折固定

任务情境

刘某某，男，45岁，建筑工人，4h前不慎从8m高处摔下，导致左足部开放性骨折，左小腿胫腓骨骨折。查体：T：37.5℃，R：20次/min，P：110次/min，BP：100/65mmHg，血氧饱和度：98%。

思考：假如你在现场，该怎么实施救护？

任务目标

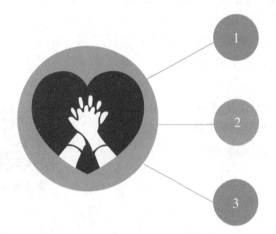

1　能说出骨折固定的注意事项

2　正确判断患者病情并采取相应的固定措施

3　关爱患者，操作有效，减轻患者痛苦

任务分析

【骨折固定】

一、概念

骨折固定（bone fixation）是指当骨折及骨关节损伤时，对伤处采用适当的材料加以稳定，限制受伤部位的活动，从而减轻疼痛，避免骨折断端再移位或摩擦而损伤周围重要的血管、神经或脏器，使伤员在运送过程中不因搬运颠簸而加重病情。所有的四肢骨折均应进行固定，锁骨骨折脊椎损伤和骨盆骨折在急救中应相对固定。

二、目的

（1）制动、止痛，预防疼痛性休克。

（2）保护伤口，防止骨折断端移位，造成血管或神经损伤，加重伤情。

（3）便于转送。

三、适应证

骨折或疑似骨折、骨关节损伤现场临时固定。

★【操作要点】和【岗位能力】

一、操作流程

评估—告知、准备—正确固定—观察效果与记录

二、操作要点

1. 评估

（1）评估患者受伤的场所、时间及原因，骨折的部位、性质（开放性或闭合性）、程度（不完全骨折或完全骨折），有无神经及血管损伤。

（2）评估患者的心理状态及合作能力，告知患者固定的目的、方法及操作可能带来的不适，以取得患者配合。

2. 操作准备

（1）物品准备　骨折临时固定材料分为制式材料（如夹板、敷料、专用固定器材等）和就便材料（如木板、木棍、树枝、竹竿、床单、毛巾、衣物、绳子等）。紧急情况下，可直接借助患者的衣服、健侧肢体或躯干等进行临时固定。

（2）护士准备　患者有出血、休克、呼吸停止、心脏骤停，以及颅脑、内脏损伤等危及生命的症状，应先处理上述情况再固定。

3. 正确固定　根据骨折部位、创面情况及现场条件，选择合适的固定材料和方法。

（1）上臂骨折的固定：取两块夹板，分别置于上臂后外侧与前内侧；如仅一块夹板时，置于上臂外侧。放衬垫，绑扎固定骨折两端，曲肘90°悬吊于胸前。无夹板时，可用三角巾将上臂固定于胸前，并屈肘90°悬吊前臂于胸前（图2-32）。

（2）前臂骨折的固定：用两块夹板分别放置在前臂及手的掌心掌背两侧，加垫后用绷带或三角巾固定。如仅一块夹板时，置于前臂外侧，绑扎固定骨折两端和手掌部，肘关节屈曲并用三角巾悬吊于胸前。紧急情况下可用领带等固定（图2-33）。

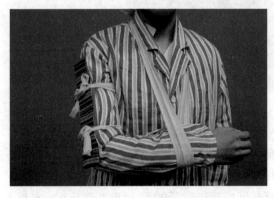

图2-32　上臂骨折固定

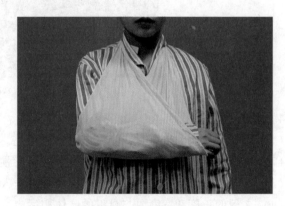

图2-33　前臂骨折固定

（3）大腿骨折的固定：取长夹板置于伤侧至足跟，短夹板置于大腿根部至足跟，在腋下、膝关节、踝关节等、骨隆突处加衬垫，空隙处用柔软物品填实；然后分别在腋下、腰部和关节上、下打结固定，足部处于功能位，用绷带"8"字形固定，且露出趾端。无夹板时，可使健肢与伤肢并紧，中间加衬垫，分段固定在一起（图2-34）。

（4）小腿骨折固定：夹板固定用两块夹板，长夹板从伤侧髋关节到外踝，短夹板从大腿根内侧到内

踝；在膝关节、髋关节骨突处放棉垫保护，空隙处用柔软物品填实；固定骨折两端、髋部、大腿、踝部；用绷带"8"字形于功能位固定足踝，并露出趾端。

（5）骨盆骨折固定：伤病员呈仰卧位，两膝下放置软垫，膝部屈曲以减轻骨盆骨折的疼痛；用宽布带从臀后向前绕骨盆，捆扎紧；在下腹部打结固定；在两膝之间加放衬垫，用宽布带捆扎固定（图2-35）。

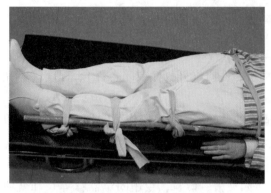

图2-34 大腿骨折固定

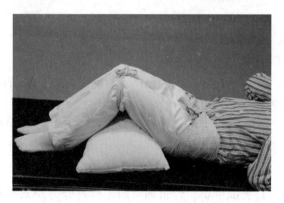

图2-35 骨盆骨折固定

（6）脊椎骨折固定：颈椎骨折时，患者应仰卧，尽快给患者上颈托，无颈托时可用沙袋或衣服填塞头、颈部两侧，防止头左右摇晃，再用布条固定，保持颈或腰过伸状态。胸腰椎骨折时，应平卧于硬板上，用衣服等垫塞颈、腰部，用布条将患者固定在木板上（图2-36）。

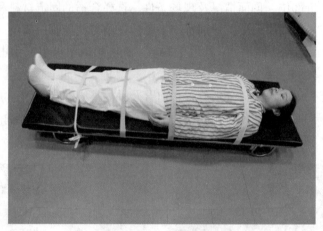

图2-36 脊椎骨折固定

4. 骨折固定的注意事项

（1）患者有伤口和出血时，应先进行止血包扎，再固定；有休克时，应同时进行抗休克治疗。

（2）疑颈椎损伤时，用徒手固定颈椎手法保持颈部中立位，防止颈部扭曲；上颈托。

（3）遇开放性骨折时，不可以将刺出的骨端送入伤口，以免造成感染。

（4）夹板的长度和宽度要与骨折的肢体相适应，其长度应超过骨折的上、下两个关节。夹板不可与皮肤直接接触，内应加衬垫。

（5）固定时除固定骨折部位上、下端外，还应固定上、下关节，防止受伤部位移动。

（6）指（趾）端外露，便于观察末梢血运情况。

（7）固定后尽量制动。

（8）肢体固定后应适当抬高，以利于血液循环。

（9）夹板固定应牢靠，松紧适宜；过松无效，过紧可压迫患肢血运，以固定带可上移动1cm为宜。

5. 观察与记录

（1）严密观察病情和固定肢体远端血液循环、神经功能情况，如发现末梢苍白、发冷、麻木、疼痛、浮肿等情况，应立即松开重新固定。

（2）记录患者病情、受伤部位、程度，固定的部位、方法、效果。

（3）洗手，整理用物。

任务实施

一、实施条件（表2－12）

表2－12　骨折固定实施条件

名称	基本条件	要求
实训场地	（1）模拟病房（2）理实一体化多媒体示教室	温暖、安全、干净、光线充足
设施设备	多功能病床	符合院感要求
主要用物	（1）夹板（2）敷料（3）三角巾（4）绷带等（紧急情况下，可就地取材）	工作服、帽子、口罩、发网、挂表自备
软件环境	（1）无线Wifi（2）虚拟仿真平台	实时在线观看视频等网络资源
指导教师	每10～12名学生配备一名指导教师	双师型专任教师

二、操作流程

骨折固定基本操作流程如图2－37所示。

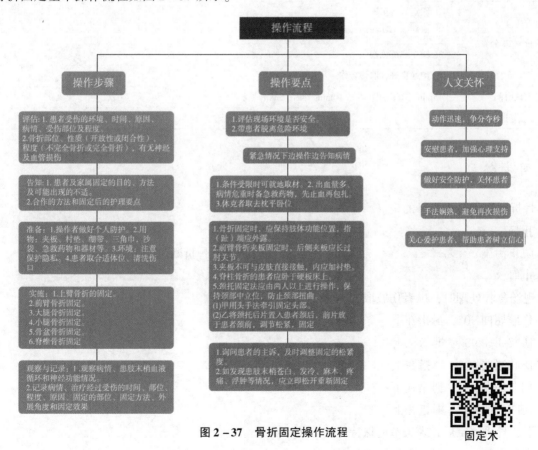

图2－37　骨折固定操作流程

固定术

三、考核标准（表2-13）

表2-13　骨折固定技术考核评分标准

考核内容		评分要求	分值	扣分	得分	备注
评估 (20分)	物品	夹板、敷料、三角巾、绷带等（用物准备少一项扣1分）	4			
	环境	现场环境安全、清洁，通风良好	2			
	患者评估	1. 判断伤员意识，与伤员交流，做好人文关怀	4			
		2. 表明身份，检查伤情	6			
		3. 呼唤、寻求他人协助救护	2			
	自身评估	衣帽整洁、备挂表，无长指甲，做好自身防护	2			
实施 (60分)	夹板固定法 (31分)	1. 夹板选择合理，放置方法、位置正确	8			
		2. 在关节、骨突处放棉垫保护，空隙处用柔软物品填实	6			
		3. 肘关节、踝关节等处于功能位	5			
		4. 固定夹板上下两端。固定时应先固定肢体近心端，再固定远心端	6			
		5. 松紧适度，检查伤肢末梢血液循环、运动功能及感觉	6			
	其他固定方式 (14分)	1. 三角巾固定方式正确、妥当，保护患肢	8			
		2. 现场无夹板、三角巾等用物时，能就地取材，且方式方法正确	6			
	健康教育 (15分)	1. 帮助患者整理床单位，取合适体位	5			
		2. 嘱患者患肢制动	5			
		3. 向家属解释病情，取得合作	5			
评价（20分）		1. 固定方法正确	5			
		2. 患肢处于功能位，保护患肢	5			
		3. 操作熟练流畅	5			
		4. 沟通良好，取得合作	5			
测试时间		15min（其中用物准备10min，操作5min）				
总分			100			

 同步练习

1. 骨折固定的最主要目的是（　　　）。

A. 止痛

B. 复位

C. 防止污染

D. 防止骨折断端移位

E. 止血

2. 现场急救处理时，患者伤肢取（　　　）。

A. 伤肢屈曲90°，拇指在下

B. 伤肢屈曲90°，拇指在上

C. 伤肢屈曲60°，拇指在上

D. 伤肢屈曲60°，拇指在下

E. 伤肢屈曲45°，拇指在上

3. 下肢骨折固定后，踝关节应保持（　　　）。

A. 背伸

B. 趾屈

C. 外翻　　　　　　　　　　　　　　　　D. 内翻

E. 不背伸或跖屈，不外翻或内翻，足底平面不向任何方向偏斜

4. 骨折固定时下列不正确的是（　　）。

A. 先止血、包扎，然后固定

B. 处理开放性骨折时，可把刺出的骨端送回伤口

C. 夹板长度须超过骨折的上、下两个关节

D. 肢体固定时，要将指（趾）端露出

E. 固定后应避免不必要的搬动

5. 大腿骨折固定时，先固定（　　）。

A. 骨折上下两端　　　　　　　　　　　　B. 腋下

C. 腰部　　　　　　　　　　　　　　　　D. 关节上下

E. 伤口处

6. 患者杨某在车祸事故现场，肠管外露、面色苍白，大汗淋漓。护士操作正确的是（　　）。

A. 回纳肠管

B. 结扎肠管

C. 先用大块无菌纱布覆盖，然后用外科治疗碗等凹形容器扣在暴露器官上包扎

D. 外置肠管

E. 立即手术

参考答案

 任务小结

任务掌握程度	任务存在问题	努力方向
完全掌握 □ 部分掌握 □ 没有掌握 □		
任务学习记录		

单元四 穿刺技术

任务一 胸腔闭式引流术

 任务情境

患儿10岁，因呼吸道感染合并中毒性肺炎，1d前出现咳嗽、胸痛，体温高达39.2℃急诊入院。入院时，体格检查：BP：124/80mmHg，呼吸：32次/min，T：39.2℃，听诊右肺呼吸音减弱，有湿啰音，叩诊浊音。医生告知患儿家长需要做胸腔闭式引流术，患儿家长听后满脸担忧，害怕会给孩子带来其他问题而不愿意做。

思考：1. 你该如何解除患儿家长的担忧？

2. 怎样护理才能减少术后并发症的发生？

 任务目标

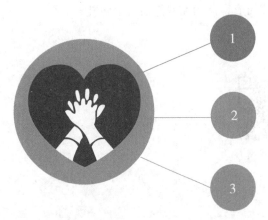

1　能说出胸腔闭式引流的护理要点

2　能正确完成胸腔闭式引流瓶更换术

3　关爱患者，消除恐惧，减轻痛苦

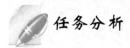 **任务分析**

【胸腔闭式引流概述】

一、概念

胸腔闭式引流术（closed thoracic drainage）是指通过切开胸部皮肤，钝性分离皮下、肋间组织、壁层胸膜，置入引流管，连接水封瓶引流胸膜腔内气体或液体的一种技术。

二、目的

（1）排除胸腔内的气体和液体，使压缩的肺组织复张。

（2）平衡压力，预防纵膈移位。

（3）防止胸腔感染，减少胸膜粘连。

三、适应证

（1）各种原因引起的闭合性气胸经抽气后肺复张差者。

（2）难以自行吸收或难以用穿刺抽吸消除的血气胸者。

（3）胸腔大手术后常规需要做闭式引流者。

（4）胸部开放性损伤或大量胸腔积液，不能耐受反复抽液者。

四、禁忌证

（1）结核性脓胸。

（2）非胸腔内积气、积液，如肺大疱等。

（3）胸膜转移性肿瘤引起的中等量以下的积液。

★【操作要点】和【岗位能力】

一、操作流程

评估—体位—消毒、麻醉—置管—连接引流瓶—固定—整理—记录

二、操作要点

1. 评估　评估患者病情、意识、合作程度、心理状态，保持病室环境清洁，备齐刺穿引流用物（图2-38为胸腔闭引流瓶），安慰患者，消除紧张心理。

2. 体位　协助患者取半坐卧位，若生命体征不平稳者可取平卧位。

3. 确定穿刺部位　协助医生确定穿刺部位，气胸者于第2~4肋间锁骨中线外侧1cm穿刺，胸腔积液者一般在肩胛线或腋后线第7~8肋间隙，腋中线第6~7肋间隙或腋前线第5肋间隙，取叩诊呈实音处。

4. 消毒、麻醉　铺无菌巾，局部消毒，用2%利多卡因在选定穿刺部位行局部浸润麻醉，询问患者感觉，观察生命体征变化。

5. 置管　在穿刺部位切开约2cm的切口，用血管钳分离肌层，刺破胸膜后感觉气体溢出时，将引流管沿切口插入胸膜腔4~5cm（图2-39）。

6. 连接引流瓶　用止血钳夹闭引流管后，末端连接引流瓶，引流瓶内长玻璃管浸水深度3~4cm，观察有无气体引出；如见管内水柱上升，并随呼吸上下移动，即表示气体引流通畅。引流瓶位置，低于胸腔引流口平面60~100cm。

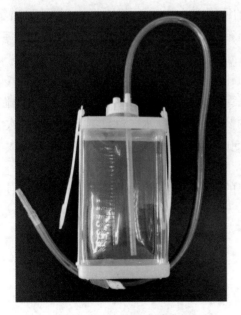

图2-38　胸腔闭式引流瓶

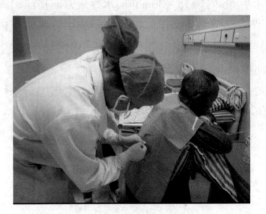

图2-39　胸腔闭式穿刺

7. 固定　在切口周围缝合并结扎固定引流管，覆盖无菌敷料，再用长胶布环绕引流管粘贴于胸壁上。

8. 整理　安置患者取舒适体位，整理床单位，用物分类处置；洗手。

9. 记录　记录穿刺情况及生命体征，严密观察病情变化，观察引流液性质、量。嘱患者深呼吸或咳嗽，使水柱在 4~6cm 范围内上下波动。

三、引流瓶更换技术

（1）评估　评估患者病情、用物与自身情况，向患者解释操作目的。

（2）观察引流液的颜色、性质、量及水柱波动，伤口有无渗血。

（3）按需要挤压胸管，挤压时用一止血钳夹闭远端；连接负压装置。

（4）备好胸腔闭式引流装置，在瓶内加无菌生理盐水。单、双瓶加液至零位线，长管没入水下 3~4cm；三瓶加液零位线，调压瓶液高于水封瓶液面 4~8cm。

（5）调整体位，患者平卧或半卧位。戴无菌手套，分离胸管与胸瓶连接处，避免污染胸管接头内面。

（6）消毒引流管连接口，连接胸管，检查导管连接是否正确；固定水封瓶，水封瓶低于胸腔 60~100cm。

（7）松开止血钳，观察水柱波动情况，正常水柱波动 4~6cm。在水封瓶上标识更换时间，每周更换 1~2 次。

（8）安置患者，取舒适体位，整理床单位。

（9）洗手，记录。

四、护理要点

（1）严密观察水封瓶长玻璃管水柱的波动情况，保持引流通畅，长玻璃管内的液面随呼吸上下波动是引流通畅的标志。如呼气时有气泡排出，说明胸腔压力高，胸膜破口未封闭；如玻璃管内液面升高，可随呼吸上下波动而无气泡排出，说明胸膜破口已封闭，胸腔压力升高；如呼吸或咳嗽时水柱没有波动，且呈负压，说明肺扩张或引流管阻塞。

（2）及时处理引流不通畅的情况。引流管不通畅的原因多为胸腔插管内端被纤维性渗出物或渗血、脓液阻塞，可捏挤或用负压间断抽吸引流瓶中心短玻璃箱，促使其通畅，并及时通知医师处理。如胸腔引流管脱出，应先封闭穿刺口，更换引流管重置；如引流管连接处堵塞，应立即更换。

（3）妥善固定引流管，在搬运患者时需用两把止血钳将引流管夹闭，以免发生脱落或漏气。

（4）术后 6h 内每 15~30min 向水封瓶方向挤压引流管 1 次，6h 后每 2h 挤压 1 次，以免引流管堵塞。

（5）严格遵循无菌操作。护理前要洗手，水封瓶内装无菌生理盐水，每日更换水封瓶 1 次。

（6）详细记录引流量、颜色，如每小时引流液在 150ml 以上，呈血性，持续 3h 或第 1h 大于 500ml，提示有活动性出血，需要开胸止血。

（7）心理护理。患者因疼痛和置管产生焦虑与恐惧的紧张心理，护士应鼓励安慰患者，使其增强战胜疾病的信心，从而消除焦虑、恐惧的心理。

任务实施

一、实施条件（表2-14）

表2-14 胸腔闭式引流实施条件

名称	基本条件	要求
实训场地	（1）模拟病房（2）理实一体化多媒体示教室	温暖、安静、干净、光线充足
设施设备	（1）模拟人（2）硬木板	符合医用垃圾处理原则
主要用物	（1）止血钳（2）弯盘（3）无菌纱布、治疗巾（4）无菌手套（5）碘伏（6）生理盐水（7）标签（8）一次性胸腔引流装置	工作服、帽子、口罩、发网、挂表自备
软件环境	（1）无线Wi-Fi（2）虚拟仿真平台	在线观看视频等网络资源
指导教师	每10~12名学生配备一名指导教师	双师型专任教师

二、操作流程

胸腔闭式穿刺基本操作流程如图2-40所示。

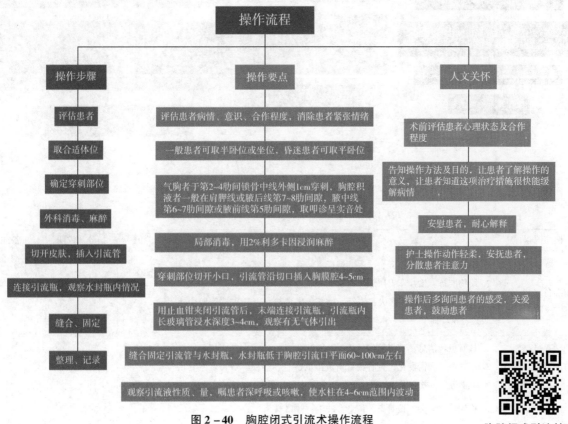

图2-40 胸腔闭式引流术操作流程

胸腔闭式引流护理

引流瓶更换基本操作流程如图 2-41 所示。

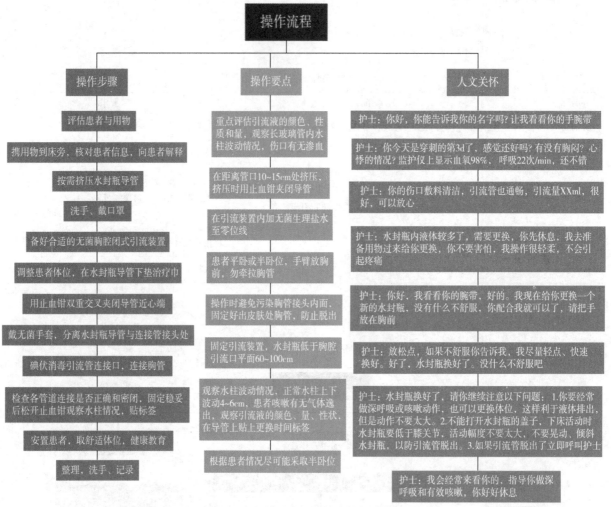

图 2-41 引流瓶更换技术操作流程

三、评分标准（表 2-15）

表 2-15 更换胸腔闭式引流瓶技术评价标准

操作流程	技术要求	分值	扣分及说明	备注
操作准备（10分）	1. 护士准备：着装整齐、洗手、戴口罩 2. 用物准备：治疗车上层放止血钳 2 把、弯盘、无菌纱布数块、无菌治疗巾、无菌手套、碘伏、棉签、标签、生理盐水、一次性胸腔引流装置、垃圾桶	3分 7分		
评估患者（15分）	1. 核对患者信息，解释操作目的，取得配合。 2. 评估患者病情变化，查看胸管引流液的颜色、性质、量，观察管内水柱波动，咳嗽有无气体逸出，伤口敷料有无渗血	3分 12分		
操作中（50分）	1. 推用物到床旁，核对患者信息，洗手、戴口罩	4		
	2. 降低床头，协助患者取半卧位，将手放于胸前	3		
	3. 胸管下垫治疗巾	2		
	4. 两把止血钳双重交叉夹闭胸腔闭式引流管	5		

续表

操作流程	技术要求	分值	扣分及说明	备注
操作中（50分）	5. 戴手套，分离胸管与胸瓶连接管接头	5		
	6. 碘伏消毒引流管连接口	4		
	7. 更换一次性胸腔闭式引流瓶，连接胸管	3		
	8. 调整引流瓶位置：引流瓶低于胸腔引流口平面 60～100cm	8		
	9. 松开止血钳，观察引流情况，贴上标签，注明更换日期	6		
操作后（15）	1. 安置患者取舒适体位，告知注意事项	5		
	2. 健康指导，告知正确的咳嗽、深呼吸和更换体位的方法	4		
	3. 保持引流瓶处于密闭状态	2		
	4. 整理用物，垃圾分类	2		
	5. 洗手、记录	2		
效果评价（10分）	1. 患者理解更换胸管的目的，主动配合	2		
	2. 遵守无菌操作要求	3		
	3. 操作熟练、轻柔，动作一次到位	3		
	4. 引流管护理达到预期目的，患者安全	2		

 知识拓展

1. 胸内压的正常值及意义：

（1）正常值：正常胸膜腔内为负压，其随呼吸而变，平静吸气末压力为 –10～–5mmHg，平静呼气末压力为 –5～–3mmHg。

（2）临床意义：①保持肺的扩张和通气功能，预防肺萎缩；②促进静脉血、淋巴液向心回流。

2. 胸腔闭式引流的基本原理：

胸腔闭式引流时引流管一端置入胸膜腔内，另一端外接闭式引流装置，从而使胸腔内的气、液体能克服 3～4 cmH$_2$O 的压力，通畅地引流出胸腔外，而外界空气、液体不会被吸入胸腔。

 同步练习

1. 下列哪种情况不宜行胸腔闭式引流术的是（　　　）。

A. 大量血胸　　　　　B. 开胸术后

C. 大量气胸　　　　　D. 结核性脓胸

E. 脓胸合并食管支气管瘘者

2. 胸腔闭式引流护理措施不正确的是（　　　）。

A. 患者宜采取半卧位

B. 引流管双固定

C. 定时挤压引流管

D. 水封瓶液面低于胸腔引流出口平面 60～100cm

E. 观察术后引流量，不超过 150ml/h

3. 胸腔闭式引流管通畅时，长玻璃管中水柱上下波动范围是（　　　）。

A. 0～2cm　　　　　B. 2～4cm　　　　　C. 4～6cm　　　　　D. 6～8cm

E. 8～10cm

4. 行胸腔穿刺术时，穿刺部位不正确的是（　　）。

A. 选择叩诊实音、呼吸音消失的部位

B. 积液时可选腋后线与肩胛下角线之间第7~8肋间隙

C. 积液时可选腋中线第4~5肋间隙

D. 积气时可选锁骨中线第2~3肋间隙

E. 积气时可选腋中线第5~6肋间隙

5. 气胸患者胸腔胸腔闭式引流管放置位置为（　　）。

A. 锁骨中线第2肋间　　　　　　　　B. 腋中线及腋后线之间第6~8肋间

C. 肋骨第4肋间　　　　　　　　　　D. 锁骨中线第1肋间

6. 胸腔闭式引流瓶长玻璃管的下口插入至液面下（　　）。

A. 1~2cm　　　　B. 2~4cm　　　　C. 2~3cm　　　　D. 4~5cm

7. 胸腔闭式引流瓶应低于胸壁引流口平面（　　）cm。

A. 50~60　　　　B. 40~70　　　　C. 70~90　　　　D. 60~100

8. 胸腔闭式引流患者术后护理错误的是（　　）。

A. 保持管道的密闭

B. 严格无菌操作，防止逆行感染

C. 维持引流通畅

D. 拔管时及拔管前观察患者生命体征变化

E. 如导管脱出应立即插入

9. 检查胸腔引流管是否通畅最简便的方法是（　　）。

A. 检查呼吸音是否正常　　　　　　　B. 检查引流管有无扭曲

C. 观察水封瓶中长玻璃管内水柱波动情况　　D. 观察水封瓶内有无液体

10. 气胸患者闭式胸膜腔引流的装置错误的是（　　）。[多选题]

A. 锁骨中线第2肋间插管　　　　　　B. 长玻璃管口在水面下3cm

C. 短玻璃管与大气相通　　　　　　　D. 整个装置均需密闭

E. 水封瓶距离胸壁引流口平面30cm

11. 留置闭式胸膜腔引流管的患者引流管脱出，首先要（　　）。

A. 立即报告医生

B. 用无菌凡士林厚层纱布封闭引流口

C. 把脱出的引流管重新插入

D. 给患者吸氧

E. 急送手术室处理

12. 拔除胸腔闭式引流管时，应（　　）。

A. 深吸气后屏气　　　　　　　　　　B. 深呼气后屏气

C. 正常呼吸　　　　　　　　　　　　D. 浅呼气后屏气

E. 浅吸气后屏气

参考答案

任务小结

任务掌握程度	任务存在问题	努力方向
完全掌握 □ 部分掌握 □ 没有掌握 □		
任务学习记录		

任务二　环甲膜穿刺

 任务情境

2015年10月1日，某小区家里一位老人在家人的聚餐桌上突然倒地。这时老人的孙女（某医学院学生）快速来到老人身边，查看情况。只见他双目紧闭，面色发绀，双手捂住脖子，呼吸困难，随而呼之不应。其孙女立刻施救，并安全将老人送至医院。

思考：如果你在现场，会如何进行救护？

任务目标

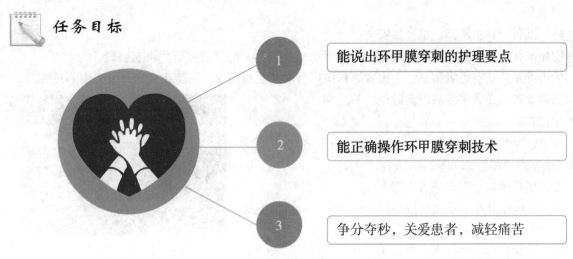

1　能说出环甲膜穿刺的护理要点

2　能正确操作环甲膜穿刺技术

3　争分夺秒，关爱患者，减轻痛苦

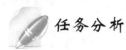

任务分析

【概述】

环甲膜穿刺术（cricothyroid puncture）是当出现危及生命的气道梗阻时，使用针头紧急从环甲膜穿入气道的技术。适用于各种原因引起的急性上呼吸道梗阻，且在短时间内不能立即建立其他人工呼吸通道者，建立新的呼吸道是护理人员必须掌握的一项技术。

一、目的

紧急情况下解除气道梗阻，缓解患者呼吸困难和窒息。

二、适应证

（1）各种原因引起的急性上呼吸道完全或不完全梗阻者。
（2）经口、鼻腔气管插管失败者。
（3）颈部或面颌部外伤所致气道阻塞需要立即通气急救者。

三、禁忌证

（1）3岁以下的儿童及有出血倾向者相对禁忌，但患者窒息时也需要紧急行环甲膜穿刺术。
（2）明确呼吸道梗阻发生在环甲膜水平以下者。
（3）有出血倾向患者。

★【操作要点】和【岗位能力】

一、操作流程

术前准备—摆放体位—消毒铺巾—穿刺定位—穿刺—连接氧源给氧—听诊两肺呼吸音—观察生命体征—整理—记录

二、操作要点

1. 术前准备：
（1）环境准备：病室清洁、整齐、安全。
（2）物品准备：环甲膜穿刺套装或12－14G针头、注射器、氧气连接管、供氧装置。
（3）护士准备：核对患者信息，向患者解释操作目的及注意事项，消除患者紧张及恐惧心理。
（4）患者准备：患者平卧或斜坡卧位，头后仰。

2. 术中操作：
（1）协助患者摆好体位，将头后仰，也可在肩下垫10cm高的垫枕，以完全暴露穿刺部位（图2－42）。
（2）常规消毒铺巾，固定患者头部。
（3）定位：操作者左手示指触按甲状软骨与环状软骨间的环甲膜，即甲状软骨下缘与环状软骨上缘之间的缝隙（图2－43）。

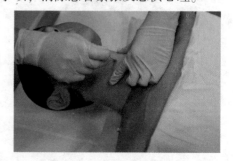

图2－42 环甲膜穿刺体位

（4）穿刺：定位后，操作者位于患者床头，戴手套，将2ml注射器与穿刺针后端相连，左手示指和拇指固定环甲膜处的皮肤，持注射器以90°垂直刺入环甲膜，轻轻回抽注射器。注意点：穿刺时，针不能刺入过深，以免损伤咽后壁黏膜；刺破环甲膜时有落空感，回抽必须有空气且针尖在气管腔内方能进行下一步操作。

（5）当空气流出顺畅时，将穿刺针头以45°穿刺入气道（图2－44、图2－45），慢慢推进穿刺针软管，拔出针头。

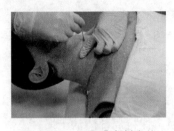 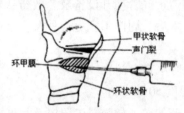 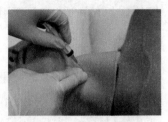

图2－43　环甲膜穿刺定位　　　图2－44　环甲膜穿刺点　　　图2－45　穿刺针入气道

（6）将氧气连接管一端连接氧源，另一端与穿刺针软管连接，调节氧流量15L/min。

（7）听诊双肺部呼吸音以判断有无气体进入，观察胸部起伏情况，检查有无气体流出。

（8）观察患者生命体征和血氧饱和度的变化，安置患者。

（9）整理用物，洗手，记录。

三、穿刺后护理

（1）环甲膜穿刺作为一种应急措施，穿刺针留置时间一般不宜超过24h。

（2）术后患者如咳出带血的分泌物，嘱患者勿紧张，一般在1~2d内可消失。

（3）穿刺针留置期间，应妥善固定导管，防止导管脱出。

（4）如遇分泌物阻塞穿刺针头，可用少量生理盐水冲洗，或用注射器注入空气，以保证其通畅。

 任务实施

一、操作流程

环甲膜穿刺基本操作流程如图2－46所示。

环甲膜穿刺

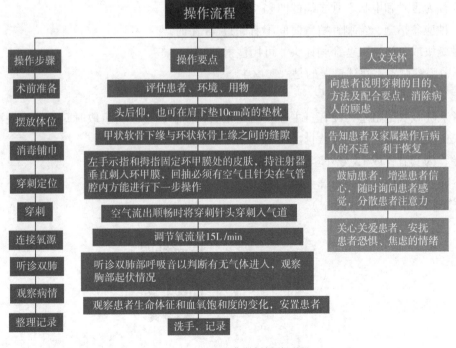

图2－46　环甲膜穿刺操作流程

二、知识拓展

【环甲膜穿刺术后护理】

（1）床边应备有氧气、负压吸引器、气管切开设备及急救药品。

（2）保持套管通畅，及时吸痰，术后一周内不宜更换外管，以免因气管前软组织尚未形成窦道而造成意外。

（3）保持呼吸道通畅，及时吸出呼吸道分泌物。

（4）维持室内温度22℃左右，湿度50%～60%。

（5）防止伤口感染，至少每日换药一次，如敷料渗湿应及时更换，保持局部清洁干燥。

（6）防止导管脱出，固定带松紧适宜，以能容纳一示指为宜。

（7）拔管，待喉梗阻解除能自行排出分泌物、全身情况好转后即可考虑拔管。拔管前试堵管48h，呼吸平稳可在白天拔管。

 同步练习

1. 关于环甲膜穿刺术，错误的叙述是（　　）。

A. 环甲膜位于甲状软骨与环状软骨之间　　B. 环甲膜穿刺术可用于上呼吸道梗阻的急救

C. 环甲膜穿刺术可长期用于通气　　D. 环甲膜穿刺术可为进一步抢救赢得时间

E. 成人一般选用外径6mm的导管

2. 关于环甲膜穿刺术说法不正确的是（　　）。

A. 患者去枕平卧，头后仰　　B. 气管给药时，针头刺入环甲膜后立即注射药物

C. 注射用药物以等渗盐水配置　　D. 若穿刺部位出血，可用消毒干棉球压迫片刻

E. 术后患者咳出带血分泌物现象一般在1～2d内会消失

3. 为患者进行环甲膜穿刺术时，下列叙述正确的是（　　）。

A. 不能进行气管内给药

B. 适用于下呼吸道完全或不完全梗阻

C. 穿刺位置为舌骨和甲状软骨之间的凹陷

D. 作为一种应急措施，穿刺针留置时间不宜超过48小时

E. 如遇血凝块或分泌物阻塞穿刺针头，可用注射器注入空气

4. 关于环甲膜穿刺术，叙述错误的是（　　）。

A. 主要用于现场急救

B. 当患者上呼吸气道阻塞，没有自主呼吸而又无法行插管通气时为争取时间而采取的措施

C. 环甲膜位于环状软骨和甲状软骨之间

D. 所选导管为套管针或12号外套管针

E. 可外接喷射呼吸机作高频通气

5. 环甲膜穿刺一般不超过（　　）。

A. 6h

B. 12h

C. 24h

D. 48h

E. 72h

参考答案

任务小结

任务掌握程度	任务存在问题	努力方向
完全掌握 □　　部分掌握 □　　没有掌握 □		
任务学习记录		

单元五　气管插管术

任务一　气管插管术的概述

任务情境

　　患者刘某，男，77岁，因"间断咳嗽，咳痰伴喘息10年，复发加重3d"入院。诊断为慢性支气管炎急性发作合并肺部感染。入院时呼之不应，SpO_2：97%，R：36次/min，HR：98次/min，BP：115/60mmHg，血气分析提示为慢性呼衰二氧化碳潴留。立即给予气管插管接呼吸机辅助呼吸。

　　思考：1. 假如你在现场，该如何做好患者入院护理？

　　　　　2. 假如你在现场，该如何协助医生行气管插管？

任务目标

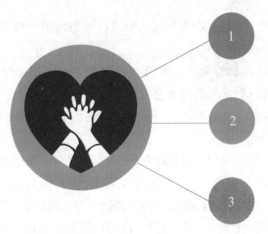

1　说出气管插管的常规步骤及注意事项

2　能正确配合医生进行气管插管操作

3　关爱患者，减少痛苦，做好心理护理

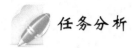 任务分析

【气管插管术】

一、概念

气管插管术是将特制的气管导管通过口腔或鼻腔插入气管内，保持患者的气道通畅，提供机械通气的人工气道，是心肺复苏或呼吸治疗的必要技术。

二、气管插管指征

(1) 呼吸心搏骤停或窒息者。
(2) 呼吸衰竭需要机械通气者。
(3) 下呼吸道分泌物潴留者。
(4) 各种全身麻醉或静脉复合麻醉手术者。

【操作要点】和【岗位能力】

一、操作程序

正确插管—有效评估—妥善固定

二、操作要点

(1) 准备用物（图2-47、图2-48）。

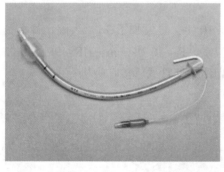

图2-47 气管导管

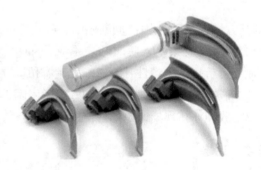

图2-48 喉镜

(2) 评估患者的年龄、体重、性别、身高、病情、意识、有无喉头水肿或呼吸道梗阻、口腔和鼻腔情况、有无颈椎疾病。

(3) 根据患者的年龄性别，选择合适的导管型号和插管深度。经鼻气管插管主要适用于呼吸机治疗、面部骨折、张口受限、口腔疾患的患者，应急状态下或鼻部疾患患者常用经口气管插管。

(4) 告知患者及家属气管插管的目的、方法、可能出现的不适和并发症，取得患者及家属的同意并签字。

(5) 气管插管：①患者取仰卧位头后仰，将下颌向前、向上托起以使口张开，或以右手拇指对着下齿列、示指对着上齿列，借旋转力量使口腔张开，之后置入喉镜；②左手持喉镜柄将喉镜片由右口角放入口腔，将舌体推向侧后缓慢推进，可见到悬雍垂。将镜片垂直提起前进，直到显露会厌后挑起会厌以显露声门；③以右手拇指、食指及中指如持笔式持住导管的中、上段（图2-49），由右口角进入口腔，直到导管

接近喉头时再将管端移至喉镜片处，准确轻巧地将导管尖端插入声门（图2-50）。借助管芯插管时，当导管尖端入声门后，应拔出管芯后再将导管插入气管内。成人导管插入气管内的深度为4~5cm，导管尖端至门齿的距离为18~22cm。确保导管进入气管内。

（7）确认导管插入深度正确。插管深度，指口腔门齿到气管导管的尖端位置。确认导管末端在第二胸椎下，气管隆突以上3cm，听诊两肺呼吸音清晰、对称，必要时拍胸片，以确定插管位置和了解肺部情况。

（8）确认气囊充气是否正确。

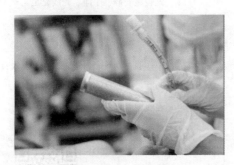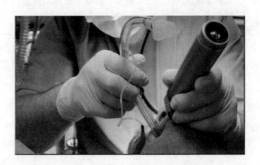

图2-49　置入气管导管　　　　　　　　　　图2-50　置入导管

（9）妥善固定气管导管。放牙垫于上下臼齿之间，向气囊内注气5~10ml，固定气管导管和牙垫。

（10）行气管内吸痰，保持呼吸道通畅；需要进行人工辅助呼吸时，连接呼吸囊或呼吸机辅助呼吸。

（11）监测和准确记录患者生命体征、SpO_2及病情变化，出现心搏骤停应立即行心肺复苏。

三、注意事项

（1）插管时，尽量使喉部充分暴露，视野清楚，动作轻柔、准确，以免造成损伤。

（2）防止牙齿脱落误吸。术前应检查患者有无义齿和已松动的牙齿，将其去除或摘掉，以免在插管时损伤或不小心致其脱落、滑入气道，引起窒息而危及生命。

（3）动作迅速，勿使缺氧时间过长而导致心搏骤停。

（4）操作者熟练插管技术，尽量减少胃扩张引起的误吸，30s内插管未成功应先给予100%氧气吸入后再重新尝试。

（5）导管插入深度合适。太浅易脱出，太深易插入右总支气管，造成单侧肺通气影响通气效果。置管深度自门齿起计算，男性22~24cm，女性20~22cm。小儿可参照公式：插管深度（cm）=年龄÷2+12。应妥善固定导管，每班记录导管置入长度。

★【判断气管导管位置正确与否】

（1）观察导管是否有气体随呼吸进出。压胸部时，导管口有气流。

（2）人工呼吸时或用简易呼吸器压入人工气体，可见双侧胸廓对称起伏，并可听到清晰的肺泡呼吸音。

（3）听诊器听双肺呼吸音是否对称、清晰。

（4）患者如有自主呼吸，接麻醉机后可见呼吸囊随呼吸而张缩。

（5）如有条件，建议监测潮气末二氧化碳分压，$ETCO_2$图形有显示则可确认无误。

急危重症护理技术

任务实施

一、实施条件（表 2 – 16）

表 2 – 16　气管插管术实施条件

名称	基本条件	要求
实训场地	（1）模拟病房（2）理实一体化多媒体示教室	温暖、安静、干净、光线充足
设施设备	气管插管模型	符合医用垃圾处理原则
主要用物	（1）吸引器 + 吸痰管（2）简易呼吸器 + 面罩（3）合适型号的气管导管（4）喉镜 + 合适型号的喉镜片（5）导管内导丝、牙垫、注射器（6）听诊器、氧饱和度监测仪	工作服、帽子、口罩、发网、挂表自备
软件环境	（1）无线 Wi – Fi（2）虚拟仿真平台	在线观看视频等网络资源
指导教师	每 10 ~ 12 名学生配备一名指导教师	双师型专任教师

二、操作流程

气管插管基本操作流程如图 2 – 51 所示。

气管插管概述

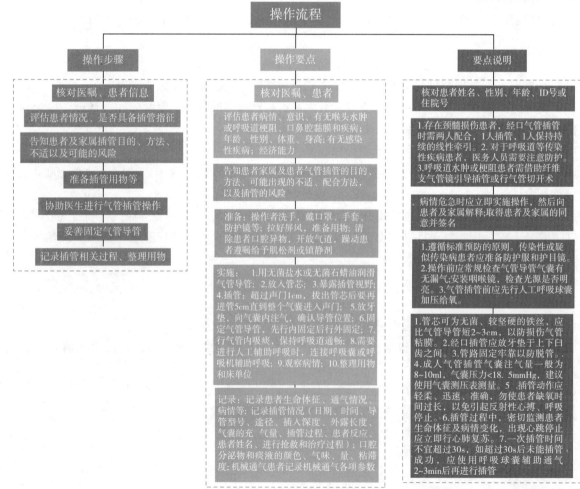

图 2 – 51　气管插管操作流程

同步练习

1. 气管插管时间不宜超过（　　　）。

A. 6h　　　　　　　　B. 12h　　　　　　　　C. 24h　　　　　　　　D. 36h

E. 72h

2. 行气管插管时，成年男性应选用的气管导管为（　　　）。

A. 导管号数＝年龄＋8　　　　　　　　B. F 32～36号

C. F 36～40号　　　　　　　　D. 经鼻插管时，相应大2～3号

E. 经鼻插管时，选用带气囊的导管

3. 气管导管管芯在插入导管后其远端距离导管开口应为（　　　）。

A. 0.5cm以下　　　　B. 0.5～1cm　　　　C. 1～1.5cm　　　　D. 1.5～2.0cm

E. 2.0～2.5cm

4. 关于气管插管患者吸痰说法不正确的是（　　　）。

A. 根据患者具体情况确定吸痰间隔时间

B. 痰液粘稠时，可先向气管内滴注糜蛋白酶

C. 吸痰时加大给氧浓度

D. 动作轻柔，不要反复上下提插

E. 每次吸引时间不超过20s

5. 气管插管气囊压力过高，充气时间过长，易导致（　　　）

A. 气管插管滑落　　　B. 气道漏气　　　C. 气道粘膜溃疡坏死　　　D. 气道阻塞

E. 咳嗽反射

6. 气管插管气囊充气（　　　）。

A. 2～3ml　　　　　　　　　　　　　　B. 3～4ml

C. 4～5ml　　　　　　　　　　　　　　D. 5～10ml

E. 7～8ml

参考答案

 任务小结

任务掌握程度	任务存在问题	努力方向
完全掌握 □ 部分掌握 □ 没有掌握 □		
任务学习记录		

任务二　气管插管术后患者护理

任务情境

患者刘某，男，77岁，因"间断咳嗽、咳痰伴喘息10年，复发加重3d"入院，诊断为慢性支气管炎急性发作合并肺部感染。入院时呼之不应，查体：SpO_2：97%，R：36次/min，HR：98次/min，BP：115/60mmHg，血气分析提示为慢性呼衰二氧化碳潴留。立即给予气管插管接呼吸机辅助呼吸。

思考：1. 假如你是管床护士，患者插管后你如何进行护理？

2. 假如你是管床护士，如何避免患者发生呼吸机相关性肺炎？

任务目标

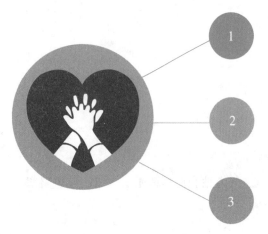

1　说出气管插管后患者人工气道的护理要点

2　能正确实施人工气道护理的相关操作

3　关爱患者，减少痛苦，做好心理护

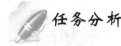

任务分析

一、概念

人工气道指将导管经上呼吸道置入气管或直接置入气管所建立的气体通道。目的是保证气道通畅，为气道的有效引流、通畅、机械通气、治疗肺部疾病提供条件。最常见的人工气道是气管插管（经口、经鼻）和气管切开。本节主要讲述气管插管后人工气道护理。

二、护理要点

1. 导管固定：人工气道的固定与否直接影响通气的效果。护理工作人员要在每次变换患者体位时，手固定导管，以防止脱出；在人工气道的护理过程中，应时刻注意插入导管的长度，双肺的入气量，有效防止导管意外脱落。

2. 气囊管理：气囊管理是气道管理中的一个重要环节。气囊需合理充气以封闭气道、固定导管、保证潮气量的供给，还可预防口咽分泌物进入肺部，防止误吸，从而减少肺部感染（图2-52）。

（1）气囊压力：理想的气囊压力为保持有效封闭气囊与气管间隙的最小压力，可防止气囊对黏膜的压迫性损伤。最适宜的气囊压力为18.4mmHg ～

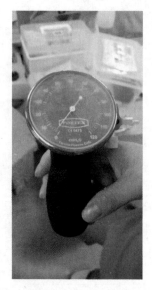

图2-52　充气气囊

21.8mmHg（图2-53）。

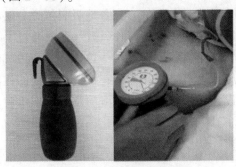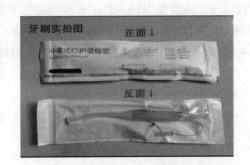

图2-53　气囊充气　　　　　　　　　　　图2-54　负压式牙刷

（2）气囊压力监测方法：①手捏气囊感觉法；②定量充气法；③气囊压力表测量法。

（3）气囊充气操作：最小闭合技术：即气囊充气后，吸气时恰好无气体漏出。操作方法：一人听诊，一人向气囊缓慢注气，直至听不到漏气为止，抽出0.5ml气体时又可听到少量漏气声，再从0.1ml开始注气，直至吸气时听不到漏气声为止。

（4）气囊上滞留物的清除：①患者取平卧位或头低脚高位；②放气前先吸净气道、口鼻腔、咽喉部的分泌物，以预防分泌物误入气道而导致吸入性肺炎甚至窒息；③将简易呼吸器与气管插管连接，在患者吸气末，挤压简易呼吸器以充分换气；④在患者开始吸气时，用力挤压简易呼吸器，使充分膨胀，同时助手放气囊，并在呼气末迅速充气囊；⑤再一次吸引口鼻腔内分泌物，反复操作2~3次，直到完全清除气囊上的分泌物为止。

3. 温湿化管理：

（1）湿化液的温度：湿化液的温度应该保持在37℃，若需要加强湿化，应相应提高吸入气体温度，但不应>40℃。

（2）人工气道湿化的方法：①加热"主流式"湿化器湿化：以物理的方法对干燥气体进行加温、加湿，可以达到需要的温度（32℃~36℃）以及100%的湿化。所谓"主流式"是指患者吸入的全部气体都是通过湿化器湿化的，是呼吸机主要使用的人工气道湿化方法，为较理想的湿化方法。加温后的气体可在呼吸机管道产生凝结水，要经常清除，以免积水太多反流进入患者气道内发生气道感染；②人工鼻湿化：人工鼻是模拟人体解剖制造的替代性装置，是一种被动人工气道湿化方法，通过收集和利用呼出气体中的热量和水分来温化和湿化吸入气体。主要应用于气管插管和气管切开的患者呼吸室内空气、干燥的医用气体或机械通气；③雾化加湿：利用射流原理将水滴撞击成微小颗粒，悬浮在吸入气流中一起进入气道而达到湿化目的。雾滴与温度无关，颗粒越多、密度越大，气体中的含水量越高，湿化效果越好。

（3）湿化液的选择：①蒸馏水：稀释黏液的作用强，但刺激性较盐水强，故在分泌物稠厚、量多、需积极排痰的患者宜应用蒸馏水；②生理盐水：经常湿化、维持呼吸道正常生理和排痰功能则用盐水。0.45%盐水湿化效果优于生理盐水。

4. 分泌物吸引：当患者出现咳嗽有痰、痰鸣音、气道压力报警、血氧饱和度（SpO$_2$）下降，或患者要求吸痰等情况时，护理人员可采用中心吸引装置吸痰法，保持危重患者的气道通畅，改善通气和控制感染。对于痰多且黏稠不易吸出的患者可配合雾化吸入，每日2~4次，既可以稀释痰液又可以湿化气道（具体操作参照人工吸痰）。

5. 口腔护理：患者口腔和咽喉部的分泌物，是进入下呼吸道重要的污染源。0.01ml的咽喉部分泌物含有106~108个细菌，所以口腔护理是非常重要的。把口腔残留物消除掉，气管插管的患者先将分泌物抽吸干净，然后进行口腔擦洗，操作前将套管气囊充足气，头偏向一侧。口腔护理每4~6小时一次

（图 2 – 54）。

6. 导管拔出：拔管前应让患者了解拔管的必要性和安全性，彻底、充分地吸引气道分泌物之后，清除口咽及鼻咽部分泌物；提高吸入氧浓度，增加体内氧贮备；让患者深呼吸数次，或通过手动呼吸机或气囊给予较大的潮气量，以达到鼓肺的目的；将吸痰管置于气管插管中，一边抽吸，一边气囊放气，并快速拔除气管插管；采用合适的氧疗措施；立即评价患者气道是否通畅，有无气道梗阻的症状，有无喘鸣或呼吸困难。鼓励患者做深呼吸；床边应备有急救设备。另外，为防止声门及声门下水肿，在拔管前可给予肾上腺素雾化吸入或地塞米松雾化吸入或静脉注射。

三、操作要点（气囊监测技术）

（1）核对患者床号、姓名，向清醒患者解释操作目的及意义。

（2）挤压气囊，检查是否漏气。

（3）将气囊压力表连接于气管导管或气切套囊充气口处。

（4）观察气囊压力表指针位置，即气管导管当前气囊内的压力。

（5）当气囊压力 $<25cmH_2O$ 时，轻轻挤压气囊压力表向气管导管气囊内充气，直到气囊压力表指针指向 $30cmH_2O$；当气囊压力 $>30cmH_2O$ 时，轻轻按压红色放气阀，直到气囊压力表指针指向 $30cmH_2O$。

（6）整理床单位，协助患者取舒适卧位。

（7）洗手、摘口罩，记录测量气囊压力时间、数值，进行知识宣教。

四、注意事项

（1）密切观察病情变化，如意识、体温、脉搏、呼吸及血压的波动情况，并准确记录。

（2）插管后应检查并记录气管插管放置的深度，必要时听诊双肺的呼吸音是否对称，并正确固定好插管。经口气管插管应使用牙垫，以免患者咬闭插管引起通气障碍。每日更换固定插管的胶布，并将插管从一侧口角移向另一侧，以免长期压迫引起口角溃疡。

（3）注意病室内温度、湿度的变化及气道的湿化，防止气管内分泌物黏稠结块，影响呼吸道通畅。

（4）插管刺激气道分泌物增多，应及时吸痰。

（5）严格无菌操作，注意保护性隔离，操作前后清洗双手，防止交叉感染的发生。

（6）必要时加床档，约束患者双手，避免患者清醒后不能耐受而将插管拔除。

（7）留管时间不宜过长，一般不超过 72h，经鼻插管可留置 7 ~ 14d。可根据患者的耐受情况适当延长，留置时间以不引起喉头损伤或水肿为宜。痰液黏稠、位置较深不易吸出时，应考虑气管切开。

 任务实施

一、实施条件（表 2 – 17）

表 2 – 17　气管插管后气囊监测技术实施条件

名称	基本条件	要求
实训场地	（1）模拟病房（2）理实一体化多媒体示教室	温暖、安静、干净、光线充足
设施设备	（1）气管插管模型（2）硬木板	符合医用垃圾处理原则
主要用物	气囊压力表	工作服、帽子、口罩、发网、挂表自备
软件环境	（1）无线 Wi – Fi（2）虚拟仿真平台	在线观看视频等网络资源
指导教师	每 10 ~ 12 名学生配备一名指导教师	双师型专任教师

二、操作流程

气管插管术后患者基本操作流程如图 2 – 55 所示。

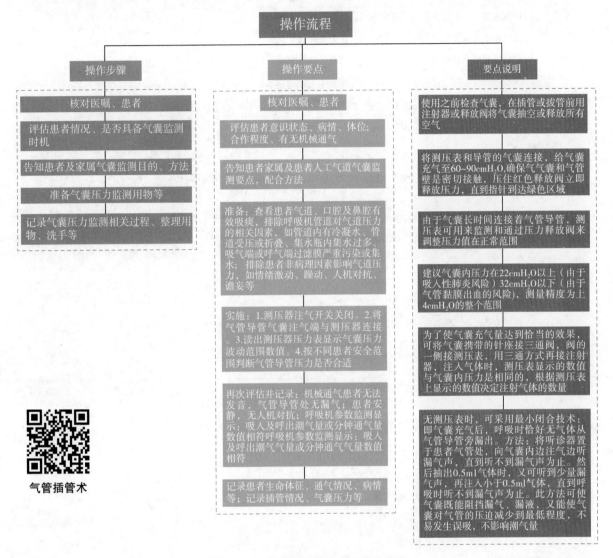

气管插管术

图 2 – 55　气管插管术后患者操作流程

三、考核标准（表 2 – 18）

表 2 – 18　气囊监测技术考核评分标准

考核内容		评分要求	分值	扣分	得分
评估 （20 分）	用物	准备并检查用物：气囊压力表	3		
	环境	安全、清洁，通风良好	1		
	患者评估	1. 患者病情、意识状态及合作程度	4		
		2. 评估气管导管或气切套管的型号、插管深度及气囊充盈情况	6		
		3. 观察患者生命体征、血氧饱和度、呼吸机参数	4		
	自身	衣帽整洁、备挂表，无长指甲	2		

续表

考核内容	评分要求	分值	扣分	得分
实施 (50分)	1. 核对患者床号、姓名，向清醒患者解释操作目的及意义	3		
	2. 挤压气囊、检查是否漏气	8		
	3. 将气囊压力表连接与气管导管或气切套囊充气口处	4		
	4. 观察气囊压力表指针位置，即气管导管当前气囊内的压力	10		
	5. 当气囊压力 $<25cmH_2O$ 时，轻轻挤压气囊压力表向气管导管气囊内充气，直到气囊压力表指针指向 $30cmH_2O$；当气囊压力 $>30cmH_2O$ 时，轻轻按压红色放气阀，直到气囊压力表指针指向 $30cmH_2O$	15		
	6. 观察患者情况，询问患者感受	4		
	7. 协助患者取舒适体位，整理床单位，取合适体位，洗手，记录测量气囊压力时间、数值	4		
	8. 向家属解释介绍病情，取得合作	2		
评价 (30分)	1. 患者气管导管内气囊压力正常，未出现并发症	10		
	2. 患者无并发症发生	6		
	3. 护士操作熟练、动作迅速、手法正确	4		
	4. 护患沟通有效，患者及家属合作	6		
	5. 护士关爱患者，具有急救意识	4		
测试时间	15min（其中用物准备5min，操作10min）			
总分		100		

 同步练习

1. 关于为气管插管患者吸痰的说法，不正确的是（　　）。

A. 根据患者具体情况确定吸痰间隔时间

B. 痰液粘稠时，可先向气管内滴注糜蛋白酶

C. 吸痰时加大给氧浓度

D. 动作轻柔，不要反复上下提插

E. 每次吸引时间不超过20s

2. 王先生，患破伤风，频繁抽搐，呼吸道分泌物较多，有窒息的危险，为保持呼吸道的通畅，应采取的措施是（　　）。

A. 吸痰、给氧

B. 超声雾化吸入

C. 气管插管、辅助呼吸

D. 行气管切开

E. 行环甲膜穿刺术

3. 气管插管脱出的表现不包括（　　）。

A. 呼吸困难

B. 紫绀

C. 血氧饱和度下降

D. 心率增快

4. 除（　　）外，均为气管插管术后可采用的气道湿化方法。

A. 环境温湿度调节

B. 超声雾化

C. 间歇气管内滴注

D. 持续气管内滴注

E. 空调开放

5. 经气管插管吸痰，吸痰管最大外径不能超过气管导管的（　　）。

A. 1/2　　　　　　　　B. 1/3　　　　　　　　C. 1/4　　　　　　　　D. 1/5

E. 2/3

6. 为清醒的气管插管患者吸痰时，下列指导不妥的是（　　）。

A. 安抚患者不要担忧，以消除其紧张情绪

B. 指导其自主咳嗽

C. 向患者讲解配合的方法

D. 告知患者应少饮水，以减少痰液产生

E. 指导患者恢复舒适体位

7. 下列关于气管插管拔管的过程中，描述错误的是（　　）。

A. 拔管前吸尽口腔、鼻腔内的分泌物，防止拔管时误吸

B. 吸尽气道分泌物，气囊放气即可拔管

C. 拔管后给予高流量氧气吸入

D. 拔管后严密观察患者生命体征、口唇、面色等情况

E. 协助患者排痰，必要时断续吸引口鼻内分泌物

参考答案

任务小结

任务掌握程度	任务存在问题	努力方向
完全掌握 □ 部分掌握 □ 没有掌握 □		
任务学习记录		

单元六　气管切开术

任务一　气管切开概述

任务情境

患者王某，男，49岁，车祸外伤致脑出血，急诊绿色通道送手术室手术，术后转入ICU监护治疗，今入住第10d，现患者神志模糊，生命体征平稳，昨日停呼吸机辅助呼吸拔出气管导管后痰液仍较多且黏稠，患者不能自行咳出，今晨请呼吸科会诊后考虑予气管切开术。

思考：你能正确配合医生完成气管切开操作吗？

任务目标

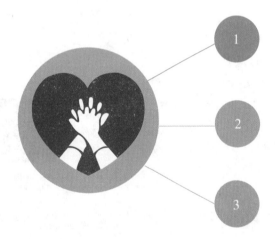

1　说出气管切开常规步骤及注意事项

2　能正确配合医生进行气管切开操作

3　关爱患者，减少痛苦，做好心理护理

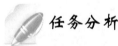

任务分析

【气管切开】

一、概念

气管切开术是将颈段气管切开后，植入特制的气管套管，从而保持呼吸道通畅、改善通气、引流下呼吸道分泌物的一种手术。

二、气管切开术指征

（1）喉头水肿、损伤或炎症等喉源性梗阻导致经口气管插管困难的患者。
（2）呼吸道分泌物较多、气管插管时间超过一周的患者。
（3）进行咽喉部手术的患者。
（4）通过内镜无法将气管里的异物取出的患者。

三、气管切开禁忌证

1. 绝对禁忌证　气管切开部位感染；气管切开部位恶性肿瘤；解剖标志难以辨别。

2. 相对禁忌证　甲状腺增生肥大；气管切开部位曾行手术（如甲状腺切除术等）；出凝血功能障碍。

★【操作要点】和【岗位能力】

一、操作程序

正确插管—有效评估—妥善固定

二、操作要点

（1）准备用物。

（2）体位：患者取仰卧位，肩下垫一小枕，头后仰，使气管接近皮肤，暴露明显，以利于手术；助手坐于头侧，以固定头部，保持正中位。常规消毒，铺无菌巾。

（3）麻醉：采用局麻。沿颈前正中上自甲状软骨下缘下至胸骨上窝，以1%利多卡因浸润麻醉；对于昏迷、危重或窒息患者，若患者已无知觉也可不予麻醉。

（4）切口：多采用直切口，自甲状软骨下缘至接近胸骨上窝处，沿颈前正中线切开皮肤和皮下组织。

（5）分离气管前组织：用血管钳沿中线分离两侧胸骨舌骨肌及胸骨甲状肌，暴露甲状腺峡部；若峡部过宽，可在其下缘稍加分离，用小钩将峡部向上牵引，必要时也可将峡部夹持切断缝扎，以便暴露气管。分离过程中，两个拉钩用力应均匀，使手术野始终保持在气管前中线，并经常以手指探查环状软骨及气管环是否保持在正中位置（图2-56）。

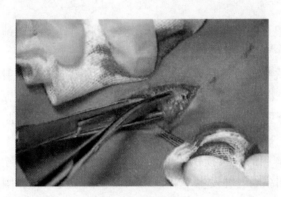

图2-56　分离组织

（6）切开气管：确定气管后，一般于第2、3或3、4气管环处用尖刀片自下向上挑开2个气管环（切开4~5环者为低位气管切开术），切口勿超过第5气管环，以免发生出血和气肿。刀尖勿插入过深，以免刺伤气管后壁和食管前壁，引起气管食管瘘。可在气管前壁上切除部分软骨环，以防切口过小，放管时将气管壁压进气管内，造成气管狭窄（图2-57）。

（7）插入气管套管：用气管扩张器或弯止血钳撑开气管切口，插入已选妥的带管芯的套管，取出管芯，即有分泌物自管口咳出，用吸引器将分泌物吸净。如无分泌物咳出，可用少许棉花置于管口，视其是否随呼吸飘动，如不飘动，则套管不在气管内，应拔出套管，重新插入并检查有无出血。

（8）固定套管：以缚带将气管套管的两外缘牢固地缚于颈部，打结，牢固固定以防脱出。缚带松紧要适度（图2-58）。

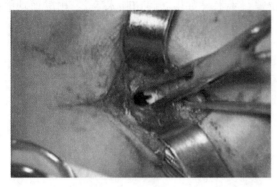
图 2-57　气管切开

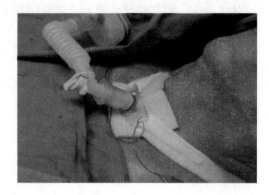
图 2-58　套管固定

（9）创口处理：切口一般不予缝合，以免引起皮下气肿；必要时在气管套管以上的切口予以缝合，不必缝合切口下部，防皮下气肿。最后用一块开口纱布垫于伤口与套管之间。

三、注意事项

（1）术前不要过量使用镇静剂，以免加重呼吸抑制。

（2）床旁应备好氧气、吸引器、急救药品、气管切开包以及另一同号气管套管等，以备紧急气管套管堵塞或脱出时急用。

（3）止血要完善，皮肤缝合不宜过紧，以防发生血肿及气肿。

★【术中并发症及处理】

（1）出血：术中大出血很少见，除非罕见的高位无名动脉受到损伤。颈部静脉或甲状腺峡部引起的少量出血可以简单缝扎或用电凝控制。

（2）心跳呼吸停止：心跳呼吸停止是致命性并发症，可因迷走神经反射，也可因不能迅速建立起通畅的气道、张力性气胸、阻塞性（负压）肺水肿、给慢性二氧化碳潴留的患者吸氧或气管插管被插到软组织或主支气管内引起。对有明确慢性二氧化碳潴留病史的患者，要严密监测各项指标，术后应当立即给予机械通气。

（3）气胸和气肿：可因胸膜的直接损伤使空气经过软组织界面进入胸腔或纵隔，或肺大疱破裂造成。成人气管切开术后气胸和纵隔气肿发生率为 0% ~ 4%，儿童更常见，因为儿童胸膜顶常高于锁骨。

任务实施

一、实施条件（2-19）

表 2-19　气管切开术实施条件

名称	基本条件	要求
实训场地	（1）模拟病房（2）理实一体化多媒体示教室	温暖、安静、干净、光线充足
设施设备	气管切开模型	符合医用垃圾处理原则
主要用物	气管切开包，手套、治疗盘（碘伏、棉签、2% 利多卡因、1% 地卡因）、抽吸管、吸氧装置、头灯、氧气等	工作服、帽子、口罩、发网、挂表自备
软件环境	（1）无线 Wi-Fi（2）虚拟仿真平台	在线观看视频等网络资源
指导教师	每 10 ~ 12 名学生配备一名指导教师	双师型专任教师

二、操作流程

气管切开术基本操作流程如图 2 - 59 所示。

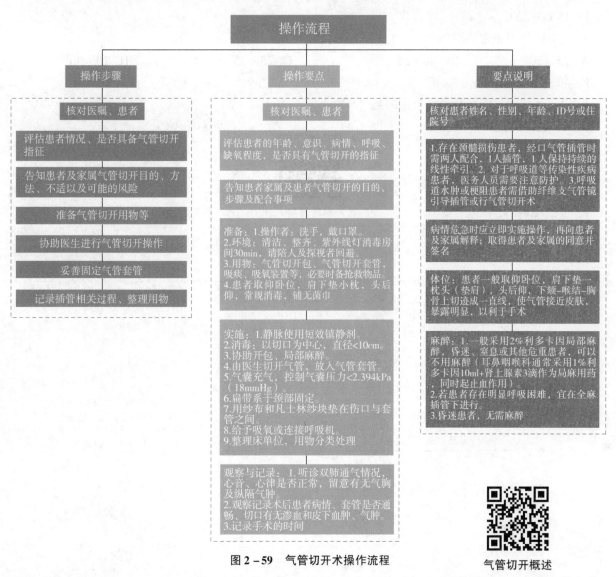

图 2 - 59　气管切开术操作流程

气管切开概述

 同步练习

1. 气管切开时,切口不能低于 (　　)。

A. 第 2 气管环　　　　B. 第 3 气管环　　　　C. 第 4 气管环　　　　D. 第 5 气管环

E. 第 6 气管环

2. 气管切开的位置一般应选在气管 (　　)。

A. 第 2、3 气管环　　　　　　　　　B. 第 3、4 气管环

C. 第 1、2 气管环　　　　　　　　　D. 第 5、6 气管环

E. 第 4、5 气管环

3. 气管切开术后患者的金属内套管应每隔 (　　) 清洗、消毒。

A. 6h　　　　　　　B. 10h　　　　　　　C. 4h　　　　　　　D. 2h

E. 12h

4. 最适合行气管切开术的相对室温是（　　　）。

A. 22℃～24℃　　　　　B. 24℃～26℃　　　　　　C. 18℃～20℃　　　　　　D. 26℃～28℃

E. 18℃～22℃

5. 气囊的压力正常范围是（　　　）（cmH$_2$O）。

A. 25～30　　　　　　　B. 20～35　　　　　　　　C. 25～35　　　　　　　　D. 20～40

E. 40～50

6. 以下不属于气管切开的适应证的是（　　　）。

A. 取气管异物

B. 预防性气管切开

C. 下呼吸道分泌物滞留

D. 咽喉水肿

E. 通气障碍

参考答案

 任务小结

任务掌握程度	任务存在问题	努力方向
完全掌握 □ 部分掌握 □ 没有掌握 □		
任务学习记录		

任务二　气管切开术后患者护理

 任务情境

　　患者王某，男，49岁，车祸外伤致脑出血，急诊绿色通道送手术室手术，术后转入 ICU 监护治疗。今入住第 10d，现患者神志模糊，生命体征平稳，昨日停呼吸机辅助呼吸拔出气管导管后痰液仍较多且黏稠，患者不能自行咳出，今晨请呼吸科会诊后考虑予气管切开术。

　　思考：你能有效地为患者做好气道护理吗？

任务目标

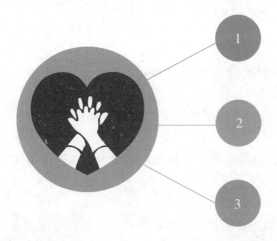

1　能说出气管切开后患者人工气道的护理要点

2　能正确实施气管切开术后的换药护理操作

3　关爱患者，规范操作，减少伤痛

任务分析

【护理要点】

1. 伤口的清洁：气管切开伤口周围皮肤要保持清洁、干燥，切口纱布要及时更换，每日4~6次；分泌物增多或感染时，可局部应用抗生素溶液滴注伤口处或纱布浸上抗生素；局部有出血或渗血时应及时清洁伤口和更换敷料，这对预防和治疗局部切口的感染和呼吸道的感染同等重要，倘若局部有活动性出血应及时处理，以免流入气道或增加感染的机会（图2-60）。

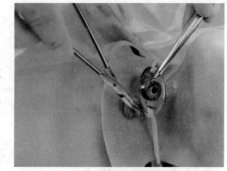

图2-60　伤口消毒

2. 套管的清洗：有内套管的，气管切开套管要经常取下清洗和消毒，消毒频率依套管的材料不同而异，聚氯乙烯导管采用过氧化氢溶液清洗浸泡消毒，金属导管清洗干净后采用煮沸消毒法，每4~6h一次。

3. 套管的固定：气管切开患者的套管固定很重要，尽量减少患者头部的活动，固定带的松紧适宜，以一手指为宜及时检查和调整固定带，以免无意拖拉而导致套管滑出（图2-61）。

4. 套管更换：一次性套管应根据情况更换，如出现气囊漏气、扭曲或堵塞时，必须更换；使用银质套管者，每周换1次外套管。

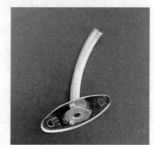

图2-61　金属气管套管

5. 拔管：患者全身情况好转，下呼吸道分泌物不多，可考虑拔管，拔管前试堵管1~3天，从半堵到全堵管口，无呼吸困难即可拔管，拔管后再吸引瘘道分泌物，以蝶形胶布将伤口拉拢固定，再以无菌纱布覆盖；患者咳嗽时压住伤口，每日换药一次，一周左右即可痊愈。

【操作要点】和【岗位能力】

1. 物品：床旁置无菌盘，内盛换药碗2只，分别放置消毒液浸泡棉球和小纱布、生理盐水、2把镊子。无菌缸内置吸痰管、吸引器、氧气及抢救物品。

2. 环境：将患者置于安静、清洁、空气新鲜的病室内，室温保持在 22℃ 左右，湿度保持 90% 以上，气管套口覆盖 2~4 层纱布，定时以紫外线消毒室内空气。

3. 体位：取平卧或侧卧，去枕使颈部舒展，24~48h 后病情允许可取半卧位。变换体位时，头部及上身应保持在同一水平线。

4. 保持气管内套管通畅，按无菌操作规程随时吸出套管内分泌物。一次吸痰时间不超过 15s，每次间隔 3~5min。操作要轻，以免损伤黏膜。

5. 湿化：按时做蒸汽吸入或雾化吸入，鼓励患者咳嗽，使痰液易于排出；如痰液黏稠，予以充分湿化。

（1）间接湿化法：生理盐水 100ml，每次吸痰前后通过套管缓慢注入 2~5ml，每日总量 200ml。湿化液每日更换。

（2）持续湿化法：以输液的方式将湿化液通过延长管缓慢滴入（泵入）气管内，滴速控制在 4~6 滴/min，每天不少于 200ml。

6. 病情观察：

（1）密切观察呼吸变化。呼吸困难者，经吸痰不能缓解时，应迅速取出内管，检查有无阻塞及压迫。如套管通畅，应注意有无肺部及其他原因，必要时给予面罩吸氧。

（2）注意观察伤口出血情况及切口周围有无皮下气肿、纵隔气肿、气胸等并发症，一旦发现，应及时配合医生处理。

6. 饮食：术后酌情进流质。患者进食时，应注意观察有无呛咳、食物外溢现象，如发现上述现象，应查明原因。必要时改鼻饲饮食。

7. 心理：关心体贴患者，给予精神安慰。患者经气管切开后不能发音，采用书面交谈或动作表示，预防患者因烦躁而自己将套管拔出，必要时设法固定双手。

8. 药物：禁用吗啡、可待因、杜冷丁等抑制呼吸的药物。

9. 气囊管理：CP < 18.5mmHg（25cmH$_2$O），一般充气 5~10ml。

10. 套管的护理：

（1）外套管固定带应打死结，松紧适宜，以通过一指为宜，以避免影响呼吸或脱管。小儿要固定双手，严防自行拔出套管。

（2）经常擦拭套管外口分泌物，避免咳出的痰液再被吸入。分泌物黏附内管不易取出时，可用生理盐水湿润后再试取，切勿强行拔取。

（3）内套管 4~6h 清洗一次，每天定时煮沸消毒。内套管取出时间不宜过长，以免形成痰痂阻塞外管。

（4）外管 1 周后更换。

（5）保持套管周围敷料清洁、干燥，每日更换 1~2 次。有污染、浸湿及时更换。

11. 堵管护理：病情好转后，可试行拔管。拔管前先将气囊放气（放气前应吸净口咽及气囊周围分泌物），然后试堵管，逐步由堵半堵至全堵。堵管栓子要牢固，防止吸入气管。堵管期间要密切观察患者的呼吸，如出现呼吸困难，应及时取出堵管栓子。经试堵管 1~3 天，如发音良好，呼吸、排痰功能正常，可予拔管。拔管后继续观察 1~2d，伤口处以蝶形胶布拉紧皮肤，覆盖无菌纱布。

任务实施

一、实施条件（表2-20）

表2-20　气管切开换药术实施条件

名称	基本条件	要求
实训场地	（1）模拟病房　（2）理实一体化多媒体示教室	温暖、安静、干净、光线充足
设施设备	（1）气管切开模型　（2）硬木板	符合医用垃圾处理原则
主要用物	治疗碗2个、无菌手套、吸痰管、生理盐水、弯盘、酒精、无菌盘（内置治疗碗2个、镊子2把、血管钳2把、开口纱布1块、生理盐水纱布1块、棉球若干）	工作服、帽子、口罩、发网、挂表自备
软件环境	（1）无线Wi-Fi　（2）虚拟仿真平台	在线观看视频等网络资源
指导教师	每10~12名学生配备一名指导教师	双师型专任教师

二、操作流程

气管切开换药基本操作流程如图2-62所示。

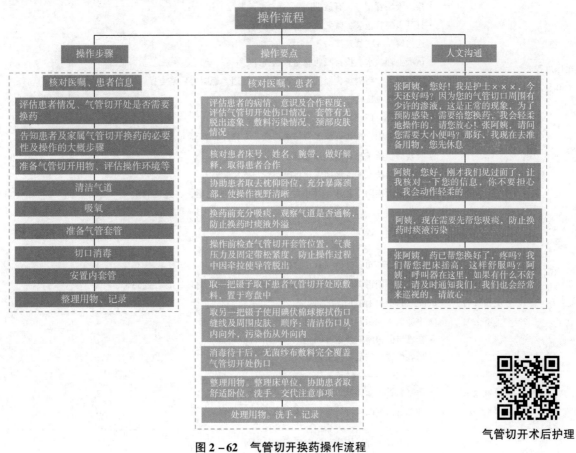

图2-62　气管切开换药操作流程

气管切开术后护理

三、考核标准（表2-21）

表2-21　气管切开术后换药的考核评分标准

项目名称	操作流程	技术要求	分值	扣分说明	备注
操作过程 （80分）	评估解释 （2分）	·核对患者信息，向患者解释并取得合作	1		
		·评估患者病情、意识、生命体征、SpO_2	1		
		·评估气管切口敷料、气管套管固定情况	1		
	吸痰准备 （10分）	·给予患者高流量吸氧3～5min（口述）	2		
		·检查吸引器各处连接是否正确、有无漏气	2		
		·打开吸痰器开关，反折连接管前端，调节负压	2		
		·六步洗手、戴口罩	1		
		·检查药液标签、药液质量	1		
		·打开瓶装生理盐水，倒生理盐水（瓶签向掌心，冲洗瓶口，从原处倒出）	1		
		·注明开瓶日期和时间	1		
	吸痰操作 （32分）	·协助患者取去枕仰卧位，铺治疗巾于颌下	1		
		·取下患者气管切口处敷料	2		
		·检查吸痰管型号、有效期	1		
		·打开吸痰管包装，戴无菌手套，取出吸痰管	3		
		·连接管与吸痰管连接	2		
		·试吸生理盐水，检查吸痰管是否通畅	2		
		·阻断负压，将吸痰管经气管套管插入气管内，遇阻力后略上提	4		
		·吸痰时左右旋转，自深部向上吸净痰液	4		
		·每次吸痰＜15s	3		
		·吸痰过程中，密切观察患者痰液情况、生命体征、SpO_2（口述）	3		
		·吸痰后，给予患者高流量吸氧3～5min（口述）	2		
		·抽吸生理盐水冲洗吸痰管，将吸痰管与连接管断开	2		
		·将吸痰管连同手套弃于污染垃圾桶内，关闭吸引器，将连接管放置妥当	2		
		·六步洗手	1		
	更换敷料 （36分）	·取下开口纱布，评估气管切口伤口情况	4		
		·碘伏棉球消毒擦拭气管套管周围皮肤，一次一个棉球，直径超过8cm，方向从内向外，消毒两遍	12		
		·重新垫入无菌开口纱布，衬于套管和皮肤中间	4		
		·套管口覆盖湿润纱布并固定	4		
		·检查气管套管的固定带松紧度	4		
	评价效果 （8分）	·观察患者生命体征、SpO_2变化	2		
		·肺部听诊判断吸痰效果（左右锁骨中线上、中、下部）	6		
操作后 （8分）	整理记录 （8分）	·安置患者于舒适体位，放呼叫器于易取处	1		
		·整理床单位及用物	1		
		·告知注意事项	1		
		·六步洗手法，取下口罩	1		
		·记录痰液量、色、性状、黏稠度，气管切开伤口情况	4		

项目名称	操作流程	技术要求	分值	扣分说明	备注
综合评价 （12分）	护患沟通（4分）	·沟通有效、充分体现人文关怀	4		
	关键环节 （8分）	·无菌观念强	3		
		·注意保护患者安全和职业防护	3		
		·垃圾分类处理	2		
操作时间		＿＿＿＿＿min			
总　　分			100		
得　　分					

同步练习

1. 气管切开术后患者进行吸痰，每次吸痰时间不应超过（　　　）。

A. 15s 　　　　　　　　　　　　　B. 30s

C. 10s 　　　　　　　　　　　　　D. 12s

E. 20s

2. 气管切开术后患者的金属内套管应隔（　　　）进行消毒。

A. 6h 　　　　　　　　　　　　　B. 4h

C. 8h 　　　　　　　　　　　　　D. 2h

E. 12h

3. 气管切开患者的房间最适宜给予的相对温度是（　　　）。

A. 22℃~24℃ 　　　　　　　　　　B. 24℃~26℃

C. 18℃~20℃ 　　　　　　　　　　D. 26℃~28℃

E. 20℃~26℃

4. 对气管切开术后患者吸痰时，应给予的体位是（　　　）。

A. 半卧位 　　　　　　　　　　　　B. 端坐位

C. 平卧位 　　　　　　　　　　　　D. 头低足高位

E. 中凹卧位

5. 气管内套管拿出更换时间最长不超过（　　　）min。

A. 15 　　　　　　　　　　　　　B. 30

C. 45 　　　　　　　　　　　　　D. 60

E. 70

6. 气管切开术后患者最常见的并发症是（　　　）。

A. 出血 　　　　　　　　　　　　B. 皮下气肿

C. 气胸 　　　　　　　　　　　　D. 感染

E. 气管食管瘘

7. 保持气切套管居中位置，固定套管的系带打手术结或死结，松紧度以能容入（　　　）手指为宜

A. 1~2 　　　　　　　　　　　　B. 2~3

C. 1~3 　　　　　　　　　　　　D. 1~4

E. 2~4

8. 喉阻塞或下呼吸道分泌物解除，全身情况好转后，即可考虑拔管。拔管前先堵管（　　　）d，如

患者在活动、睡眠时无呼吸困难,可在上午时间拔管。

A. 1

B. 1~2

C. 1~3

D. 2

E. 2~3

9. 气管切开患者每次吸痰时间不超过( )s,两次吸痰间隔时间不少于( )min。

A. 15、3

B. 15、2

C. 10、3

D. 10、2

E. 20、2

参考答案

任务小结

任务掌握程度	任务存在问题	努力方向
完全掌握 □ 部分掌握 □ 没有掌握 □		
任务学习记录		

单元七 机械通气

任务一 球囊-面罩通气术

 任务情境

罗某某,男,67岁,因反复胸闷、气促2年余,再发加重4h于2月6日收入心内科治疗。2月8日22:20突然面色苍白,呼之不应,颈动脉搏动消失,立即予心肺复苏和球囊-面罩辅助通气。

思考:1. 作为现场第一个发现患者病情的值班护士,你该如何做?

  2. 假如你的同事已在实施心肺复苏,你该怎么协助其实施球囊-面罩通气救护?

任务目标

1　了解球囊-面罩的基本性能与装置

2　能准确实施球囊-面罩通气术的操作

3　关爱患者，争分夺秒，生命第一

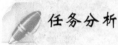

任务分析

【球囊面罩】

一、概念

球囊-面罩又称简易呼吸器，是进行人工通气的简易工具，与口对口呼吸比较，供氧浓度高，且操作简便，应用更广泛。尤其是病情危急，来不及行气管插管时，可通过球囊-面罩直接高浓度供氧，迅速改善患者组织缺氧状态。

二、性能与装置

简易呼吸器具有结构简单、操作迅速方便、易于携带、可随意调节、不需用电动装置、通气效果好等优点，（图2-63）主要包括4个部分：球体、面罩、储氧袋、氧气连接管和6个阀门（呼气阀、鸭嘴阀、压力阀、进气阀、储氧安全阀、储气阀）。

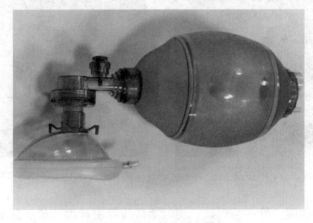

图2-63　简易呼吸器

★【操作要点】和【岗位能力】

一、概念

球囊－面罩通气术指通过球囊－面罩实现氧气进入球形气囊和贮气袋或蛇形管，人工指压气囊打开前方活瓣，将氧气压入与患者口鼻贴紧的面罩内或气管导管内，以达到人工通气目的。主要用于途中、现场或临时替代呼吸机的人工通气。禁用于中等以上活动性咯血、颌面部外伤或严重骨折、大量胸腔积液等。

二、操作要点

（一）操作程序
开放气道—固定面罩—按压球囊
（二）操作要点

（1）准备用物　选择合适面罩，要求面罩外围的下缘置于下嘴唇和下颌之间的凹槽上，面罩可以放置于鼻梁上。球体、面罩、储氧袋正确连接；检查安全网并处于开启状态；调节氧流量至储氧袋充满氧气，氧流量 10～15L/min。

（2）开放气道　患者去枕仰卧，取下义齿，清除咽喉部异物，使嘴张开，必要时插入口咽通气管，防止舌咬伤或舌后坠。操作者位于患者头顶侧，使头向后仰，并紧托下颌使其朝上，畅通气道（图 2-64）。

（3）固定面罩　单人操作时，一手拇指与食指呈"C"形按压面罩，中指、无名指和小指呈"E"形紧托下颌骨下缘并使其朝上，保持气道通畅；两组手指相向用力，将面罩紧密地置于面部，即"EC"手法（图 2-65）。双人操作时，由一人"EC"手法固定面罩，即双手拇指与食指呈"C"形按压面罩，中指、无名指和小指呈"E"形紧托下颌骨下缘并使其朝上畅通气道（图 2-66）。

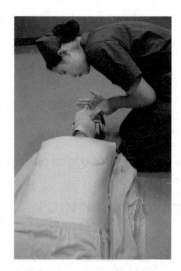

图 2-64　开放气道

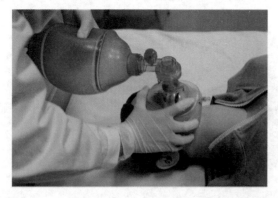

图 2-65　单人"EC"手法

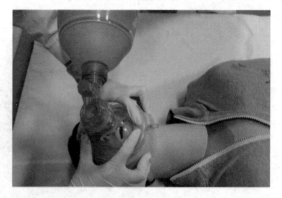

图 2-66　双人"EC"手法

4）按压球囊　单人操作时，另一手规律、均匀地按压呼吸球囊，按压球囊时间应该大于 1s，待球囊重新膨起后再开始下一次按压。双人操作则由另一人按压球囊。接氧源后，调节氧流量至 8L/min 以上；用 1L 呼吸囊挤压时约挤压气囊 1/3～2/3；使用 2L 呼吸囊，挤压时约挤压气囊 1/3～1/2。心肺复苏时，以 30∶2 频率进行，有氧时通气量 400～600ml/次，无氧时通气量 700～1100ml/次，通气频率为 12～16 次/min；按压球囊时如阻力较大，检查气道是否开放。

（4）观察：观察患者胸部随挤压气囊上升与下降的情况，是否与挤压频率一致；面部与嘴唇发绀是否有改善；观察胃区是否胀气，避免过多气体挤压到胃部而影响呼吸的改善。呼气时，观察面罩内是否呈雾气状，密切观察患者对呼吸器的适应性，胸部听诊呼吸音，观察生命体征、氧饱和度。

三、注意事项

1. 勿在有毒气体环境中使用；使用简易人工呼吸器前必须清除呼吸道异物及分泌物。

2. 应选择恰当的面罩尺寸，确保良好密合；避免引起软组织压伤。

3. 简易呼吸器可直接使用，也可以连接氧气（氧流量 8 – 10 L/min）；安有储气袋时要注意袋体是否充满或扁平。

4. 慢阻肺、呼吸窘迫综合征吸呼比为 1 : 2 ~ 3，呼吸频率、潮气量均可适当少些；有自主呼吸的患者，注意与患者呼吸的协调性；若是呼吸心搏骤停者则按 CPR 操作流程进行抢救；对于呼吸暂停但是仍有心搏者通气频率为成年人 10 ~ 22 次/min、小儿 16 次/min、婴儿 20 次/min；对清醒患者做好心理护理。

5. 简易人工呼吸器属抢救物品，应保证性能完好，完好率 100% 处于应急状态。

★【球囊 – 面罩通气效果判断】

1. 看　看胸部起伏，胸廓扩张程度基本反映肺的扩张情况。还要看氧气储存袋是否与氧气源相连，夹手指的血氧饱和度是否升高，患者的面色是否改善，等。

2. 听　面罩盖得不严密导致漏气时会发出"丝丝"声，此时应调整面罩放置的位置。该操作是一个动态过程，要不断调整面罩的位置，始终保持患者头部后仰和下颌抬高。

3. 感觉　用手感觉有无面罩密闭性欠佳而导致的漏气。此外，如果存在气道阻塞，氧气袋很难被压缩。

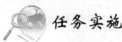 任务实施

一、实施条件（表 2 – 22）

表 2 – 22　球囊 – 面罩通气术实施条件

名称	基本条件	要求
实训场地	（1）模拟病房（2）理实一体化多媒体示教室	温暖、安静、干净、光线充足
设施设备	（1）徒手心肺复苏模型（2）硬木板（3）球囊 – 面罩	符合医用垃圾处理原则
主要用物	简易呼吸器、面罩（流量表、湿化瓶）、吸痰管	工作服、帽子、口罩、发网、挂表自备
软件环境	（1）无线 Wi – Fi（2）虚拟仿真平台	在线观看视频等网络资源
指导教师	每 10 ~ 12 名学生配备一名指导教师	双师型专任教师

二、操作流程

球囊－面罩通气术基本操作流程如图2－67所示。

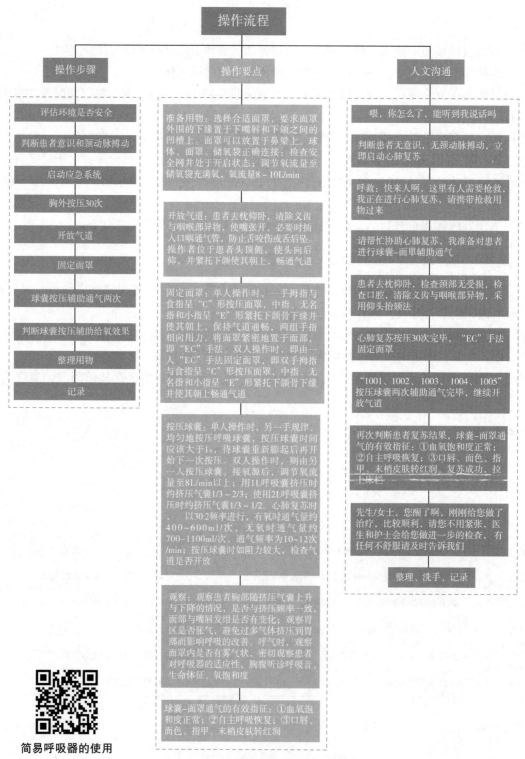

图2-67 球囊-面罩通气术操作流程

简易呼吸器的使用

三、考核标准（2-23）

表 2-23 球囊面罩通气术评分标准

考核内容		评分要求	分值	扣分	得分
评估 （20分）	用物	简易呼吸器、面罩（流量表、湿化瓶）、吸痰管，检查呼吸器是否完好（用物准备少一项扣1分）	3		
	环境	安全、清洁，通风良好，适宜操作	1		
	患者评估	1. 评估患者意识：轻拍双肩，呼唤名字，看有无反应	2		
		2. 判断有无呼吸，评估时间5~10s完成	6		
		3. 判断患者氧合情况	4		
		4. 判断患者体重情况	2		
	自身	衣帽整洁，洗手，戴口罩，备挂表，无长指甲，有抢救意识	2		
实施 （50分）	准备 （7分）	1. 携用物至床旁，再次核对、解释，患者去枕平卧，解开衣领及腰带	4		
		2. 检查口腔，有异物或分泌物立即用纱布清理（有义齿者取出）	3		
	开放气道 （10分）	1. 用纱布清理口鼻异物，有活动性义齿取下义齿	2		
		2. 护士位于患者一侧，如其颈椎无损伤，用压额抬颏法开放气道，即一手掌根部贴在患者前额并向下按压，另一手举颏或抬颈，使下颌、耳垂与地面成一直线，打开气道。如颈部有损伤或怀疑有损伤，用双手托颌法开放气道	8		
	固定面罩 （13分）	1. 将面罩与呼吸球囊连接	3		
		2. 将面罩罩住患者口鼻，使面罩与口鼻部紧贴，按紧不漏气	5		
		3. 左手拇指、食指呈"C"形按住面罩，中指、无名指、小指呈"E"形，托起下颌	5		
实施 （50分）	按压球囊 （10分）	1. 右手挤压呼吸囊通气，每次挤入500~600ml或8~10ml/kg；1L呼吸囊通气量为其体积的1/2~2/3，2L则为其体积的1/3；反复有规律地挤压与放松	5		
		2. 通气频率为10~12次/min，儿童12~20次/min；挤压与放松呼吸时间比为1:1，每次送气要持续1s，若有自主呼吸，应同步按压，在吸气时挤压	5		
	复苏效果 （10分）	1. 观察患者。胸廓是否随着挤压呼吸囊而起伏，指脉氧夹子是否夹好，血氧饱和度是否上升，口唇、面色、指甲、末梢皮肤发绀程度是否减轻	5		
		2. 终止指标：①有自主呼吸，胸廓有起伏；②血氧饱和度上升到95%以上；③口唇、面色、指甲、末梢皮肤由发绀转红润	5		
	健康教育 5分	1. 助患者穿好衣裤，取舒适体位；整理床单位	2		
		2. 嘱患者绝对卧床休息，不要紧张	2		
		3. 向家属解释介绍病情，取得合作	1		
评价 （30分）		1. 显示有效（操作完毕后口述）：①血氧饱和度正常；②自主呼吸恢复；③口唇、面色、指甲、末梢皮肤转红润	10		
		2. 患者无并发症发生	6		
		3. 用物齐备，操作程序正确、熟练，动作迅速、准确	4		
		4. 护患沟通有效，患者及家属合作	6		
		5. 处理规范，关爱患者，具有急救意识	4		
测试时间		8min（其中从携用物至床旁开始，完成时间不超过5min，操作3min）			
总分			100		

同步练习

1. 球囊通气连接氧气，氧流量为（　　）。

A. 6～8L/min　　　　B. 8～10L/min　　　　C. 4～6L/min　　　　D. 6～10L/min

E. 10～15L/min

2. 气囊容量为（　　）。

A. 600ml　　　　B. 800ml　　　　C. 1600ml　　　　D. 1100ml

E. 1000ml

3. 成人吸呼比为（　　）。

A. 1∶1.5～2　　　　B. 1∶1～2　　　　C. 1∶1.2～2　　　　D. 1∶1.5～1

E. 1∶1～2.5

4. 球囊送气频率（　　）。

A. 10－15次/min　　　　B. 10－12次/min　　　　C. 10－16次/min　　　　D. 10－14次/min

E. 16－20次/min

5. 简易呼吸器禁忌证有（　　）。【多选题】

A. 中等以上的活动性出血　　　　　　　　B. 肺大疱

C. 大量胸腔积液　　　　　　　　　　　　D. 活动性肺结核

E. 无呼吸者

6. 简易呼吸器的适应证有（　　）。【多选题】

A. 心肺复苏　　　　B. 各种大型手术中　　　　C. 转运危重患者时　　　　D. 呼吸肌麻痹

E. 无呼吸者

7. 简易呼吸器的构造分为（　　）。【多选题】

A. 压力安全阀

B. 进气阀

C. 呼气阀

D. 储气阀

E. 肺袋

参考答案

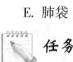 **任务小结**

任务掌握程度	任务存在问题	努力方向
完全掌握 □ 部分掌握 □ 没有掌握 □		
任务学习记录		

任务二　人工吸痰

任务情境

患者王某某，男，98 岁，浅昏迷，因呼吸促，胸闷收入 ICU，查体：测得 R：35 次/min，血氧饱和度：82%，目前气管插管内呼吸机辅助呼吸。今晨 07：35 分突发呛咳，气管导管内见大量黄白色浓稠痰液，呼吸机显示气道内高压报警。

思考：1. 假如你是值班护士，该如何判断？

　　　2. 假如你是值班护士，该怎么实施救护？

任务目标

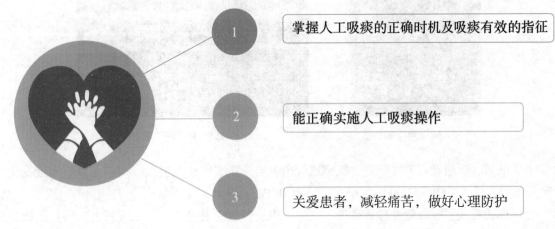

1. 掌握人工吸痰的正确时机及吸痰有效的指征

2. 能正确实施人工吸痰操作

3. 关爱患者，减轻痛苦，做好心理防护

任务分析

【人工吸痰】

一、概念

经鼻、口腔、气管将痰液分泌物吸出，以保持呼吸道通畅，保证有效的通气，预防吸入性肺炎、肺不张、窒息等并发症的一种方法。适用于昏迷患者、痰液多且有窒息可能的情况、需气管内给药、注入造影剂或稀释痰液者。

【操作要点】和【岗位能力】

一、气管内吸痰概念

气管内吸痰指将吸痰管插入患者气管内加以负压，吸出气道分泌物的过程，其目的是清除呼吸道分泌物，保持气道通畅。气管内吸痰是肺部治疗和护理的必要组成部分，对预防肺部感染以及已知肺部感染的控制与治疗具有重要作用。

二、操作要点

（一）操作程序

评估—准备—实施—评价

（二）操作要点

（1）评估 评估患者病情、意识、生命体征、合作程度、双肺呼吸音、口腔及鼻腔有无损伤、痰液的性质、量及颜色。

（2）准备用物，包括负压吸引装置、操作环境及用物准备情况（图2-68、图2-69）。

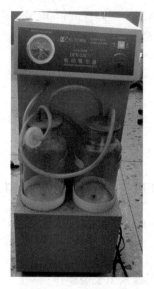

图2-68 电动吸引器

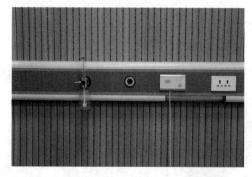

图2-69 中心负压吸引

（3）吸痰前后，听患者双肺呼吸音，机械通气患者给予高浓度氧气吸入，观察血氧饱和度变化。调节负压吸引压力为成人：40~53.3kPa，小儿：<40.0kPa。

（4）经口鼻腔吸痰：吸痰管经口或鼻进入气道，边旋转边向上提拉。人工气道内吸痰：正确开放气道，迅速将吸痰管插入至适宜深度，边旋转边向上提拉，每次吸痰时间不超过15s，间歇3~5min。吸痰管到达适宜深度前阻断负压，逐渐退出的过程中提供负压。

（5）插管深度：经口插管深度为14~16cm，经鼻腔插管深度为22~25cm，经气管套管插管深度为10~20cm，经气管导管插管深度为10~25cm，原则上超过气管插管长度。插管至合适深度，遇阻力向外退出1cm后吸引。

（6）观察患者生命体征和血氧饱和度变化，听诊呼吸音，记录痰液的性状、量及颜色。

（7）吸痰指征和时机。

1）需要吸痰的情况有：①气道不顺畅、通气功能低下或障碍；患者咳嗽有痰，听诊有痰鸣音；②直接听见痰鸣音，听诊呼吸音粗糙或肺部有湿啰音；③机械通气患者采用容控模式，气道峰压增加或压力控制时潮气量减少；④患者不能进行有效的自主咳嗽，如痰液刺激连续呛咳；⑤气道压力增高，或气道内可见痰液；⑥呼吸机流量或压力曲线呈锯齿状震荡（排除了呼吸机管路有积水）；⑦怀疑患者有误吸；⑧患者出现明显的呼吸费力；⑨血氧饱和度下降；⑩胸片改变与分泌物蓄积一致，需留取痰标本检验。

2）翻身、拍背、雾化等促进痰液引流措施后，应立即吸痰以获得最佳效果。

3）吸痰后听诊肺部，判断是否吸净痰液，若有痰，间隔3~5min，待血氧饱和度回升后再吸痰。

4）观察痰液的量和性状，根据痰液的黏稠度，选择相应的湿化措施，并决定吸痰频率。

5）根据外周血氧饱和度和血流动力学监测情况，吸痰前中后如出现心动过速、心律异常或血氧饱和度下降，应立即停止吸痰并给予患者氧气或连接呼吸机辅助呼吸。

（8）吸痰工具选择①选择粗细合适的吸痰管，小于气管套管内径的1/2；长短合适的吸痰管，经口

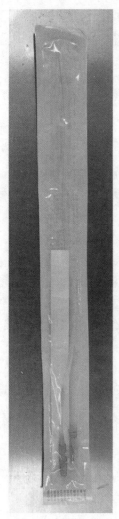

图 2-70 普通吸痰管

鼻吸痰、气管切开的气痰管约 30cm，经气管插管吸痰管长约 55cm（图 2-70）；②选择柔韧度适宜的吸痰管。密闭式吸痰管有两个注水孔，一孔为气道内注水口，另一孔为冲洗吸痰管用，当 FIO_2 大于 50%，PEEP 大于 $5cmH_2O$ 时，建议使用密闭式吸痰管以减轻因开放吸痰引起氧气和 PEEP 泄漏；建议对建立人工气道患者使用密闭式吸痰管（图 2-71）；③人工气道吸痰管和口腔鼻吸痰管应分开使用，避免交叉使用。

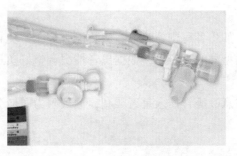

图 2-71 密闭式吸痰管

（9）吸痰顺序和部位：①一般情况下，先吸人工气道内的痰液。先将吸痰管阻断负压直接进到气管深部，遇到阻力时向外提 1cm，避免吸引损伤气道黏膜，再予负压吸引；②当口鼻腔分泌物明显增多，应先吸口鼻腔分泌物再吸人工气道内分泌物，两次吸痰间应更换吸痰管；③有声门下吸引者，人工气道吸引前后均应先清理声门下分泌物；④当外露人工气道或呼吸机螺纹管有分泌物时，应分三步：先使吸痰管的负压由浅入深进行吸痰，直至吸痰管送至气管插管 30~50cm 或送至气管套管 10~15cm；然后松开负压，送吸痰管到深部，遇到阻力时外提 1cm，再予负压吸引；最后吸口鼻腔分泌物；⑤当气管切开的皮肤处有大量分泌物溢出时，应先吸切口外分泌物，接着按以上顺序和方法操作。

三、注意事项

（1）观察患者生命体征及呼吸机参数变化。

（2）遵循无菌原则，一根吸痰管只使用一次；一般情况下应先吸气管内，再吸口鼻处。

（3）吸痰前整理呼吸机管路，倾倒冷凝水。

（4）掌握适宜的吸痰时间。

（5）注意吸痰管插入是否顺利，遇有阻力时，应分析原因，不得粗暴操作。

（6）选择型号适宜的吸痰管，吸痰管外径应≤气管插管内径的1/2。

（7）不能用吸痰管直接吸引冲洗水，冲洗连接管时要分离吸痰管，减少交叉感染。

【常见并发症预防及处理】

一、气道黏膜损伤

（1）选择合适型号的优质吸痰管。

（2）吸痰动作应轻柔，零压进，负压出。吸痰手法应是左右旋转，自深部向上提拉吸净痰液，不可反复上、下提插。

（3）根据患者情况及痰黏稠度调节负压，成人 300~400mmHg，儿童 250~300mmHg。

（4）每次吸痰的时间＜15s，不可过长时间吸痰和反复多次插管，造成黏膜损伤。

（5）吸痰时，注意吸痰管插入是否顺利，遇到阻力时应分析原因，不要盲目插入。

（6）发生气道黏膜损伤时，可用生理盐水进行雾化吸入。

二、缺氧加重

（1）每次吸痰时间不可过长，一般不超过15s；两次吸痰应间隔3～5min，吸痰前吸入纯氧或高流量氧1～2min。

（2）吸痰时，如患者有剧烈咳嗽，应暂停吸痰，避免再次刺激，待咳嗽结束后再继续吸痰。

（3）选择合适型号的吸痰管，根据患者情况调整好负压，吸痰过程中密切观察患者心率、心律和血氧饱和度的变化。

（4）吸痰时注意吸痰管插入是否顺利，遇到阻力时应分析原因，不要盲目插入。

三、感染

（1）采用无菌吸痰管，吸痰前检查无菌吸痰用物、吸痰管有无达到无菌要求。

（2）吸痰用物固定个人使用，避免交叉感染。吸痰口盅每天更换，不能用吸痰管直接吸引冲洗水，冲洗连接管时要分离吸痰管。

（3）吸痰前操作者认真洗手，操作时严格执行无菌技术操作原则。

（4）若鼻腔、口腔和气管切开处需同时吸痰时，先吸气管切开处，再吸鼻腔或口腔。每根吸痰管只用1次。

（5）加强口腔护理，防止口腔内菌群在吸痰过程中带入下呼吸道引起感染。

（6）避免发生呼吸道黏膜损伤，降低感染发生率。

（7）发生局部感染者，给予对症处理；出现全身感染时，行血培养，做药物敏感试验。当培养出致病菌时，选择适当的含漱液进行口腔护理。

 任务实施

一、实施条件（表2－24）

表2－24　人工吸痰术实施条件

名称	基本条件	要求
实训场地	（1）模拟病房（2）理实一体化多媒体示教室	温暖、安静、干净、光线充足
设施设备	（1）吸痰模型（2）负压吸引装置	符合医用垃圾处理原则
主要用物	听诊器、氧气、流量表、呼吸球囊、氧气连接管、无菌手套、一次性治疗碗、生理盐水、痰液稀释液、呋喃西林液、一次性吸痰管等	工作服、帽子、口罩、发网、挂表自备
软件环境	（1）无线Wi-Fi（2）虚拟仿真平台	在线观看视频等网络资源
指导教师	每10～12名学生配备一名指导教师	双师型专任教师

二、操作流程

人工吸痰基本操作流程如图 2 - 72 所示。

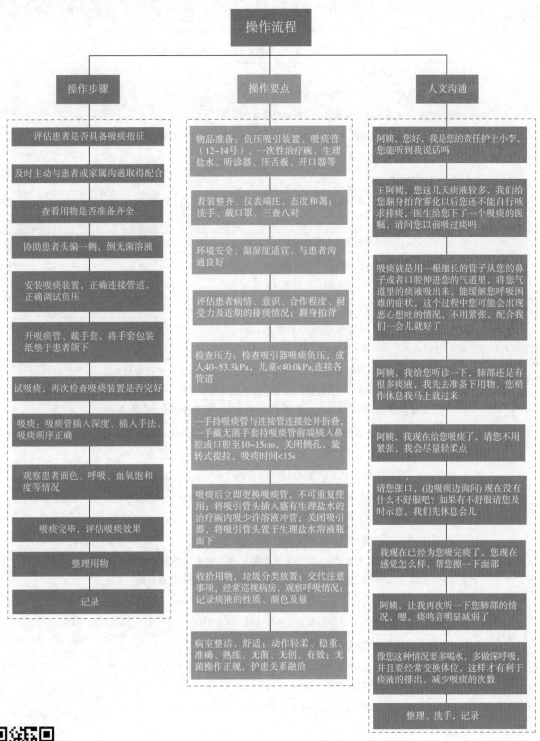

图 2 - 72 人工吸痰操作流程

人工吸痰术

三、评分标准（表 2 - 25）

表 2 - 25 人工吸痰术考核评分标准

考核内容		评分要求	分值	扣分	得分
评估 （20分）	用物	听诊器、吸氧装置、无菌手套、一次性治疗碗、生理盐水、痰液稀释液、呋喃西林液、一次性吸痰管、负压吸引装置（用物准备少一项扣0.5分）必要时备压舌板等	3		
	环境	安全、清洁，通风良好	1		
	患者评估	1. 评估患者病情、意识、口腔鼻腔黏膜情况	2		
		2. 评估呼吸、痰液的量和黏稠情况，听诊呼吸音	6		
		3. 告知吸痰的目的及步骤，吸痰过程中可能出现的不适，教会患者配合操作	6		
	自身	衣帽整洁、备挂表，无长指甲，有抢救意识	2		
实施 （50分）	吸痰前 （10分）	1. 安置患者合适的卧位	2		
		2. 按呼吸机纯氧键吸入1~2min或用简易呼吸器加压给纯氧呼吸10~15次（或根据患者病情延长时间）	1		
		3. 开动吸引器，调试压力，证实压力正常	2		
		4. 将生理盐水倒入一次性碗内，合理放置	1		
		5. 打开吸痰管外包装，暴露末端，放置妥当	1		
		6. 戴手套持吸痰管前端	1		
		7. 将吸痰管的连接头与负压吸引管相连；将压力调节至100~120mmhg（13.3kPa），最大不超过200mmhg（26.7kPa）；试吸	2		
	吸痰时 （15分）	1. 将吸痰管轻柔地插入气管导管内（不要在负压的状态下）；确保吸痰管插入深度的方法：吸痰管深度接近气管导管的长度；患者出现咳嗽反射；气管导管畅通的情况下，吸痰管已经无法再深入；有肺叶切除的患者可参考外科医生的建议	6		
		2. 做间歇性吸引：用食指和拇指旋转吸痰管，边吸边提，在痰多处停留以提高吸痰效率，切忌将吸痰管上下提插	3		
		3. 吸引时间不宜超过15s，患者出现氧饱和度下降或呼吸困难时，立即停止吸引	3		
		4. 若痰液没吸完，按呼吸机纯氧键吸入1~2min或用简易呼吸器加压给纯氧呼吸10~15次后，再行吸引，两次吸痰间隔时间应大于3min	1		
		5. 取出吸痰管后，抽吸生理盐水，冲洗管内痰液，以免阻塞	1		
		6. 如分泌物黏稠，可在患者吸气相沿导管壁注入3~5ml痰液稀释液或生理盐水；然后简易呼吸器加压呼吸3~4次，使注入的液体到达小支气管并刺激咳嗽	1		
	吸痰后 （10分）	1. 吸痰结束后，立即按呼吸机纯氧键吸入1~2min或用简易呼吸器给纯氧呼吸10~15次，再将患者气管导管与给氧装置连接	2		
		2. 关闭吸引器，分离吸痰管	2		
		3. 将吸引管头浸泡于呋喃西林液中；将手套反折反转脱去并包住用过的吸痰管，手套及吸痰管按一次性物品处理	6		
	吸痰效果 （10分）	1. 吸痰后听诊肺部，判断是否吸出痰液，若仍有痰，间隔3~5min，待血氧饱和度回升后再吸	4		
		2. 评估患者吸痰是否有效的指征（口述）：①患者气道通畅，氧饱和度显示通气功能正常；②未听见痰鸣音，听诊肺部无湿啰音；③机械通气患者气道峰压、潮气量均正常；④患者能进行完整有效的自主咳嗽，频率正常，未见明显呼吸费力；⑤气道压力正常，气道内未见痰液	6		

续表

考核内容		评分要求	分值	扣分	得分
实施 (50分)	健康教育 (5分)	1. 安置患者，整理床单位，洗手，整理用物	2		
		2. 嘱患者绝对卧床休息，不要紧张	2		
		3. 向家属解释介绍病情，取得合作	1		
评价 (30分)		1. 患者出现吸痰有效的征象：未见痰鸣音，自主咳嗽有效，缺氧症状改善	10		
		2. 患者无并发症发生	6		
		3. 护士技术熟练，操作符合无菌原则及操作规程	4		
		4. 全程关心患者，注重人文关怀，沟通有效	4		
		5. 根据具体病例，采取针对性护理措施及宣教	6		
测试时间		15min（其中用物准备8min，操作7min）			
总分			100		

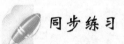 同步练习

1. 关于气管插管患者吸痰的说法不正确的是（   ）。

A. 根据患者具体情况确定吸痰间隔时间

B. 痰液粘稠时，可先向气管内滴注糜蛋白酶

C. 吸痰时加大给氧浓度

D. 动作轻柔，不要反复上下提插

E. 每次吸引时间不超过20s

2. 成人吸痰时负压不超过（   ）

A. 55.0kPa   B. 43.3kPa

C. 53.3kPa   D. 60kPa

E. 40.0kPa

3. 吸痰前后给予高流量氧气吸入，每次吸痰时间不超过（   ）。

A. 5s   B. 10s

C. 15s   D. 20s

E. 30s

4. 为气管插管患者吸痰时，可选择外径（   ）气管插管内径的吸痰管。

A. 小于1/2   B. 小于2/3

C. 大于1/2   D. 大于2/3

E. 大于3/4

5. 如患者需要再次吸痰，应暂停（   ）min再次抽吸。

A. 1～2   B. 2～3

C. 3～4   D. 3～5

E. 5～8

6. 为预防吸痰感染并发症的发生，下列操作不正确的是（   ）。

A. 严格遵守无菌操作的原则

B. 操作时动作轻柔，避免损伤呼吸道粘膜

C. 加强口腔护理，保持清洁

D. 吸痰时可反复抽插吸痰管

E. 吸痰方法由深至浅，向上提拉

7. 下列不是导致阻塞性肺不张原因的是（　　　）。

A. 吸痰管外径过大

B. 吸痰时间过长，压力过高

C. 痰痂形成阻塞吸痰管，造成无效吸痰

D. 未遵循无菌操作的原则

参考答案

 任务小结

任务掌握程度	任务存在问题	努力方向
完全掌握 □ 部分掌握 □ 没有掌握 □		
任务学习记录		

任务三　呼吸机的应用

 任务情境

李某，男性，79岁，以"肺炎"收入呼吸内科治疗，因"呼吸困难加重，意识模糊"转入 ICU 继续治疗。入院查体：意识模糊，呼吸困难，口唇发绀，呼吸：36 次/min，SpO_2：80%，心率：126 次/min，血压：85/50mmHg，查血气：pH：7.32，PaO：249mmHg，$PaCO$：238mmHg。

思考：1. 医生下医嘱准备行机械通气治疗，作为护士，你该如何配合进行准备？

2. 该患者呼吸模式和参数应该如何设置？

任务目标

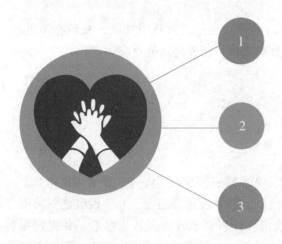

1　能说出使用呼吸机进行机械通气的适应证与禁忌证

2　能正确实施呼吸机操作

3　关爱患者，减少痛苦与恐惧，做好心理防护

任务分析

【呼吸机的使用】

一、机械通气概念

机械通气（mechanical ventilation，MV）是借助呼吸机建立气道口与肺泡间的压力差，给呼吸功能不全的患者以呼吸支持，即利用机械装置代替、控制或改变自主呼吸运动的一种通气方式。

二、机械通气的目的

（1）改善通气与换气功能，提高氧分压。
（2）纠正急性呼吸性酸中毒，改善或维持动脉氧合。
（3）减少呼吸功耗，缓解呼吸肌疲劳。

三、呼吸机使用的适应证与禁忌证

（一）适应证
1. 缺氧或二氧化碳潴留者：从临床疾病的病理过程、呼吸功能、心肺功能储备等方面判断，患者有发生呼吸衰竭可能，可使用预防性通气治疗，如胸部外伤，肺部、心脏手术患者。
2. 呼吸功能障碍者：严重通气障碍，新生儿窒息、呼吸衰竭等。

（二）禁忌证
（1）张力性气胸未引流者。
（2）肺大疱或肺囊肿者。
（3）低血容量性休克未及时补充血容量者。
（4）气管－食管瘘者。

★ 【操作要点】和【岗位能力】

一、呼吸机的概念

呼吸机是应用于急性、慢性呼吸衰竭的一种治疗仪器，其作用包括维持呼吸功能、减轻心肺负担、缓解呼吸困难。呼吸机广泛应用于急救、呼吸功能不全的呼吸支持，能够提高抢救成功率。

二、操作要点

(一) 操作程序
上机前准备—呼吸机的调节—模肺试机—患者带机

(二) 操作要点

(1) 上机前的准备：①做好用物准备和患者心理护理；②接好一次性或消毒过的管道和模拟肺，向湿化器内放入适量的无菌蒸馏水，使液面在上、下标记线之间，调节湿化器温度，并预设吸气气流温度在 $36 \sim 37℃$；③接通电源和气源后试机；④根据患者的病情和体重调节呼吸及各项参数，并设定报警值；⑤检查呼吸机的气路系统是否漏气、控制通气模式是否正常、各项参数是否准确可靠、报警系统是否完好等；⑥取下模拟肺，将呼吸机管道与患者人工气道相接。

(2) 呼吸机的调节 (图 2 – 73)

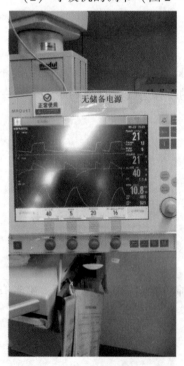

图 2 – 73　呼吸机参数界面

①潮气量 (VT) 的设定：在容量控制通气模式下，VT 的选择应保证足够的气体交换及注意患者的舒适度，通常依据体重选择成人 $8 \sim 12ml/kg$，儿童 $5 \sim 6ml/kg$ 并结合呼吸系统的顺应性和阻力进行调整，避免气道平台压超过 $30 \sim 35cmH_2O$。在 PCV 模式时，VT 主要由预设的压力、吸气时间、呼吸系统的阻力及顺应性决定，最终应根据动脉血气分析结果进行调整。

②呼吸频率 (RR) 的设定：频率选择根据分钟通气量及目标动脉氧分压 (PaO_2) 水平，成人通常设定为 $12 \sim 20$ 次/min；儿童 $16 \sim 25$ 次/min；婴儿 $25 \sim 30$ 次/min；新生儿 40 次/min。急慢性限制性肺疾病时也可根据分钟通气量及目标 PaO_2 水平设定超过 20 次/min，准确调整呼吸频率应依据动脉血气分析的变化综合调整 VT 与呼吸频率。

③流速调节：理想的峰值流速应能满足患者吸气峰流速的需要。成人常规流速设置为 $40 \sim 60L/min$，婴儿 $4 \sim 10L/min$，根据分钟通气量和呼吸系统的阻力和顺应性进行调整，流速波形在临床常用减速波或方波。PCV 时，流速由选择的压力水平、气道阻力及患者的吸气时间共同决定。

④吸气时间与吸呼比设置：吸呼比的选择是基于患者的自主呼吸水平、氧合状态及血流动力学，适当的设置能保持良好的人机同步性。机械通气患者通常设置吸气时间为 $0.8 \sim 1.2s$ 或吸呼比为 $1 : 1.5 \sim 3$；CV 患者为抬高 Pmean、改善氧合，可适当延长吸气时间及吸呼比，但应注意患者的舒适度、PEEPi 监测水平及对心血管系统的影响。

⑤触发灵敏度调节：一般情况下，压力触发常为 $-1.5 \sim -0.5cmH_2O$，流速触发常为 $2 \sim 5L/min$，合适的触发敏感度设置将使患者更加舒适，促进人机协调。

⑥ FiO_2 的设定：机械通气初始阶段可给予高 FiO_2 (100%) 以迅速纠正严重缺氧，以后依据目标 PaO_2、PEEP、MAP 水平和血流动力学状态，酌情降低 FiO_2 至 50% 以下，并设法维持 $SpO_2 > 90\%$，长时

间通气不超过 50 ~ 60%。

⑦PEEP 的设定：设置 PEEP 的作用是使萎陷的肺泡复张、增加功能残气量、改善氧合，同时影响回心血量及左心室后负荷，克服 PEEPi 引起的呼吸功增加。PEEP 常用于以 ARDS 为代表的 I 型呼衰，PEEP 的设置在参照目标 PaO_2 的基础上，应联合 FiO_2 和 VT 考虑。虽然对 PEEP 设置的上限没有共识，但下限通常在压力 – 容积（P – V）曲线的低拐点（LIP）之上 $2cmH_2O$。另外，还可根据 PEEP 指导 PEEP 的调节，外源性 PEEP 水平大约为 PEEPi 的 80%，以不增加总 PEEP 为原则。

⑧气道压力：定压型呼吸机，气道压力决定呼吸机吸气相和呼气相的交换及潮气量的大小。该参数应根据气道阻力和肺顺应性而定，肺内轻度病变时为 1.18 ~ 1.96kPa（12 ~ 20cmH_2O），中度病变需 1.96 ~ 2.45kPa（20 ~ 25cmH_2O），重度病变需 2.45 ~ 2.94kPa（25 ~ 30cmH_2O），对严重肺部疾病或支气管痉挛的患者可达 3.92kPa（40cmH_2O）。定容型呼吸机，通气压力取决于潮气量、流速、气道阻力、肺部顺应性等因素。这类呼吸机设有压力限制，达到一定压力时，停止吸气并开始呼气，以防止产生肺部气压伤。通常这一压力限制应高于正常通气压力约 1.47 ~ 1.96kPa（15 ~ 20cmH_2O）。造成压力过高的原因有：分泌物阻塞、管道扭曲或受压、患者与呼吸机对抗等。

⑨高峰流速率（peak flow rate，PFR）：呼吸机释出潮气量时的最大流速率。通常呼吸机释出一个方形流速波，流速迅速上升，在整个吸气时期内维持该流速（某些呼吸机也用逐渐下降的流速波）。流速率应与迅速释出的潮气量相匹配，如潮气量或呼吸频率增加时，高峰流速率也应增加，以维持适当的吸呼比例。使用常规潮气量和频率时，高峰流速率一般为 40 ~ 60L/min 较为合宜。

⑩叹气功能（sigh）：正常自主呼吸时潮气量为 5 ~ 7ml/kg。如机械通气也选用该潮气量作标准，则会产生气道陷闭及微小肺不张，使肺内分流增加。而健康人常有偶尔叹气（为潮气量的 2 ~ 4 倍），可避免此类并发症。现代呼吸机备有叹气功能，模仿正常人的呼吸，一般每小时为 10 ~ 15 次叹气样呼吸，叹气的气量为潮气量的 2 ~ 2.5 倍，可预防肺不张。但一般呼吸机所用的潮气量较大，故叹气功能常不需要。

⑪吸气末停顿（end – inspiratory pause，EIP）：又称吸气屏气或吸气平台。EIP 占吸气时间 5% ~ 15%，或占整个呼吸周期的 30% 左右，有血流动力学损害或患心血管疾病者，可设在 5% ~ 7%。EIP 的主要作用是使气道压力提供最佳的吸入肺泡气分布，减少无效腔量。现在机械通气时，常把 EIP 作为常规，EIP 对肺部顺应性明显下降或气道阻力显著增加的患者尤其有效。

（3）模拟肺试机：将已经装备好的呼吸机管道与消毒好的模拟肺连接紧密，在接通电源、气源和调节好参数及报警上下限后，通过模拟肺测试呼吸机潮气量的精确性；检测呼吸机是否工作正常，确定是否可以应用于患者。

（4）患者带机：再次检查呼吸机气路系统是否漏气，参数调节是否准确，报警系统是否开通，湿化器是否打开，检查湿化器内的蒸馏水液面在上下标志线之间，湿化器内预吸温度在 36 ~ 37℃。完成以上检查工作后，可将呼吸机管道与患者连接。

三、注意事项

（1）动脉血气：动脉血气通过检测患者 pH 值变化及氧分压、二氧化碳氧分压的变化来监测患者通气是否得到改善。

（2）气道压力变化：气道压力不宜过高，防止气压伤的发生。若发生气道压力过高，则考虑是否要调整潮气量或呼吸频率以改变吸呼比。如若气道压力过高伴气道阻力增加，可以将吸气时间延长，或采用反比通气方式以调整压力值。同时，也要防止气道压力过低。压力过低考虑是否有潮气量的不足或设置错误。

（3）是否存在人机对抗，是否有呼吸模式的改变。

（4）血流动力学及心功能：正确的设置可以改善患者的呼吸肌疲劳及稳定心率、血压。对血压及心率的监测可以指导参数的调节设置。

（5）意识状态：通常正确而有效的呼吸机设置能够使患者趋于平稳和安静。

（6）经皮血氧饱和度：更直观、动态地观察所设置是否合理、有效。

★【呼吸机机械通气效果判断】

	通气良好	通气不足
神志	稳定且逐渐好转	逐渐恶化
末梢循环	甲床红润循环良好	有发绀现象和面部过度潮红
血压、脉搏	稳定	波动明显
胸廓起伏	起伏不平	不明显或呼吸困难
血气分析	正常	$PaCO_2 \uparrow$　$PaO_2 \downarrow$　$pH \downarrow$
经皮血氧饱和度	正常	降低
潮气量和分钟通气量	正常	降低
人机关系	协调	不协调或出现对抗

呼吸机的应用

 任务实施

一、实施条件（表 2 - 26）

表 2 - 26　呼吸机的使用实施条件

名称	基本条件	要求
实训场地	（1）模拟病房（2）理实一体化多媒体示教室	温暖、安静、干净、光线充足
设施设备	（1）多功能模拟人（2）呼吸机	符合医用垃圾处理原则
主要用物	呼吸机及其管道、湿化器、无菌蒸馏水、完整的供氧设备、吸痰装置和用物、监护仪、管道固定夹、模拟肺、电插板、抢救药物等	工作服、帽子、口罩、发网、挂表自备
软件环境	（1）无线 Wi - Fi（2）虚拟仿真实验教学平台	在线观看视频等网络资源
指导教师	每 10 ~ 12 名学生配备一名指导教师	双师型专任教师

二、操作流程

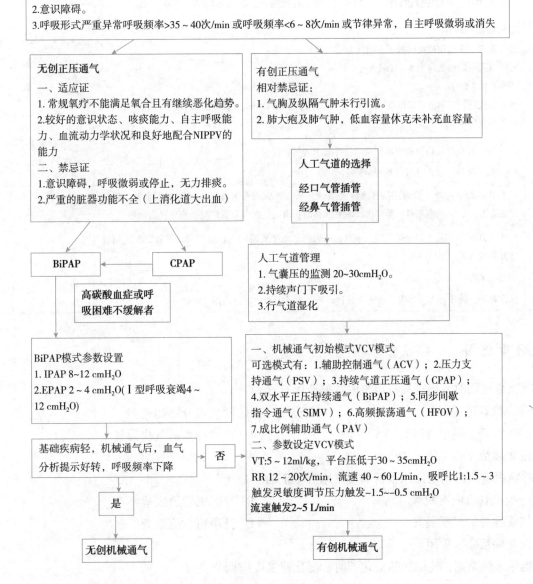

三、考核标准（表2－27）

表2－27 呼吸机使用考核评分标准

步骤	技术要点	分值	扣分	得分
仪表	仪表端庄，服装整洁 个人准备：戴帽子、口罩	5		
评估	1. 评估病情，明确使用人工呼吸器的使用适应证、相对禁忌证，选择合适衔接方式	10		
	2. 核对床号、姓名，向患方解释操作目的、方法、配合要点、注意事项，取得合作	5		
	器材准备：检查呼吸机各管道接口是否紧密，有无漏气；输送气道、呼气道是否通畅；检查电源线；湿化器是否清洁、加水，设定温度；氧气压力是否足够（氧气压力大于0.4kPa）	10		

续表

步骤	技术要点	分值	扣分	得分
操作中	1. 患者准备：患者取平卧位，清理呼吸道，吸痰、保持呼吸道通畅。必要时使用简易呼吸器人工辅助通气	10		
	2. 接通电源，开启呼吸机自检。连接模拟肺观察呼吸是否正常	10		
	3. 呼吸机的调节： 通气方式：多选用辅助呼吸正压通气方式 通气量：一般潮气量为 8～12ml/kg 频率：12～20 次/min 打开氧气阀门，调节给氧浓度：30%～40% 之间，一般 <60%（低浓度给氧） 调整各报警上、下限值	10		
	4. 衔接：连接呼吸机管道至相应接口；并与患者气管套管连接	5		
	5. 两肺部听诊，检查呼吸音是否对称	5		
操作后	1. 操作后评估：(1) 管道连接有无错误。(2) 检查呼吸机有无漏气。(3) 有无报警，运行是否正常。(4) 观察患者一般情况，缺氧症状改善情况，血气分析情况。交代注意事项	5		
	2. 对使用后的物品进行分类处理：重复使用的物品做必要清洗后，放到指定位置。医疗垃圾按分类要求做毁形处理和存放	5		
	3. 清洗双手	5		
终末质量	操作熟练，动作连贯。严肃、迅速、分秒必争，有条不紊地进行操作	10		

同步练习

1. 呼吸机应用时，出现高压报警的常见原因有（　　）。

A. 呼吸机管道脱落　　　　　　　　　　B. 呼吸道分泌物过多

C. 高压报警上限设置过高　　　　　　　D. 气管导管的气囊漏气

E. 湿化罐活塞未关闭

2. 呼吸机应用时出现低压报警的常见原因不正确的是（　　）。

A. 呼吸机管道内有积水　　　　　　　　B. 呼吸机管道脱落

C. 气管导管的气囊漏气　　　　　　　　D. 呼吸机管道破裂

E. 湿化罐活塞未关闭

3. 机械通气期间，使用加热湿化器时，湿化器温度应调节在（　　）。

A. 32～36℃　　　　B. 30～40℃　　　　C. 38～40℃　　　　D. 36～42℃

E. 40～41℃

4. 机械通气患者气道内一次吸痰时间不超过（　　）。

A. 1min　　　　B. 2min　　　　C. 3min　　　　D. 15s

E. 30s

5. 机械通气时，吸痰操作错误的是（　　）。

A. 不将气道外微生物带入气道内

B. 吸痰动作轻柔快速

C. 吸痰前先给患者吸 100% 纯氧 1～3min

D. 一次吸痰时间不宜超过 15s

E. 用吸引口鼻后的吸痰管吸引气道深部的痰液

6. 常用的机械通气模式不包括（　　　）。

A. 高频振荡通气　　　B. 同步间歇指令通气　　　C. 辅助控制通气　　　D. 压力支持通气

E. 持续气道正压通气

7. 机械通气模式中，持续气道正压通气是指（　　　）。

A. BiPAP　　　B. CPAP　　　C. SIMV　　　D. PRVC

E. A/C

8. 使用压力控制通气时，重点监测的内容是（　　　）。

A. 潮气量　　　B. 气道压力　　　C. 分钟通气量　　　D. 通气模式

E. 触发灵敏度

9. 使用压力控制通气时，重点监测的内容不包括（　　　）。

A. 呼吸频率　　　B. 潮气量　　　C. 吸气时间　　　D. 气道压力

E. 触发灵敏度

10. 下列不是呼气末正压通气的主要作用的是（　　　）。

A. 使功能残气量减少　　　　　　　　　　B. 改善通气与氧合

C. 使肺泡扩张　　　　　　　　　　　　　D. 避免肺泡早期闭合

E. 在改善肺的通气、弥散、VA/Q 失调的同时，还可减少呼吸做功

11. 关于呼气末正压通气，有关叙述不正确的是（　　　）。

A. 主要适用于由 Qs/Qt 增加所致的低氧血症

B. 最佳 PEEP 水平选择法是在保持 $FiO_2 < 60\%$ 前提下，能使 $PaO_2 \geqslant 60mmHg$ 时的最低 PEEP 水平

C. 呼吸机应用过程中，应该根据患者氧合状况改善与恶化的监测，随时调节 PEEP 水平

D. 改善通气与氧合

E. 高水平的 PEEP 可使颅内压降低

12. 使用呼吸机时，气道压力的高压报警应设定在（　　　）。

A. 气道最高压（峰压）上 $5 \sim 10cmH_2O$ 水平

B. 气道最高压（峰压）上 $30cmH_2O$ 水平

C. 气道最高压（峰压）上 $1cmH_2O$ 水平

D. 气道最高压（峰压）上 $20cmH_2O$ 水平

E. 气道最高压（峰压）下 $5 \sim 10cmH_2O$ 水平

13. 使用呼吸机时出现高压报警的常见原因不正确的是（　　　）。

A. 管道扭曲

B. 呼吸道分泌物过多

C. 支气管痉挛

D. 高压报警上限设置过高

E. 自主呼吸与呼吸机对抗

参考答案

任务小结

任务掌握程度	任务存在问题	努力方向
完全掌握 □ 部分掌握 □ 没有掌握 □		
任务学习记录		

 天使榜样

2018 年 7 月 27 日傍晚 7 时左右，永州零陵区芝山路 BOBO 新天地附近，一名中年男子突发疾病倒地，昏迷不醒，情况十分紧急。正好路过的一位长发姑娘和同伴见状后，一边拨打 120 急救电话，一边为患者实施心肺复苏，在 120 急救车和医生赶到之前最大限度地延续患者的生命，为抢救赢得宝贵的时间。这位长发姑娘系永州职业技术学院 2015 级护理专业学生王友娥，她用天使的双手为患者带来了生命的希望。希望大家学习了急救技术后，能学有所为，为患者减轻痛苦，带来希望！加油！（摘自 2018 年 7 月 28 日看看新闻网）

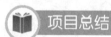 实践思考

1. 当你在公共场所碰到一位意外事故所致大出血的患者，此时患者面色苍白，脉搏触摸不到，呼吸叹息样，生命垂危，你能用哪些急救技术为患者实施救护？

2. 在急救过程中，护理人员如何做到实施救护技术的过程中有效地进行人文关怀，保证患者与自身的安全？

📖 项目总结

日常生活中，意外的事故越来越多，患者的情况也是复杂多样，需要护理人员不断增进自己的急救护理技术。常见的急救护理技术囊括的内容有很多，临床上也不断在更进。本书主要给大家介绍了气道异物梗阻患者救护、心肺复苏术、外伤止血术、外伤包扎术、外伤固定术、AED 使用、简易复苏囊使用、人工吸痰术、气管插管术后护理、气管切开术后护理等。在学习以上技术时，大家一定要以人文关怀为首要出发点，精准施策，保护患者隐私，尽自己最大可能减轻患者痛楚，促进患者尽早康复。

项目三 理化因素损伤患者救护

📝 项目描述

　　环境及理化因素损伤在日常生活中比较常见，损伤的情况及症状来势比较凶猛。对此类损伤的患者最关键的处理即为现场救护，它直接影响患者的预后情况，因此，我们要学会简单的救护措施。在理化因素损伤患者救护的学习中，重点是有机磷杀虫药中毒患者的救护、一氧化碳中毒患者的救护、酒精中毒患者的救护、镇静药物中毒患者的救护、中暑患者的救护、淹溺患者的救护、触电患者的救护等知识。本项目与护士执照考试、1＋X证书密切关联，精编了护士执照考点、X证书职业技能培训内容，总学时为8学时，0.5学分。

🔺 学习目标

　　1. 知识目标：能说出有机磷杀虫药中毒患者的临床表现与救护措施、一氧化碳中毒患者的临床表现与救护措施、酒精中毒患者的临床表现及救护措施，镇静药物中毒患者的临床表现与救护措施、中暑患者的临床表现与救护措施、淹溺患者的救护措施、触电患者的救护措施。

　　2. 能力目标：能正确对有机磷杀虫药中毒、一氧化碳中毒、酒精中毒、镇静药物中毒、中暑、淹溺、触电等患者进行现场救护。能写出有机磷杀虫药中毒、一氧化碳中毒、酒精中毒、镇静药物中毒、中暑、淹溺、触电等患者救护流程。

　　3. 素质目标：在急救技术操作过程中，应始终以患者为中心，尊重、体贴、关爱患者，技术精益求精，团队协作，做到精诚合作、救死扶伤、全心全意为患者服务。

🔺 项目导航

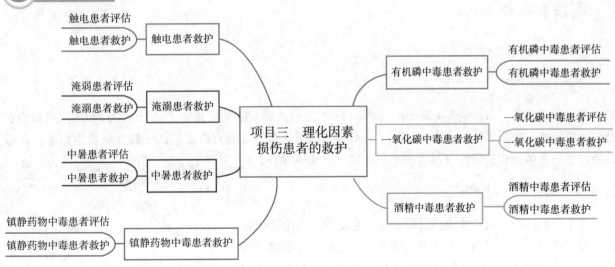

单元一　有机磷杀虫药中毒救护

任务一　有机磷杀虫药中毒患者评估

 任务情境

李某某，女，47岁。入院前30min患者与家人吵架，后被家人发现其神志不清，身边有敌敌畏500ml空瓶，口中有大蒜味，未进行处理，急送入院。查体：T：36.5℃，P：78次/min，R：35次/min，血压：93/60mmHg，神志不清，双侧瞳孔缩小，对光反射消失，双上肢肌肉颤动，皮肤黏膜湿冷，口吐大量白色分泌物，双肺布满湿啰音，心音低钝，律齐，未闻及杂音，腹部平软。

思考：1. 现场如何进行评估？

2. 如何判断其中毒程度？

 任务目标

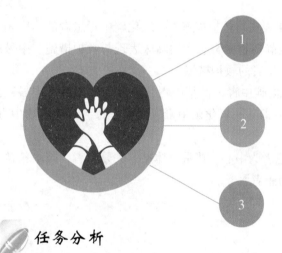

1　能说出有机磷杀虫药中毒的症状

2　能判断有机磷杀虫药中毒的程度

3　关爱患者，减轻痛苦与恐惧，做好心理防护

任务分析

【有机磷杀虫药中毒概述】

一、概念

有机磷杀虫药（organophosphorous insecticides）属有机磷酸酯类化合物，是当今生产和使用最多的农药。其毒性大，挥发性强，具有大蒜样味，不溶或微溶于水，易溶有机溶剂，在酸性环境中稳定，在碱性条件下易分解而失去毒力（敌百虫、甲拌磷、三硫磷除外）。

二、病因及中毒机制

在生产和使用有机磷杀虫药过程中不注意防护，在生活中误服杀虫药都可导致中毒的发生。有机磷杀虫药主要经胃肠道、呼吸道、皮肤和黏膜吸收。药物进入人体后，主要是抑制胆碱酯酶的活性。正常情况下，乙酰胆碱在胆碱酯酶的作用下水解成胆碱和乙酸而失效。当有机磷杀虫药中毒时，其抑制胆碱酯酶的活

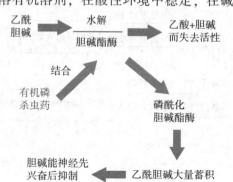

性，从而不能水解乙酰胆碱，引起乙酰胆碱大量堆积，引起胆碱能神经先兴奋后抑制，甚至衰竭，产生中毒症状。

三、判断依据及临床表现

1. 判断依据：存在有机磷杀虫药接触史，全血胆碱酯酶活力测定。

2. 临床表现：急性中毒发病时间与毒物种类、剂量和侵入途径密切相关。口服中毒者多在 10min 至 2h 内发病；吸入中毒者可在 30min 内发病；皮肤吸收中毒者常在接触后 2~6h 发病。

（1）毒蕈碱样症状：又称 M 样症状，出现最早，主要是副交感神经末梢兴奋引起，类似毒蕈碱中毒的表现而得名。表现为瞳孔缩小、腹痛、恶心、呕吐、流泪、腹泻、心跳减慢，支气管平滑肌痉挛和分泌物增加、咳嗽等症状，严重时出现肺水肿。

（2）烟碱样症状：又称 N 样症状，是由于乙酰胆碱在横纹肌神经肌肉接头处过度蓄积，持续刺激突触后膜上烟碱受体所致。主要是横纹肌运动神经过度兴奋，表现为肌纤维颤动。常先从眼睑、面部、舌肌开始，逐渐发展到四肢，全身肌肉抽搐，甚至强直性痉挛，后期可出现肌力减退和瘫痪，甚至呼吸肌麻痹，引起周围性呼吸衰竭。另外，交感神经节受乙酰胆碱的刺激，节后神经纤维末梢释放儿茶酚胺，引起血压增高、心跳加快和心律失常。此类症状不能用阿托品对抗。

（3）中枢神经系统症状：中枢神经系统受乙酰胆碱刺激后早期可出现头痛、头晕、疲乏、烦躁不安等，晚期可出现昏迷的表现。

（4）其他症状：①反跳现象：部分有机磷杀虫药中毒患者经急救后临床症状好转，但在数日至 1 周后突然再次发生昏迷，甚至肺水肿或突然死亡，称为"反跳现象"，多见于乐果和马拉硫磷口服中毒。症状的复发可能与残留在皮肤、毛发及胃肠道的有机磷杀虫药重新吸收或解毒药过早停用有关；②迟发性多发性神经损害：急性严重中毒症状消失后 2~3 周，极少数患者可发生迟发性多发性神经损害，主要表现为下肢瘫痪、四肢肌肉萎缩等症状。目前认为，产生的原因可能是有机磷杀虫药抑制神经靶酯酶并使其老化有关；③中间综合征：少数病例在急性中毒症状缓解后和迟发性神经损害发生前，在急性中毒后 24~96h 突然发生死亡，称为"中间综合征"。其发生的原因与胆碱酯酶受到长期抑制，影响神经 – 肌肉接头处突触后的功能有关。

★【有机磷杀虫药中毒程度】和【执照考点】

一、病情严重度

1. 轻度中毒：全血胆碱酯酶活力是正常的 50%~70%；以毒蕈碱样症状为主。

2. 中度中毒：全血胆碱酯酶活力是正常的 30%~50%；毒蕈碱样症状加重，出现瞳孔明显缩小、呼吸困难及肌束颤动等烟碱样症状。

3. 重度中毒：全血胆碱酯酶活力降至正常值到 <30% 以下；三大症状加重，以中枢神经系统症状为主，瞳孔针尖样缩小、呼吸麻痹、肺水肿、脑水肿、昏迷、血压下降等。

 同步练习

1. 急性有机磷杀虫药中毒的发病机制最主要是（　　　）。

A. 高铁血红蛋白蓄积　　　　　　　　　B. 交感神经过度兴奋

C. 抑制胆碱酯酶　　　　　　　　　　　D. 迷走神经过度兴奋

E. 碳氧血红蛋白蓄积

2. 有机磷杀虫药中毒患者的临床表现中下列不符合的是（　　　）。

A. 呼出大蒜味气体　　　　　　　　　　B. 意识障碍

C. 腺体分泌增多　　　　　　　　　　　D. 瞳孔散大

E. 肌纤维颤动

3. 关于有机磷杀虫药的代谢和排泄，正确的是（　　　）。

A. 经皮肤，呼吸道吸收者，不经胃肠道排泄

B. 肝内分解产物比原来毒性增强

C. 肝内氧化产物比原来毒性增强

D. 因在体内蓄积，毒性持久

E. 主要通过肾脏排出

4. 阿托品对解除有机磷杀虫药中毒的何种症状无效（　　　）。

A. 瞳孔缩小　　　　　　　　　　　　　B. 多汗，流涎

C. 肌纤维颤动　　　　　　　　　　　　D. 肺部湿啰音

E. 平滑肌痉挛

5. 有机磷杀虫药中毒患者禁用（　　　）。

A. 阿托品　　　　　　　　　　　　　　B. 解磷定

C. 尼可刹米　　　　　　　　　　　　　D. 双复磷

E. 吗啡

6. 急性有机磷杀虫药中毒最先出现的症状是（　　　）。

A. 毒蕈碱样症状　　　　　　　　　　　B. 烟碱样症状

C. 中间型综合征　　　　　　　　　　　D. 神经系统症状如肢体瘫痪

E. 肺水肿

7. 临床判断有机磷杀虫药中毒程度的重要指标（　　　）。

A. 呕吐物有机磷杀虫药的鉴定　　　　　B. 血中胆碱酯酶活力

C. 血中胆碱酯酶含量　　　　　　　　　D. 尿中三氯乙醇的含量

E. 呼吸道分泌物有机磷杀虫药的鉴定

8. 下列描述阿托品抢救有机磷杀虫药中毒时的作用机制，不妥的是（　　　）。

A. 阻断乙酰胆碱对胆碱能受体　　　　　B. 清除毒蕈碱样症状

C. 恢复胆碱酯酶活力　　　　　　　　　D. 对抗呼吸中枢抑制

E. 减轻、消除汗液过多排出

9. 有机磷杀虫药中毒后不能用高锰酸钾洗胃的是（　　　）。

A. 内吸磷　　　　　　　　　　　　　　B. 敌百虫

C. 敌敌畏　　　　　　　　　　　　　　D. 乐果

E. 对硫磷

10. 有机磷杀虫药中毒后不能用2%碳酸氢钠洗胃的是（　　　）。

A. 内吸磷　　　　　　　　　　　　　　B. 敌百虫

C. 敌敌畏　　　　　　　　　　　　　　D. 乐果

E. 对硫磷

参考答案

任务小结

任务掌握程度	任务存在问题	努力方向
完全掌握 □ 部分掌握 □ 没有掌握 □		
任务学习记录		

任务二　有机磷杀虫药中毒患者救护

 任务情境

李某某，女，47岁。入院前30min患者与家人吵架，后被家人发现其神志不清，身边有敌敌畏500ml空瓶，口中有大蒜味，未进行处理，急送入院。查体：T：36.5℃，P：78次/min，R：35次/min，血压：93/60mmHg，神志不清，双侧瞳孔缩小，对光反射消失，双上肢肌肉颤动，皮肤黏膜湿冷，口吐大量白色分泌物，双肺布满湿啰音，心音低钝，律齐，未闻及杂音，腹部平软。

思考：假如你在现场如何进行救护?

 任务目标

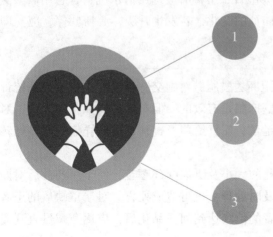

1 能说出有机磷杀虫药中毒患者的救护措施

2 能正确对有机磷杀虫药中毒患者进行救护

3 关爱患者，减少痛苦，做好心理护理

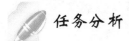

任务分析

有机磷杀虫药中毒救护

【有机磷杀虫药中毒救护】

一、概念

有机磷杀虫药中毒救护技术是对在短时间内摄入过量有机磷的患者尽快脱离危险环境，采用医疗手段减少毒物吸收，改善中毒症状的技术。

二、目的

迅速清除毒物，恢复胆碱酯酶活性，解除中毒状态。

三、适应证

有机磷杀虫药中毒患者。

★【操作要点】和【岗位能力】

一、操作流程

迅速清除毒物—紧急复苏—洗胃—解毒剂的应用—对症处理

二、操作要点

1. 迅速清除毒物　立即将患者撤离中毒现场。彻底清除未被机体吸收的毒物，如迅速脱去污染衣物，用2%碳酸氢钠溶液清洗污染皮肤、头发和指甲缝隙部位（敌百虫中毒除外），也可用清水、肥皂水清洗，禁用热水或酒精擦洗。眼部污染时，除敌百虫污染必须用清水冲洗外，其他均可先用2%碳酸氢钠溶液冲洗，再用生理盐水彻底冲洗，至少持续10min，洗后滴入1%阿托品1~2滴。口服中毒者，用应用2%碳酸氢钠溶液（敌百虫中毒除外）或1:5000高锰酸钾（对硫磷中毒者禁用）反复洗胃，直至洗清至无大蒜味为止，再配以硫酸镁导泻。

2. 保持呼吸道通畅　必要时建立人工气道或呼吸机辅助呼吸。充分给氧，高流量吸氧4~5L/min。心搏骤停时，立即行心肺复苏等抢救措施。

3. 洗胃　①洗胃要及早、彻底和反复进行，直到洗出的胃液无农药味并澄清为止；②若不能确定有机磷杀虫药种类，则用清水或0.45%盐水彻底洗胃；③敌百虫中毒时应选用清水洗胃，忌用碳酸氢钠溶液和肥皂水洗胃；④洗胃过程中应密切观察患者生命体征的变化，若发生呼吸、心搏骤停，应立即停止洗胃并进行抢救。

4. 特效解毒药的应用和护理

（1）抗胆碱药　代表性药物为阿托品，阿托品能阻断乙酰胆碱对副交感神经和中枢神经系统毒蕈碱受体的作用，因此对缓解毒蕈碱样症状和对抗呼吸中枢抑制是有效的，但对烟碱样症状却无效，对胆碱酯酶活力的恢复亦无作用。阿托品使用原则是早期、足量、反复给药，直到毒蕈碱样症状明显好转或有"阿托品化"表现为止。

用药的注意事项　每次用药前，必须严密观察瞳孔的大小及听诊肺部啰音，便于用药前后对照，利于调整用药剂量。严防造成阿托品过量或中毒；如不及时处理，也可造成死亡。对严重缺氧的患者，应先纠正缺氧后再使用阿托品。对有机磷杀虫药中毒患者的治疗达到阿托品化后，应逐渐减量直到症状消失，避免中毒表现出现反复。

（2）胆碱酯酶复能剂　常用药物有碘解磷定、氯解磷定等，此类药性能使被抑制的胆碱酯酶恢复活力，因此可解除肌束颤动等烟碱样症状，但对中毒时间过长、已老化的磷酰化胆碱酯酶无效。因此，要尽早用药，且与阿托品有协同作用，联合用药效果更好。

5. 密切观察病情

（1）密切观察患者的生命体征、神志、瞳孔、面色、肺部啰音及皮肤有无出汗、腺体的分泌情况等。区别阿托品化与阿托品中毒的不同反应。

（2）观察动脉血气分析及全血胆碱酯酶活力的动态变化。

（3）对使用呼吸机者，要观察患者的气道通畅度，呼吸机的运转情况，防止呼吸衰竭（图 3-2）。

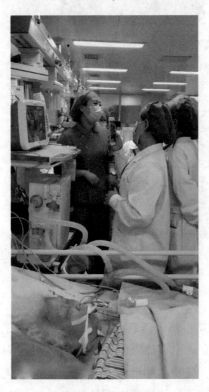

图 3-2　呼吸机治疗

（4）病情好转后，仍应观察有无"反跳现象""迟发性神经损害""中间综合征"等的发生。

6. 预防并发症　加强口腔护理，及时更换衣服，进行翻身拍背，注意皮肤护理，预防压疮的发生。用阿托品的患者出现尿潴留，应进行导尿，预防尿路感染的发生。对于使用呼吸机者，应遵守操作规范，预防肺部感染的发生等。

7. 记录　记录患者神志、生命体征、病情变化及抢救用药的情况。

8. 洗手，整理用物

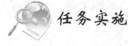 **任务实施**

一、操作流程

有机磷杀虫药中毒患者救护基本操作流程如图 3-3 所示。

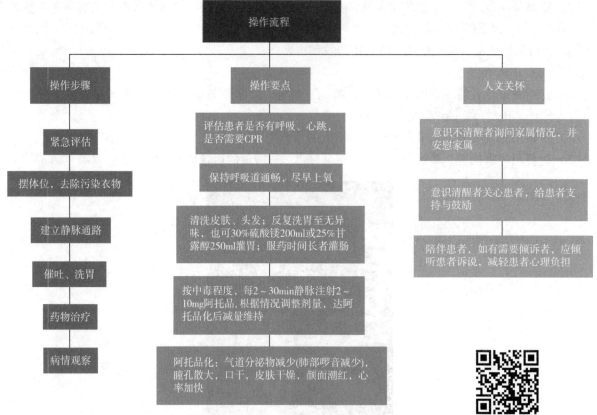

图 3 – 3　有机磷杀虫药中毒患者救护操作流程

有机磷杀虫药中毒患者评估

二、知识拓展

1. 中间综合征　在急性有机磷杀虫药中毒后一周内，多为 1～4d，有些急性中毒症状已经好转，神志状态由昏迷转为清醒的患者，会突然出现呼吸困难、吞咽困难、眼睑下垂等表现。由于这种情况发生在急性中毒期与迟发性神经病之间，故称为中间综合征或中间期肌无力综合征。其主要特点是肌无力，病情较轻的主要累及肢体近端肌肉和部分脑神经支配的肌肉，出现抬头困难、髋关节活动困难、眼睑下垂、睁眼困难、吞咽困难等症状，严重者累及呼吸肌，出现呼吸肌麻痹，患者死亡。中间综合征主要见于口服中毒的患者，以乐果、对硫磷、敌敌畏等多见。大多数患者经治疗症状在 20d 左右后恢复，少数可持续一个月以上。

2. 阿托品化和阿托品中毒

（1）阿托品化的临床表现为　①瞳孔较前扩大，但对光反应存在；②患者面色潮红，心率增快，低于 120 次/min；③口干、皮肤干燥；④肺部啰音消失或明显减少。

（2）阿托品中毒的表现为：神志模糊、狂躁不安、瞳孔散大、颜面紫红、高热、皮肤干燥、心动过速、抽搐、尿潴留，严重者还可出现昏迷。

 同步练习

1. 有机磷杀虫药中毒患者的临床表现中下列正确的是 （　　）。

A. 呼出有苦杏仁味气体

B. 皮肤干燥

C. 腺体分泌减少

D. 瞳孔散大

E. 肌纤维颤动

2. 急性中毒病员，在毒物种类不明时，一般选用的洗胃液是（ ）。

A. 生理盐水   B. 碳酸氢钠

C. 1∶15000 高锰酸钾   D. 液体石蜡

E. 植物油

3. 对食入性有机磷杀虫药中毒者，抢救的关键是（ ）。

A. 保持呼吸道通畅   B. 及时导泻

C. 撤离中毒环境   D. 彻底洗胃

E. 大剂量使用解磷定

4. 抢救有机磷杀虫药中毒患者，患者出现阿托品化表现后，阿托品的用法是（ ）。

A. 立即停药

B. 逐渐减量直至症状消失后停药

C. 继续原剂量治疗直至症状消失后停药

D. 逐渐减量直至症状消失后24h再停药

E. 继续原剂量治疗24h后停药

5. 患者呼吸气味中有大蒜味，应考虑（ ）。

A. 尿毒症   B. 酮症酸中毒

C. 有机磷杀虫药中毒   D. 肺癌

E. 支气管感染

6. 抢救在喷洒有机磷杀虫药过程中发生急性中毒的患者，首先要采取的措施是（ ）。

A. 清除尚未吸收的毒物

B. 排出体内已吸收的毒物

C. 应用特殊解毒剂

D. 对症治疗

E. 以上都不是

7. 抢救重度有机磷杀虫药中毒患者时使用阿托品，下列错误的是（ ）。

A. 应用剂量大   B. 达阿托品化后应停药

C. 应早期使用   D. 应静脉给药

E. 应与复能剂合用

8. 有机磷杀虫药中毒患者的主要死因是（ ）。

A. 呼吸衰竭   B. 肾衰

C. 肝性脑病   D. 心力衰竭

E. DIC

9. 阿托品对解除有机磷杀虫药中毒的何种症状无效（ ）。

A. 瞳孔缩小   B. 多汗，流涎

C. 肌纤维颤动   D. 肺部湿啰音

E. 平滑肌痉挛

10. 临床判断有机磷杀虫药中毒程度的重要指标是（ ）。

A. 呕吐物有机磷杀虫药的鉴定   B. 血中胆碱酯酶活力

C. 血中胆碱酯酶含量   D. 尿中三氯乙醇的含量

E. 呼吸道分泌物有机磷杀虫药的鉴定

11. 有机磷杀虫药中毒后不能用 1：5000 高锰酸钾洗胃的是（　　　）。

A. 内吸磷　　　　　　　　B. 敌百虫　　　　　　　　C. 敌敌畏　　　　　　　　D. 乐果

E. 对硫磷

12. 诊断有机磷杀虫药中毒的最重要的指标为（　　　）。

A. 确切的接触史　　　　　　　　　　　　B. 毒蕈碱样和烟碱样症状

C. 血胆碱酯酶活力降低　　　　　　　　　D. 阿托品试验阳性

E. 呕吐物有大蒜味

13. 有机磷杀虫药中毒合理的给药方案是（　　　）。

A. 应用阿托品　　　　　　　　　　　　　B. 应用碘解磷定

C. 联合应用胆碱酯酶复活剂和抗胆碱药　　D. 应用利尿剂

E. 应用亚甲蓝

14. 有机磷杀虫药中毒应用阿托品治疗时，下列错误的是（　　　）。

A. 用量应根据中毒程度适量掌握

B. 重度中毒时必须早期、足量给予

C. 重度中毒时应静脉给药

D. 达阿托品化后应立即停药

E. 与胆碱酯酶复能剂并用药时应减少阿托品用量

15. 有机磷杀虫药中毒时，使用胆碱酯酶复能剂解磷定的正确方法是（　　　）。

A. 及早，足量，稀释后快速静脉注射，必要时重复

B. 及早，足量，稀释后缓慢静脉注射或滴注，必要时重复

C. 尽早，适量，稀释后肌注，必要时重复

D. 尽早，适量，与阿托品混合在一起皮下注射，必要时重复

E. 尽早，适量，加入 40/L 苏打溶液中静脉滴注，必要时重复

参考答案

📝 任务小结

任务掌握程度	任务存在问题	努力方向
完全掌握 □		
部分掌握 □		
没有掌握 □		
任务学习记录		

单元二　一氧化碳中毒救护

任务一　一氧化碳中毒患者评估

任务情境

张某某，男，65岁，1h前洗澡，妻子发现其倒在卫生间里，意识模糊。查体：T：38℃，P：100次/min，R：14次/min，BP：130/75mmHg，昏迷，口唇呈樱桃红色，无颈静脉怒张，肺部听诊有湿性啰音。

思考：假如你在现场如何判断中毒及程度？

任务目标

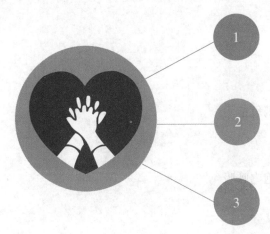

1　能说出一氧化碳中毒患者的症状

2　能正确判断一氧化碳中毒的程度

3　关爱患者，减少痛苦，做好心理护理

任务分析

【一氧化碳中毒患者评估】

一氧化碳中毒评估　　一氧化碳中毒症状评估

一、概述

一氧化碳（CO）俗称煤气，为无色、无臭、无味、不溶于水的气体。一氧化碳中毒是指人体短时间内吸入过量一氧化碳（CO）所造成的脑及全身组织缺氧性疾病，严重者可引起死亡。

二、中毒病因与发病机制

1. 病因

（1）生活性中毒：家用煤炉产生的气体中CO浓度高达6%~30%，失火现场空气中的CO达10%。

（2）职业性中毒：在炼钢、烧焦、烧窑等工业生产中，煤炉或窑门关闭不严、煤气管道泄漏及煤矿瓦斯爆炸等均可产生大量CO。

2. 机制：$CO + Hb = COHb$，其亲和力比$O_2 + Hb$大240倍，解离速度是氧合血红蛋白的1/3600，COHb使氧合血红蛋白解离曲线左移，高浓度的CO还能与细胞色素氧化酶中的二价铁离子相结合，直接抑制细胞内呼吸造成内窒息。

★临床表现 VS【岗位能力】

轻度中毒：头痛、头晕、乏力、恶心、呕吐，甚至昏厥。血液 COHb 浓度为 10% ~ 20%，脱离现场，呼吸新鲜空气，症状可消失。

中度中毒：除上述症状加重外，皮肤黏膜呈樱桃红色、心动过速、烦躁多汗、神志恍惚、步态不稳，甚至昏迷。血液 COHb 浓度为 30% ~ 40%，治疗可恢复，无并发症。

重度中毒：深昏迷，各种反射消失。呈去大脑皮质状态：两便失禁、四肢厥冷、呼之不应、推之不动、血压下降、瞳孔缩小。血液 COHb 浓度大于 50%。

并发症：脑水肿、高热、休克、呼吸衰竭、上消化道出血与急性肾功能衰竭。

 同步练习

1. 急性一氧化碳中毒患者的严重程度取决于（　　　　）

A. 中毒环境中一氧化碳浓度

B. 接触一氧化碳时间

C. 患者血中碳氧血红蛋白的饱和度

D. 患者需氧要求的高低

E. 患者原有的健康程度

2. 急性重度一氧化碳中毒的机制是（　　　　）

A. 形成碳氧血红蛋白血症，严重降低血红蛋白携氧能力

B. 碳氧血红蛋白不易解离

C. 碳氧血红蛋白的存在妨碍氧合血红蛋白解离

D. 一氧化碳与细胞色素酶中的铁结合，影响细胞内呼吸

E. 以上四个方面都存在

3. 一氧化碳中毒时，最容易遭受损害的脏器是（　　　　）

A. 肺和脑 　　　　　　　　　　　　　　B. 脑和心脏

C. 肾 　　　　　　　　　　　　　　　　D. 胰腺

E. 肾和肺

4. 一氧化碳中毒的主要诊断依据是（　　　　）

A. 血液中氧分压下降

B. 血液中胆碱脂酶活性降低

C. 碳氧血红蛋白化验阳性

D. 血液中还原血红蛋白超过 50g/L

E. 血液中血红蛋白量小于 70g/L

5. 一氧化碳中毒迟发性脑病的表现是（　　　　）

A. 精神异常或意识障碍

B. 锥体外系神经障碍

C. 锥体系神经损害

D. 大脑皮质局灶性功能障碍

E. A + B + C + D

6. 一氧化碳中毒的特征性临床表现是（　　　　）

A. 呼吸困难　　　　　　　　　　　　　　B. 恶心、呕吐

C. 休克　　　　　　　　　　　　　　　　D. 口唇呈樱桃红色

E. 疲乏、无力

7. 导致碳氧血红蛋白血症的毒物是（　　　）

A. 有机磷杀虫药　　　　　　　　　　　　B. 吗啡

C. 乙醇　　　　　　　　　　　　　　　　D. 一氧化碳

E. 安眠药

8. 一氧化碳中毒时，血中明显增多的血红蛋白是（　　　）。

A. 碳氧血红蛋白　　　　　　　　　　　　B. 高铁血红蛋白

C. 氧合血红蛋白　　　　　　　　　　　　D. 硫化血红蛋白

E. 还原血红蛋白

9. 一氧化碳中毒后，产生低氧血症的主要原因（　　　）。

A. 结合成氧合血红蛋白

B. 结合成还原血红蛋白

C. 结合成碳氧血红蛋白

D. 合成高铁血红蛋白

E. 结合成正铁血红蛋白

10. 急性一氧化碳中毒诊断最可靠的依据是（　　　）。

A. 一氧化碳接触史

B. 突然昏迷

C. 皮肤粘膜呈樱桃红色

D. 血液碳氧血红蛋白检验呈阳性

E. 排除其它中毒性疾病

参考答案

任务小结

任务掌握程度	任务存在问题	努力方向
完全掌握 □ 部分掌握 □ 没有掌握 □		
任务学习记录		

任务二 一氧化碳中毒患者救护

任务情境

张某某，男，65 岁，1h 前洗澡，妻子发现其倒在卫生间里，意识模糊。查体：T：38℃，P：100次/min，R：14 次/min，BP：130/75mmHg，昏迷，口唇呈樱桃红色，无颈静脉怒张，肺部听诊有湿性啰音。

思考：假如你在现场如何进行救护？

任务目标

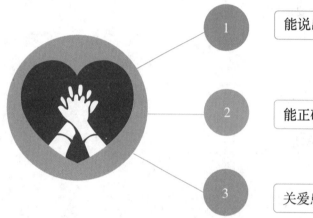

1　能说出一氧化碳中毒患者的救护措施

2　能正确对一氧化碳中毒患者进行救护

3　关爱患者，减少痛苦，做好心理护理

任务分析

【一氧化碳中毒救护】

一、概念

一氧化碳中毒救护技术是使在短时间内吸入过量一氧化碳的患者尽快脱离危险环境，采用医疗手段减少毒物吸收，改善缺氧的技术。

二、目的

纠正缺氧，解除中毒状态。

三、适应证

一氧化碳中毒患者。

★【操作要点】和【岗位能力】

一、操作流程

通风—氧疗—对症处理—保暖

二、操作要点

（1）脱离中毒环境，关闭燃气阀门，开窗通风，转移患者至通风良好的地方（图3－4）。

（2）保持气道通畅，解开患者衣扣，及时清除口鼻分泌物。

（3）氧疗：①给予高流量氧气吸入（图3－5），8～10L/min，如果条件允许，且循环和呼吸稳定，应尽快给予高压氧治疗（图3－6）；②呼吸停止者应尽快行气管插管或气管切开，人工加压给氧，必要时使用机械通气；③高压氧。

（4）对症处理。①防治脑水肿、中毒性脑病：必要时遵医嘱快速滴入20%甘露醇100～250ml，2～3次/d，并加用肾上腺皮质激素；②改善脑细胞代谢：胞磷胆碱400～600ml静脉滴入，每日一次，连用3～5d，同时用辅酶、ATP等；③防治急性肾衰竭：避免使用对肾功能有损害的药物，合理使用利尿剂，必要时导尿；④防治电解质紊乱：注意监测电解质及酸碱平衡，及时查生化及血气分析；⑤防治抽搐：患者出现抽搐，应采取头部降温，并给予地西泮10mg静脉注射。

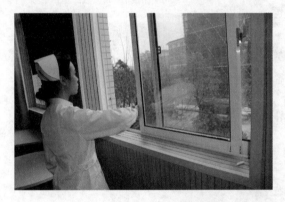

图3－4　空气对流

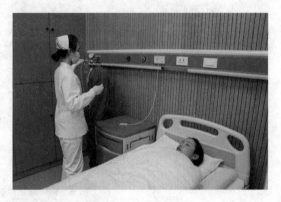

图3－5　高流量吸氧

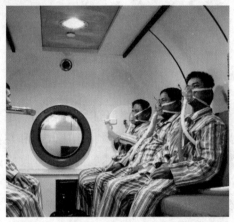

图3－6　高压氧治疗

（5）保暖。

（6）安全防护。对烦躁不安、抽搐患者做好防护，如加置床栏、四肢上约束带，防止坠床或自伤；定时翻身，防止压疮的发生。

（7）记录患者神志、生命体征、病情变化及抢救用药情况。

（8）洗手，整理用物。

任务实施

一氧化碳中毒救护

一、操作流程

一氧化碳中毒救护基本操作流程如图 3 – 7 所示。

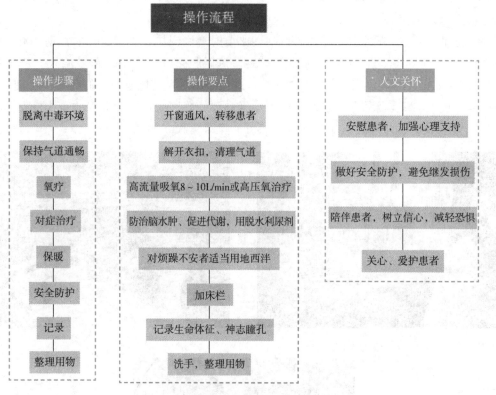

图 3 – 7　一氧化碳中毒救护基本操作流程

二、知识拓展

1. 高压氧治疗　指在高压氧舱内,给予 1 个大气压以上的纯氧,通过人体循环以携带更多的氧到病人受损的组织和器官,增加血氧弥散和组织内的含氧量,迅速改善和纠正组织缺氧,防止或减轻缺氧性损害的发生和发展,促进组织修复和功能恢复,从而达到治疗或抢救的目的。

2. 治疗目的

(1) 提高机体氧含量,使组织得到足够的溶解氧,迅速纠正低氧血症。

(2) 加速碳氧血红蛋白的解离,促进一氧化碳的清除。

(3) 防止迟发性脑病和各种并发症的发生。

(4) 改善中枢神经细胞呼吸障碍。

3. 治疗方法:高压氧治疗根据不同的疾病选择不同的治疗压力和吸气方式。针对一氧化碳中毒,目前国内还没有统一的标准,国外以往使用 "Maryland Institute for E – mergency Medical Services" 标准,3ATA 下吸纯氧时间 60 ~ 80min,少数患者吸入 90min。

4. 注意事项:

(1) 患者入舱不能携带打火机等易燃、易爆等物品,不能穿化纤衣物进舱,以免产生静电火花,发生火灾。进仓前排空大小便,此外,患者在治疗期间不宜进食产气多的食物。

（2）教会患者做咽鼓管开启动作（如张嘴、吞咽、捏鼻闭嘴鼓气等动作）。在加压过程中如有耳朵不适，应不断做咽鼓管开启动作。

（3）危重患者行高压氧治疗时，加压阶段应关闭一切引流管，如胃管、尿管、腹腔引流管等。减压时放开一切引流管。昏迷患者重点观察呼吸情况。

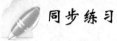 **同步练习**

1. 急性重度一氧化碳中毒的治疗首选（　　）。

A. 换血 　　　　B. 人工冬眠 　　　　C. 中枢兴奋剂 　　　　D. 面罩给氧

E. 高压氧舱

2. 一氧化碳中毒的主要诊断依据是（　　）。

A. 血液中氧分压下降 　　　　　　B. 血液中胆碱脂酶活性降低

C. 碳氧血红蛋白化验阳性 　　　　D. 血液中还原血红蛋白超过 50g/L

E. 血液中血红蛋白量小于 70g/L

3. 一氧化碳中毒首选抢救措施为（　　）。

A. 应用脱水剂 　　　　　　　　　B. 应用利尿剂

C. 使用高压氧舱 　　　　　　　　D. 迅速离开中毒环境

E. 应用呼吸中枢兴奋剂

4. 急性一氧化碳中毒昏迷下列措施中错误的是（　　）。

A. 立即原地抢救 　　　　　　　　B. 高流量吸氧

C. 解除脑血管痉挛 　　　　　　　D. 使用脱水剂

E. 使用呼吸兴奋剂

5. 急性一氧化碳中毒时，首要的治疗方法（　　）。

A. 20% 甘露醇 250ml 静脉快速滴注 　　　B. ATP 注射

C. 冬眠疗法 　　　　　　　　　　　D. 血液透析

E. 氧气疗法

6. 急性一氧化碳中毒诊断最可靠的依据是（　　）。

A. 一氧化碳接触史 　　　　　　　B. 突然昏迷

C. 皮肤粘膜呈樱桃红色 　　　　　D. 血液碳氧血红蛋白实验呈阳性

E. 排除其它中毒性疾病

7. 急性重度一氧化碳中毒最主要的死因是（　　）。

A. 高热 　　　　　　　　　　　　B. 抽搐

C. 呼吸循环衰竭 　　　　　　　　D. 吸入性肺炎

E. 脑局灶性损害

8. 抢救急性一氧化碳中毒，尽快纠正组织缺氧效果最佳的是（　　）。

A. 迅速离开现场 　　B. 吸氧 　　　　C. 输血 　　　　D. 注射激素

E. 高压氧舱治疗

9. 男，29 岁，因煤气中毒 1d 后入院，深昏迷，休克，尿少，血 COHb 浓度 60%，急性一氧化碳中毒的病情属（　　）。

A. 重度中毒 　　　　B. 中度中毒 　　　　C. 轻度中毒 　　　　D. 慢性中毒

E. 极度中毒

10. 男，42 岁，因一氧化碳中毒 1d 入院。查体：深昏迷，呼吸尚规则，余无异常。为了加快一氧化碳的排出，宜采用的最佳治疗是（　　）。

A. 高浓度给氧

B. 持续低流量给氧

C. 上呼吸机

D. 高压氧治疗

E. 呼吸兴奋剂使用

参考答案

 任务小结

任务掌握程度	任务存在问题	努力方向
完全掌握 □ 部分掌握 □ 没有掌握 □		
任务学习记录		

单元三　酒精中毒患者救护

任务一　酒精中毒患者评估

 任务情境

江某某，男，32 岁，与几个朋友到饭店吃饭，举杯豪饮，直至凌晨才回到家中。凌晨 2 时许，其妻欲如厕，见男子躺倒在洗手间内，拖鞋掉在一边，脸色发青，昏迷不醒，立即将其送往医院。查体：T：35.6℃，P：120 次/min，R：14 次/min，BP：90/60mmHg，皮冷唇紫，多汗，从患者呼出气体中能闻到强烈的酒味。

思考：1. 现场如何进行评估？

2. 如何判断其受伤程序？

任务目标

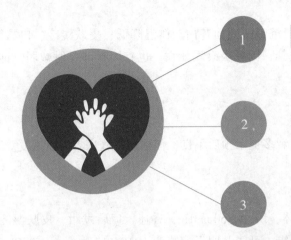

1　说出酒精中毒的症状

2　能判断酒精中毒的程度

3　关爱患者，减少痛苦，做好心理护理

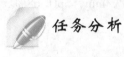 **任务分析**

【酒精中毒概述】

酒精中毒患者评估

一、概念

酒精，又称乙醇，是无色、易燃、易挥发的液体，具有醇香气味，能与水或其他有机溶剂混溶。一次饮入过量的酒精或酒类饮料，引起的中枢神经系统由兴奋转为抑制的状态，称为急性酒精中毒（acute alcohol poisoning）或急性乙醇中毒（acute ethanol poisoning）。

二、中毒机制

乙醇具有脂溶性，当过量酒精进入人体时，超过了肝脏的氧化代谢能力，即在体内蓄积并进入大脑，抑制中枢神经系统功能，引起共济失调、昏睡、昏迷、呼吸或循环衰竭。同时乙醇在肝脏代谢生成的代谢产物可影响代谢过程，导致代谢性酸中毒以及糖异生受限，引起低血糖症。

三、判断依据及临床表现

1. 判断依据：过量饮酒史＋口腔或者呼气酒精味、流涎、多汗、肺部啰音、瞳孔散大、肌肉震颤、意识障碍；查血乙醇浓度阳性。

2. 临床表现：临床表现因人而异，中毒症状出现迟早也各不相同，与饮酒量、血中酒精含量呈正相关，也与个体、敏感性有关。

★【酒精中毒程度】和【岗位能力】

一、病情严重程度

临床表现与饮酒量及个人耐受性有关，分为三期。

1. 兴奋期：当血乙醇浓度＞50mg/dl时，眼睛发红（即结膜充血）、脸色潮红或苍白、轻微眩晕、乏力；自控力丧失、自感欣快、语言增多、逞强好胜、口若悬河、夸夸其谈、举止轻浮；有的表现粗鲁无礼、易感情用事、打人毁物、喜怒无常。绝大多数人在此期都自认没有醉，继续举杯，不知节制；有的则安然入睡。

2. 共济失调期：当血乙醇浓度 >150mg/dl 时，表现为动作笨拙、不协调，步态蹒跚、语无伦次、发音含糊；眼球震颤、躁动、复视。

3. 昏迷期：当血乙醇浓度 >250mg/dl 时，患者沉睡，颜面苍白、体温降低、皮肤湿冷、口唇微绀，严重者昏迷，呼吸慢而有鼾音、心跳加快、二便失禁，因呼吸衰竭死亡。也有因咽部反射减弱，饱餐后呕吐，导致吸入性肺炎或窒息而死亡。

二、预后

轻度中毒可完全恢复。昏迷时间过长的重症患者多提示预后不良，但也有一些患者可以恢复。

 同步练习

男性，48 岁，饮大量白酒后意识不清 2h，查体：BP 90/60mmHg，昏迷、口唇发绀、皮肤湿冷，口周及口内有呕吐物，呼吸慢而有鼾声，双肺呼吸音粗，可闻及明显痰鸣音，HR 112 次/min，SpO_2 68%，外院颅脑 CT 排除脑出血。(共用题干 1−3)

1. 诊断急性酒精中毒，需首先采取的即刻护理措施是（ ）。

A. 通畅气道

B. 血液透析

C. 补液

D. 高压氧治疗

E. 利尿

2. 可同时采取的护理措施不包括（ ）。

A. 吸氧、保暖、开放静脉通路

B. 维持循环功能、心电血压监护，监测心律失常和心肌损害

C. 维持水、电解质、酸碱平衡

D. 观察生命体征，尤其是神志、呼吸和呕吐物性状，防止坠床

E. 尽快应用安定镇静药

3. 可采取的进一步措施不包括（ ）。

A. 洗胃

B. 必要时血液透析

C. 静脉输注纳洛酮并防治感染

D. 必要时气管插管、机械通气

E. 静脉应用甘露醇

4. 患者，男性，30 岁。参加同事聚会饮酒后，被送入医院，表现为呼吸慢而有鼾音，伴有呕吐，心率快，心率 133 次/min，血压 80/50mmHg，血乙醇浓度超过 87mmol/L，目前患者处于（ ）。

A. 共济失调期

B. 嗜睡期

C. 兴奋期

D. 深昏迷期

E. 浅昏迷期

5. 酒精中毒行血液透析的适应证，不包括（　　　）。

A. 同时伴有甲醇中毒

B. 同时伴严重代谢性酸中毒

C. 伴其他可疑药物中毒

D. 出现共济失调

E. 血乙醇含量达 500mg/dl

参考答案

 任务小结

任务掌握程度	任务存在问题	努力方向
完全掌握 □ 部分掌握 □ 没有掌握 □		
任务学习记录		

任务二　酒精中毒患者救护

 任务情境

江某某，男，32 岁，与几个朋友到饭店吃饭，举杯豪饮，直至凌晨才回到家中。凌晨 2 时许，其妻欲如厕，见一男子躺倒在洗手间内，拖鞋掉在一边，脸色发青，昏迷不醒，立即将其送往医院。查体：T：35.6℃，P：120 次/min，R：14 次/min，BP：90/60mmHg，皮冷唇紫，多汗，从患者呼出气体中能闻到强烈的酒味。

思考：假如你在现场如何进行救护？

任务目标

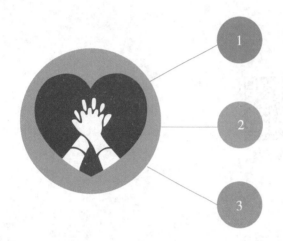

1 | 能说出酒精中毒患者的救护要点

2 | 能正确实施酒精中毒患者的救护措施

3 | 关爱患者，减少痛苦，做好心理护理

任务分析

【酒精中毒救护】

一、概念

酒精中毒救护技术是使在短时间内接触过量酒精的患者在保证气道通畅的前提下，采用各种医疗手段降低血中酒精浓度，从而改善全身状况的技术。

二、目的

改善患者全身情况，降低血中酒精浓度，解除中毒状态。

三、适应证

酒精中毒患者。

★【操作要点】和【岗位能力】

一、操作流程

保持气道通畅—迅速清除毒物—特效解毒药物—对症治疗

二、操作要点

1. 保持气道通畅、吸氧　紧急评估患者有无气道阻塞；有无呼吸困难，呼吸的频率和程度是否异常；有无脉搏，循环是否充分；神志是否清楚。误吸和窒息导致气道阻塞是急性酒精中毒死亡的重要原因，须特别重视。

（1）出现严重气道阻塞的昏迷患者应立即取平卧位，头偏向一侧，及时清除呕吐物及呼吸道分泌物，防止窒息，必要时气管插管；供氧充足，高流量吸氧，维持血氧饱和度95%以上；保暖，维持正常体温，尤其是在现场和寒冷状态下更为重要；若呼之无反应、无脉搏应立即进行心肺复苏。

（2）轻症患者无需治疗，卧床休息，注意保暖，可自行恢复。兴奋躁动的患者应适当加以约束。对烦躁不安或过度兴奋者，可用小剂量地西泮，禁用吗啡、氯丙嗪及苯巴比妥类镇静剂。

2. 迅速清除毒物

（1）可以催吐不主张洗胃　因酒精吸收很快使得洗胃效果有限，不主张积极洗胃。对清醒者可以催吐、引吐，常采用咽部刺激方法。如同时服用其他药物应尽早洗胃。

（2）镇吐：如呕吐次数较多，或出现干呕或呕吐胆汁，给甲氧氯普胺10mg肌肉注射，以防止出现急性胃黏膜病变。未出现频繁呕吐，禁止应用镇吐剂。

（3）导泻：33%硫酸镁200ml或者25%甘露醇250ml口服。

（4）输液：生理盐水或葡萄糖盐溶液2000~4000ml/d，注意维持电解质酸碱平衡。对脱水明显者还需要适当加大液体入量。

（5）利尿：呋塞米20~40mg肌肉注射或静脉注射，必要时加倍重复使用1~2次。催吐、洗胃、导泻对清除胃肠道内残留乙醇有一定作用。静脉注射50%葡萄糖100ml，肌注维生素B_1、维生素B_6各100mg，以加速乙醇在体内氧化达到解毒目的。严重急性中毒时可用血液透析促使体内乙醇排出。

3. 特效解毒药物：

（1）促使乙醇转化：①静脉滴注10%葡萄糖500~1000ml和胰岛素8~12单位，最好快速滴入，可加氯化钾，以防低血钾。必要时可以加入50%葡萄糖来加大液体中葡萄糖含量；②维生素B_{12}和烟酸各100mg肌肉注射。

（2）其他解毒或者可选药物：①纳洛酮0.4~0.8mg缓慢静脉注射，促进大脑苏醒；②对于呼吸抑制者可以考虑给予中枢兴奋药物利他林、尼可刹米0.375g肌肉注射等；③严重者用血液透析和血液灌流，透析指征有：血乙醇含量>500mg/dl，伴酸中毒或同时服用甲醇、可疑药物者。

4. 对症处理　严密观察病情，进一步监护心电、血压、脉搏和呼吸，密切观察意识状态、瞳孔及生命体征的变化，及时对症处理。

5. 记录　患者神志、生命体征、病情变化及抢救用药情况。

6. 洗手　整理用物。

7. 健康教育　加强卫生宣传教育，强调长期及大量饮酒的危害性；创造替代条件，加强文娱体育活动；早期发现嗜酒者，早期戒酒，进行相关并发症的治疗和康复治疗。

 任务实施

一、操作流程

酒精中毒患者救护基本操作流程如图3-8所示。

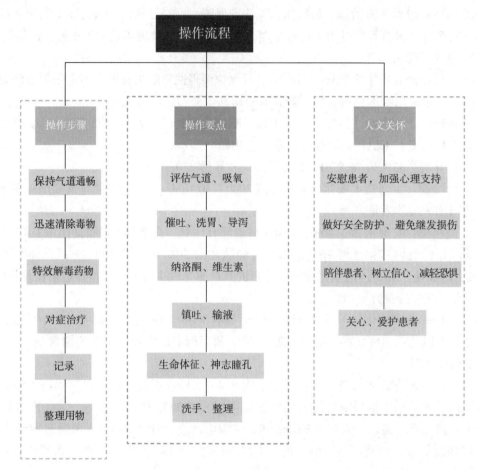

酒精中毒救护

图 3 - 8　酒精中毒患者救护基本操作流程

二、知识拓展

1. 酒精戒断综合征：指长期酗酒者在长期大量饮酒过程中，突然停止饮酒或减少饮酒量而引起的一种临床综合征，往往于停止饮酒 12～48h 以后出现。

2. 病因：有躯体依赖的酗酒者，在戒酒过程中，中枢神经系统失去酒精的抑制作用，产生大脑皮质和（或）β - 肾上腺素能神经过度兴奋所致。

3. 发病机理：正常情况下大脑向血液的转送或输出体系在维持脑的正常功能上起着很重要的作用，目前认为这种体系主要是肽类物质，它影响着中枢神经系统对内外源性物质的吸收。由于酗酒的慢性刺激，脑内的这种功能基本处于稳定或平衡状态。突然戒断可造成这种输出体系与外周组织的联系发生中断，产生一系列神经症候群。酒精戒断综合征（AWS）的发生可能与乙醇刺激的突然解除造成脑内 r - 氨基丁酸（GABA）抑制效应的降低及交感神经系统被激活有关。

4. 临床表现：轻度戒断综合征表现为震颤、乏力、出汗、反射亢进，以及胃肠道症状。有些人还会发生癫痫大发作，但一般不会在短期内发作 2 次以上（酒精性癫痫或酒痉挛），会在几天内症状自然消失。

5. 治疗：

（1）纠正电解质紊乱：癫痫和谵妄的发生可能与缺镁有关，低钾会造成心功能紊乱。

（2）维生素的补充：酒依赖患者长期以酒代饭致进食量减少，酒精也抑制小肠吸收，最常见的是缺乏叶酸和维生素 B_1，叶酸缺乏可导致贫血，维生素 B_1 缺乏可能发展成 Wernicke 脑病。

（3）苯二氮䓬类药物的使用。

 同步练习

1. 患者，男性，45 岁，饮酒二十余年，昨晚与同事聚会，饮白酒 400ml，出现明显的烦躁不安，过度兴奋状。针对目前患者的情况，可选用的镇静药物是（　　　）。

A. 小剂量地西泮　　　B. 吗啡　　　　　　　C. 氯丙嗪　　　　　　D. 苯巴比妥钠

E. 水合氯醛

2. 患者，男，78 岁，饮用红酒 600ml 后出现脸色潮红，轻微眩晕，语言增多，诊断为酒精中毒。下列医嘱中，对治疗酒精中毒无效的是（　　　）。

A. 静推利尿剂　　　B. 静推纳洛酮　　　　C. 静脉滴注维生素　　D. 静滴抗生素

E. 静滴电解质

3. 患者，男，55 岁，饮酒史 28 余年，每天饮酒约半斤，近日出现记忆力严重丧失，时空定向力障碍，考虑酒精慢性中毒的是（　　　）。

A. Korsakoff 综合征　　B. 震颤谵妄反应　　C. 周围神经麻痹　　　D. 酒精性幻觉反应

E. Wernicke 脑病

4. 患者男性，30 岁，参加同事聚会饮酒后意识不清，被送入医院，表现为呼吸慢而有鼾声，面色苍白，皮肤湿冷，心率快，113 次/min，血压 80/50mmHg，乙醇超过 250mg/dl，患者目前处于（　　　）。

A. 共济失调期　　　B. 嗜睡　　　　　　　C. 兴奋期　　　　　　D. 深昏迷

E. 浅昏迷

5. 下列有关酒精中毒患者的护理，错误的是（　　　）。

A. 保持呼吸道通畅　　　　　　　　　　　B. 观察意识状态、瞳孔及生命体征的变化

C. 按医嘱尽快使用纳洛酮　　　　　　　　D. 不能对患者进行保护性约束

E. 适当提高室温，采用加盖棉被等保暖措施，并补充能量

6. 患者男性，65 岁，饮酒史 30 余年，每天饮白酒约半斤，近日出现眼球震颤、步态不稳、精神错乱，显示无欲状态，考虑酒精慢性中毒的（　　　）。

A. Wernicke 脑病　　B. Korsakoff 综合征　　C. 周围神经麻痹　　　D. 震颤谵妄反应

E. 酒精性幻觉反应

7. 患者，女性，45 岁，饮用红酒 600ml 后出现脸色潮红、轻微眩晕、语言增多，诊断为酒精中毒。下列医嘱中，对治疗酒精中毒无效的是（　　　）。

A. 反复洗胃　　　B. 利尿　　　　　　　C. 催吐　　　　　　　D. 静滴抗生素

E. 静滴葡萄糖

参考答案

任务小结

任务掌握程度	任务存在问题	努力方向
完全掌握 □ 部分掌握 □ 没有掌握 □		
任务学习记录		

单元四　镇静药物中毒救护

任务一　镇静药物中毒患者评估

任务情境

王某某，女，35 岁，1d 前因和丈夫吵架后自行吞服大量安定片，当天下午被家人发现其意识不清，紧急送往医院抢救。查体：T：35.6℃，P：110 次/min，R：14 次/min，BP：80/50mmHg。

思考：1. 现场如何进行评估？

　　　2. 如何判断其中毒程度？

任务目标

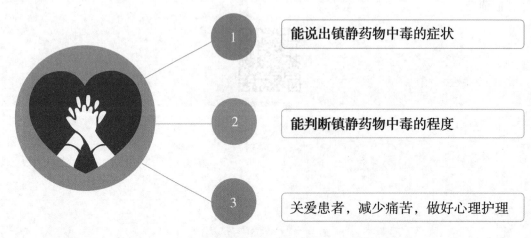

1　能说出镇静药物中毒的症状

2　能判断镇静药物中毒的程度

3　关爱患者，减少痛苦，做好心理护理

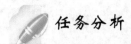

镇静药物中毒患者评估

任务分析

【镇静药物中毒概述】

一、概念

镇静催眠药是中枢神经系统抑制药，具有镇静、催眠作用。此处将镇静催眠药大致分为四类：苯二氮䓬类（地西泮、硝西泮、艾司唑仑、阿普唑仑等）、巴比妥类（巴比妥、苯巴比妥、异戊巴比妥、速可眠、硫喷妥钠等）、吩噻嗪类、其他类。过多剂量可麻醉全身，包括延脑中枢。镇静催眠药中毒是指由于服用过量的镇静催眠药而导致的一系列中枢神经系统过度抑制病症。

镇静催眠药中毒分急性中毒和慢性中毒。急性中毒是指在短期内服用大量此类药物而造成的病症；慢性中毒是指患者因长期服用此类药物，而产生对药物的耐受性和依赖性，从而不断增加用药量，一旦中止用药，即出现不同程度的药物戒断症状的现象。由于这类药物临床应用广泛且易于获得，故急性中毒已为临床所常见。

二、中毒机制

镇静催眠药物为脂溶性药物，易透过血脑屏障，发挥抑制中枢神经系统的作用。作用逐步表现为镇静、催眠、麻醉，甚至延脑中枢麻痹。大剂量使用镇静催眠药后，患者可出现严重的呼吸衰竭和循环衰竭现象，出现意识完全丧失、呼吸抑制、血压下降、反射消失等。

三、判断依据及临床表现

1. 判断依据　过量服用镇静药物史，血液、尿液、胃液中药物浓度测定。

2. 临床表现　神经系统表现为嗜睡、神志恍惚甚至昏迷、言语不清、瞳孔缩小、共济失调、腱反射减弱或消失；呼吸与循环系统表现为呼吸减慢或不规则，严重时呼吸浅慢甚至停止；皮肤湿冷、脉搏细速、发绀、尿少、血压下降、休克。

★【镇静药物中毒程度】和【岗位能力】

一、病情严重程度

病情严重程度与服药的种类、剂量、治疗早晚及既往身体健康条件有关。

1. 巴比妥类中毒

（1）轻度中毒　嗜睡、情绪不稳定、注意力不集中、记忆力减退、共济失调、发音含糊不清、步态不稳、眼球震颤。

（2）中度中毒　表现为昏睡或浅昏迷、腱反射消失、呼吸浅而慢，眼球震颤。

（3）重度中毒　进行性中枢神经系统抑制，由嗜睡到深昏迷。呼吸抑制由呼吸浅而慢到呼吸停止；心血管功能由低血压到休克；体温下降常见；肌张力下降，腱反射消失。

2. 苯二氮䓬类中毒　中枢神经系统抑制较轻，主要症状是嗜睡、头晕、言语含糊不清、意识模糊、共济失调。

3. 吩噻嗪类中毒　最常见的为锥体外系反应：①震颤麻痹综合征；②静坐不能；③急性肌张力障碍反应，如斜颈、吞咽困难、牙关紧闭等。

4. 其他类　肝脏受损时出现肝大、黄疸、肝功能异常。肾脏受损可出现尿量减少、蛋白尿等异常情况。

二、预后

轻度中毒可完全恢复。昏迷时间过长的重症患者多预后不良，但也有一些患者可以恢复。在急性中毒患者中，死亡者占 0.5% ~12%。死亡的发生不仅取决于所服用药物的剂量，而且与抢救措施及时与否，以及患者对药物的敏感性等因素有关。

 同步练习

1. 苯二氮䓬类药物中毒的特效解毒剂是（　　　）。

A. 尼可刹米 　　　　　　　　　　B. 洛贝林

C. 多巴胺 　　　　　　　　　　　D. 肾上腺素

E. 氟马西尼

2. 安眠药中毒时，禁用的导泻药是（　　　）。

A. 硫酸镁 　　　　　　　　　　　B. 生理盐水

C. 硫酸钠 　　　　　　　　　　　D. 油性泻药

E. 甘露醇

3. 患者，男，35 岁，因抑郁症长期失眠一次性口服 200 片地西泮和红酒 1 瓶，急诊入院时神志呈昏迷状态，下列处理不正确的是（　　　）。

A. 保持气道通畅

B. 监测生命体征

C. 建立静脉通路

D. 洗胃

E. 准备血液透析用物

4. 患者，男性，42 岁，口服安定 1 瓶，家人发现时急送医院，入院急诊时已呈昏迷状态，下列护理错误的是（　　　）。

A. 立即洗胃

B. 立即催吐

C. 硫酸钠导泻

D. 0.9% 生理盐水洗胃

E. 监测生命体征

5. 患者，女性，80 岁，慢性阻塞性肺疾病 20 余年。今因"咳嗽、咳痰加重"住院，夜间因烦躁难以入眠，自服地西泮 5mg 后入睡，晨起呼之不应，呼吸浅促。出现上述表现的最可能原因是（　　　）。

A. 地西泮的镇静作用

B. 地西泮过敏

C. 地西泮中毒

D. 地西泮抑制呼吸中枢

E. 地西泮的镇咳作用

参考答案

任务小结

任务掌握程度	任务存在问题	努力方向
完全掌握 □ 部分掌握 □ 没有掌握 □		
任务学习记录		

任务二 镇静药物中毒患者救护

 任务情境

王某某,女,35岁,1d前因和丈夫吵架后自行吞服大量安定片,当天下午被家人发现其意识不清,紧急送往医院抢救。查体:T:35.6℃,P:110 次/min,R:14 次/min,BP:80/50mmHg。

思考:假如你在现场如何进行救护?

 任务目标

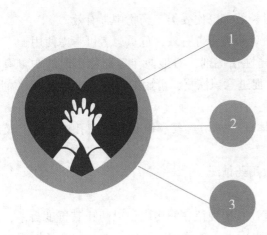

1 能说出镇静药物中毒患者的救护要点

2 能说出镇静药物中毒患者的救护措施

3 关爱患者,减轻痛苦,做好心理防护

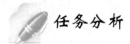 **任务分析**

【镇静药物中毒救护】

一、概念

镇静药物中毒救护技术是使在短时间内接触过量镇静药物的患者在保证气道通畅的前提下，采用各种医疗手段降低血中药物浓度，从而改善全身状况的技术。

二、目的

改善患者全身情况，降低血中药物浓度，解除中毒状态。

三、适应证

镇静药物中毒患者。

★【操作要点】和【岗位能力】

一、操作流程

维持重要脏器功能—迅速清除毒物—特效解毒剂—对症治疗

二、操作要点

1. 维持重要脏器功能　保持气道通畅，迅速吸氧，昏迷患者取仰卧位，头偏向一侧，可防止呕吐物或痰液阻塞；呼吸衰竭者立即行气管插管，呼吸机辅助通气。维持心电监护监测生命体征，及时发现心律失常并酌情应用抗心律失常药物。密切监测血氧饱和度，以及时发现低氧血症并给予相应处理。

2. 迅速清除毒物

（1）意识清醒者立即催吐　清醒患者立即催吐，口服中毒者尽快用 1∶5000 高锰酸钾溶液或清水洗胃。洗胃后胃内灌入药用活性炭，吸附残存药物，30～60min 后给予硫酸钠导泻，一般不用硫酸镁导泻。昏迷患者不能催吐。

（2）碱化尿液、利尿　用呋塞米和碱性液，只对长效苯巴比妥类、药物中毒有效。

（3）必要时行血液净化治疗　对苯巴比妥类和吩噻嗪类中毒有效，危重患者可考虑使用。

3. 应用特效解毒药　氟马西尼是苯二氮䓬类特异性拮抗剂，对地西泮等药物引起的中毒有拮抗作用。巴比妥类和吩噻嗪类中毒目前尚无特效解毒剂。促进意识恢复，可用纳洛酮、维生素 B_1、葡萄糖静脉滴注治疗。

4. 对症治疗　严密观察病情，进一步监测生命体征，密切观察意识状态、瞳孔的变化，及时对症处理。

5. 记录　患者神志、生命体征、病情变化及抢救用药情况。

6. 洗手，整理用物

7. 心理护理和健康教育　对服药自杀患者，不宜让其单独留在病房内，以防止其再度自杀；向失眠者宣教导致睡眠紊乱的原因及避免失眠的常识。长期服用大量镇静催眠药的患者，包括长期服用苯巴比妥类药物的癫痫患者，不能突然停药，应在医生指导下逐渐减量后停药。镇静催眠药处方的使用、保管应严格控制，特别是对情绪不稳定或精神不正常者，应慎重用药，要防止形成药物依赖。

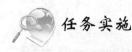 **任务实施**

一、操作流程

镇静药物中毒患者救护基本操作流程如图 3 - 9 所示。

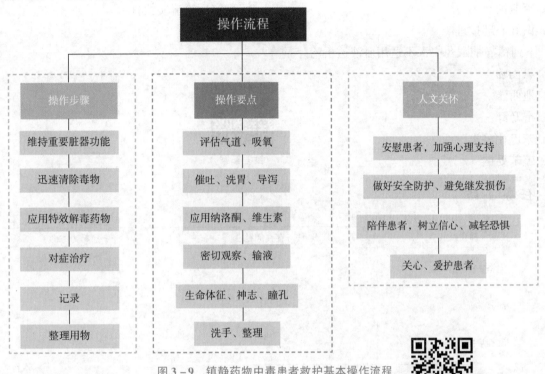

图 3 - 9 镇静药物中毒患者救护基本操作流程

镇静药物中毒患者救护

 同步练习

1. 关于安眠药中毒,以下正确的是（   ）。

A. 口服安眠药中毒者应早期用 1 : 5000 高锰酸钾洗胃

B. 深度昏迷者可酌情用中枢兴奋药

C. 肠鸣音消失可认为严重中毒

D. 采用于 50% 硫酸镁导泻

E. 中毒严重者应早期进行血液透析

2. 水合氯醛是镇静催眠药,属于（   ）。

A. 苯二氮䓬长效类   B. 苯二氮䓬短效类

C. 非巴比妥非苯二氮䓬类   D. 巴比妥类

E. 吩噻嗪类

3. 地西泮是镇静催眠药,属于（   ）。

A. 苯二氮䓬长效类   B. 苯二氮䓬中效类

C. 非巴比妥非苯二氮䓬类   D. 巴比妥类

E. 吩噻嗪类

4. 巴比妥类药物中毒时,禁用导泻药（   ）。

A. 硫酸钠   B. 硫酸镁

C. 甘露醇   D. 油性泻药

E. 生理盐水

5. 患者，女性30岁，口服安定100片，家人发现时急送医院，入院急诊时已呈昏迷状态，下列护理错误的是（　　）。

A. 立即用1∶5000高锰酸钾洗胃   B. 立即催吐

C. 硫酸钠导泻   D. 稳定后给流质饮食

E. 做好心理护理

6. 下列镇静催眠药中毒不适用血液透析治疗是（　　）。

A. 氯丙嗪

B. 地西泮

C. 奋乃静

D. 苯巴比妥类

E. 硫苯妥钠   参考答案

 任务小结

任务掌握程度	任务存在问题	努力方向
完全掌握 □ 部分掌握 □ 没有掌握 □		
任务学习记录		

单元五　中暑患者救护

任务一　中暑患者评估

 任务情境

患者，男，50岁，在一通风不良的锅炉房内连续工作6h后突发神志不清，昏倒在地，急诊入院。查体：体温：42℃，呼吸：41次/min，血压：90/60mmHg，意识不清，双侧瞳孔缩小，直径均为2mm，对光反射消失；双肺底可闻及少量湿啰音；心率130次/min，律齐，无杂音；双下肢阵发性抽搐，大小便失禁。

思考：1. 现场如何进行评估？

　　　2. 如何判断其中暑程度？

任务目标

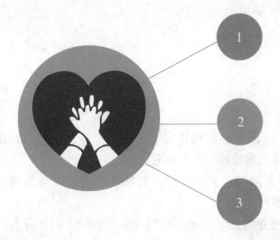

1　能说出中暑的症状

2　能判断中暑的程度

3　关爱患者，减少痛苦，做好心理护理

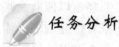任务分析

中暑患者评估

【中暑概述】

一、概念

中暑（heat illness）是指高温环境中发生的以体温调节中枢障碍、汗腺功能衰竭，水和电解质丢失过量为主要表现的急性热损伤性疾病，是一种威胁生命的急症，可能引起中枢神经系统和循环功能障碍。根据临床表现的轻重程度分为先兆中暑、轻症中暑和重症中暑三类，而重症中暑又可分为热痉挛、热衰竭、热射病三种类型。

二、病因

高温气候是引起中暑的主要原因。有资料表明，连续 3d 平均气温超过 30℃ 和相对湿度超过 73% 时最易发生中暑；其次，高温辐射作业环境（干热环境）和高温、高湿作业环境（湿热环境）也易中暑。凡可致机体热负荷增加或散热功能发生障碍的因素，均可诱发中暑。主要有：①机体产热增加：在高温或高湿、烈日或通风不良环境中长时间从事繁重体力劳动或体育运动，以及发热、甲状腺功能亢进症等代谢增强情况；②机体热适应能力差：高血压、冠心病、糖尿病、神经系统疾患等慢性疾病及肥胖、营养不良、年老体弱、孕产妇、过度疲劳、缺少体育锻炼、睡眠不足等，以及突然进入热区旅游或工作和恒温下生活及作业的人群突然进入高温环境；③机体散热障碍：湿度较大、过度肥胖、穿紧身或透气不良衣裤，先天性汗腺缺乏症、硬皮症、痱子、大面积皮肤烧伤后瘢痕形成，服用抗胆碱能药、抗组胺药、抗抑郁药、β 肾上腺素能受体阻滞剂、利尿剂、吩噻嗪类等药物，以及脱水、休克、心力衰竭等循环功能不全等均可导致机体散热障碍。

三、发病机制

在下丘脑体温调节中枢作用下，正常人的体温一般恒定在 37℃ 左右，这是产热和散热平衡的结果，使体内热代谢保持动态平衡，以保持生命活动所必需的体温恒定。人体产热主要来自体内氧化代谢过程中产生的基础热量，另外，肌肉收缩也可产生热量。在通常室温 15~25℃ 下，人体散热主要靠辐射（60%），其次为蒸发（25%）和对流（12%），少量为传导（3%）。当周围环境温度超过皮肤温度时，人体散热主要靠出汗以及皮肤蒸发和呼吸道散热。热流由体中心到体表，通过循环血流，将深部组织的热量带至皮下组织，经扩张的皮肤血管散热。如果机体产热大于散热或散热受阻，则体内就有过量热蓄积，产生高热，引起组织损害和器官功能障碍。

★【中暑轻重程度】和【岗位能力】

一、病情评估

根据临床表现的轻重程度分为先兆中暑、轻症中暑和重症中暑。

1. 先兆中暑：患者在高温环境工作或生活一定时间后，出现口渴、乏力、多汗、头晕、目眩、耳鸣、头痛、恶心、胸闷、心悸、注意力不集中；体温正常或略高，不超过38℃。

2. 轻症中暑：出现早期循环功能紊乱，包括面色潮红、大量生汗、皮肤灼热等表现或出现面色苍白、皮肤四肢湿冷、血压下降、脉搏增快等虚脱表现。

3. 重症中暑：出现高热、痉挛、惊厥、休克、昏迷等症状。重症中暑按临床表现不同可分为三型。

（1）热痉挛（heat cramp）：主要表现为严重的肌痉挛伴有收缩痛，故称热痉挛。肌痉挛以四肢及腹部等肌肉多见，以腓肠肌为好发部位。痉挛呈对称性，时发时愈，轻者不影响工作，重者疼痛剧烈，体温多正常。热痉挛常发生于健康青壮年，与大量出汗后饮水，钠盐补充不足有关。热痉挛可以是热射病的早期表现，常发生于高温环境下强体力作业或运动时。

（2）热衰竭（heat exhaustion）：常发生在老年人及未能热适应者，起病较急，首先出现眩晕、头痛、突然晕倒，平卧并离开高温场所即清醒。患者面色苍白，皮肤湿冷，脉弱或缓，血压偏低但脉压正常。如持续时间长而未及时处理，患者有口渴、虚弱、烦躁及判断力不佳，甚至有手脚抽搐、肌肉共济失调或呈软弱无力、头痛、恶心、呕吐、腹泻及肌肉痛性痉挛。体温可轻度升高，无明显中枢神经系统损害表现。病情轻而短暂者也称为热晕厥（heat syncope），可发展为热射病。

（3）热射病（heat stroke）：又称中暑高热，属于高温综合征，是中暑最严重的类型。典型的表现为高热、无汗和意识障碍。中暑常在高温环境下工作数小时后发生，老人、体弱和有慢性疾病患者常在夏季气温持续高温数天后发生。前驱症状有全身软弱、乏力、头晕、头痛、恶心、出汗减少。继而体温迅速增高达40~42℃甚至更高，出现嗜睡、淡忘和昏迷；皮肤干热，无汗，呈现潮红或苍白，外周循环衰竭时出现发绀；脉搏加快，脉压增大，休克时血压下降，可有心律失常；呼吸快而浅，后期呈潮式呼吸；四肢和全身肌肉可有抽搐，瞳孔缩小、后期散大、对光反射迟钝或消失。严重者出现休克、心力衰竭、心律失常、肺水肿、脑水肿、肝肾功能衰竭、ARDS、消化道出血、DIC、MOF（多器官功能衰竭）。

头部直接受太阳辐射，患者初感头痛、头晕、眼花、耳鸣、恶心，继而头痛剧烈、呕吐、淡忘、昏迷，头部温度常较体温高，此称日射病，属热射病的特殊类型。

二、辅助检查

（1）实验室检查热痉挛常见血钠、血氯降低，尿肌酸增高。热衰竭有血细胞比容增高、低钠、低钾、轻度氮质血症或肝功能异常。热射病可发现高钾、高钙、血液浓缩，白细胞增多，血小板减少，肌酐、尿素氮、天门冬氨酸氨基转移酶（AST）、丙氨酸氨基转移酶（ALT）、乳酸脱氢酶（LDH）、肌酸磷酸激酶（CPK）增高，出现蛋白尿、管型尿及肌红蛋白尿。

（2）心电图可呈现各种心律失常和ST段压低、T波改变等不同程度心肌损害。

 同步练习

1. 中暑临床上依据症状轻、重分为（　　　）。

A. 热射病

B. 热痉挛

C. 热衰竭

D. 先兆中暑、轻度中暑及重度中暑

E. 热射病、热痉挛、热衰竭

2. 中暑环境降温时，室内温度宜控制在（　　）。

A. 15～20℃　　　　　B. 15～22℃　　　　　C. 18～22℃　　　　　D. 19～25℃

E. 20～25℃

3. 热痉挛的发病机制是（　　）。

A. 缺钙

B. 周围血管扩张，循环血量不足

C. 体内热量蓄积，体温升高

D. 大量出汗致水、盐丢失过多

E. 散热障碍

4. 热痉挛患者的常见表现是（　　）。

A. 腓肠肌痉挛、疼痛

B. 胸大肌痉挛、胸痛

C. 四肢肌无力

D. 呼吸肌痉挛、呼吸麻痹

E. 肠道平滑肌痉挛

5. 女性，45 岁，炎热夏天，天气闷热，在烈日下连续工作 5h，由于大量出汗导致失水、失钠等引起的周围循环灌注不足属于（　　）。

A. 热痉挛　　　　　B. 热射病　　　　　C. 热衰竭　　　　　D. 热辐射

E. 日射病

6. 患者，男性，45 岁，特殊工种，炎热夏天在高温下工作数日，近日出现全身乏力、多汗，继而体温升高、脉搏加快、血压下降、呼吸浅快等表现，考虑可能是热射病，采取物理降温时应暂停降温的肛温是（　　）。

A. 36℃　　　　　B. 36.5℃　　　　　C. 37℃　　　　　D. 37.5℃

E. 38℃

7. 患者男性，45 岁，特殊工种，炎热夏天在高温下工作数日，近日出现全身乏力、多汗，继而体温升高、脉搏加快、血压下降、呼吸浅快等表现，考虑可能是热射病，热射病患者"三联征"是指（　　）。

A. 高热、无汗、意识障碍

B. 高热、烦躁、嗜睡

C. 高热、灼热、无汗

D. 高热、疲乏、眩晕

E. 高热、多汗、心动过速

8. 患者，男性，48 岁，炎热夏天，在外高空作业 3h，出现头痛、头晕、口渴、皮肤苍白、出冷汗，体温 37.2℃，脉搏 110 次/min，血压 90/50mmHg，最可能的诊断是（　　）。

A. 热衰竭

B. 轻症中暑

C. 热痉挛

D. 日射病

E. 热射病

参考答案

任务小结

任务掌握程度	任务存在问题	努力方向
完全掌握 □ 部分掌握 □ 没有掌握 □		
任务学习记录		

任务二　中暑患者救护

 任务目标

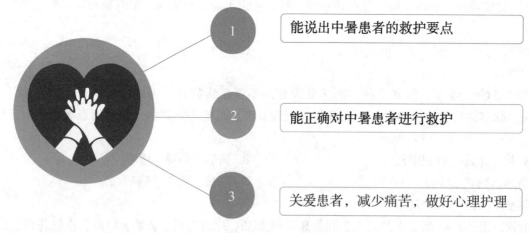

1　能说出中暑患者的救护要点

2　能正确对中暑患者进行救护

3　关爱患者，减少痛苦，做好心理护理

 任务分析

【中暑救护】

一、概念

中暑救护技术是指帮助高温或烈日暴晒等引起体温调节功能紊乱的因素所致体热平衡失调、水电解质代谢紊乱或脑组织细胞受损而致急性临床综合征的中暑患者尽快脱离高温环境、迅速降温的技术。

二、目的

使中暑患者尽快脱离高温环境、迅速降温。

三、适应证

中暑患者。

★【操作要点】和【岗位能力】

一、操作流程

脱离高温—降温—补充水和电解质—服用解暑药—重症后续处理—人文关怀

二、操作要点

先兆中暑与轻中暑

1. 脱离高温环境　将患者转移到阴凉、通风、干燥的地方或 20～25℃空调房间，平卧休息；松解或脱去外衣，降温时不要引起寒战，以患者感到凉爽舒适为宜（图 3-10）。

2. 降温　用温水浸透的毛巾擦拭全身，或用凉湿毛巾冷敷头部，不断按摩四肢及躯干皮肤，以保持皮肤血管扩张而促进散热，同时配合电风扇或空调帮助降温。头、颈部两侧，腋窝及腹股沟等大动脉处可置冰袋。体温在 38.5℃以上者可口服水杨酸类解热药，直肠温度降至 38℃，并加强心电监护，观察有无心律失常出现（图 3-11）。

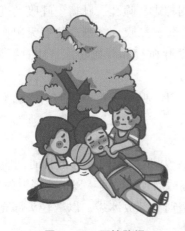

图 3-10　环境降温

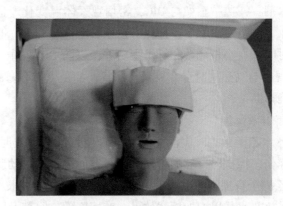

图 3-11　物理降温

3. 补充水和电解质　神志清楚的患者缓慢饮入含盐的凉水或清凉饮料，补充水和电解质。

4. 服用解暑药　服用人丹、十滴水、藿香正气水等中成药，并用风油精、清凉油擦太阳穴、合谷、风池等穴位。

重症中暑

1. 重症　昏迷不醒的患者，可用大拇指按压患者的人中、合谷等穴位（图 3-12）。先兆及轻症中暑患者经过以上处理均可恢复正常，疑为重症中暑患者应立即转送医院。

2. 后续处理　先兆及轻症中暑患者，经现场救护后症状不能缓解者尽快送到医院治疗；重症中暑患者迅速转送医院继续治疗。

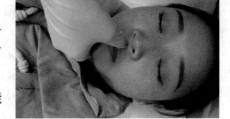

图 3-12　掐人中穴

（1）维持呼吸功能，保持呼吸道通畅，充分供氧，缺氧严重时可予面罩吸氧。昏迷者应行气管内插管，必要时行气管切开术。

（2）补液，维持水电解质及酸碱平衡。有循环功能障碍者，退热前一般不宜用缩血管药物。如容量补充后，血压仍不升者则提示有心肌或毛细血管损害，可静脉滴注多巴胺或多巴酚丁胺。及时处理各种严重心律失常。

（3）防治脑水肿，应迅速降低颅内压，静脉滴注 20% 甘露醇、糖皮质激素、人体白蛋白，静注呋塞米；抽搐时使用氯丙嗪或地西泮。

（4）对症处理　肺水肿时可给予毛花苷 C、呋塞米、糖皮质激素和镇静剂；应及时发现和治疗肾功能不全；防治肝功能不全和心功能不全；控制心律失常；给予质子泵抑制剂预防上消化道出血；适当应用抗生素预防感染等。

3. 记录　记录患者神志、生命体征、病情变化及抢救用药情况。

4. 洗手，整理用物。

★【护理要点】和【岗位能力】

1. 密切观察病情变化

（1）降温效果的观察　①降温过程中应密切监测肛温，每 15~30min 测量一次，根据肛温变化调整降温措施；②观察末梢循环情况，以确定降温效果。如患者高热而四肢末梢厥冷、发绀，可提示病情加重；经治疗后体温下降、四肢末梢转暖、发绀减轻或消失，则提示治疗有效；③如有呼吸抑制、深昏迷、血压下降（收缩压 <80mmHg）则停用药物降温。

（2）并发症的监测　①监测水、电解质；②监测肾功能，留置导尿，正确记录尿量，测尿比重，以观察肾功能状况，必要时做血液透析；③监护脑水肿，密切监测神志、瞳孔、脉搏、呼吸的变化，应用激素和脱水剂；④监护感染与 DIC，密切观察体温变化，监测皮肤、黏膜、穿刺部位有无出血倾向，有无脏器出血，如咯血、呕血、便血、血尿、颅内出血等。监测动脉血气和凝血功能，注意凝血酶时间、凝血活酶时间、血小板计数和纤维蛋白原，以防 DIC 发生。

（3）观察与高热同时存在的其他症状，如是否伴有寒战、大汗、咳嗽、呕吐、腹泻、出血等，以协助医生明确诊断。

2. 保持有效降温

（1）冰水乙醇敷擦时应注意冰袋放置位置准确，及时更换；尽量避免同一部位长时间直接接触冰袋，以防冻伤。擦拭时，应顺着动脉走行方向进行，大动脉处应适当延长时间，以提高降温效果。

（2）乙醇全身擦浴的手法为拍打式擦拭背、臀及四肢。擦浴前头部放冰袋，以减轻头部充血引起的不适，足底放热水袋以增加擦浴效果。禁擦胸部、腹部及阴囊处。

（3）冰水擦拭和冰水浴者，在降温过程中，必须用力按摩患者四肢及躯干，以防止周围血管收缩导致皮肤血流淤滞。

（4）老年人、新生儿，以及昏迷、休克、心力衰竭、体弱或伴心血管基础疾病者，不能耐受 4℃ 冰浴，应禁用。必要时可选用 15~20℃ 冷水浴或凉水淋浴。

（5）应用冰帽、冰槽行头部降温时，应及时放水和添加冰块。

3. 对症护理

（1）保持呼吸道通畅　休克患者采取平卧位，头偏向一侧，可防止舌后坠阻塞气道；及时清除鼻咽部分泌物，吸氧，必要时应用机械通气。

（2）口腔护理　清洁口腔，以防感染与溃疡。

（3）皮肤护理　高热大汗者应及时更换衣裤及被褥，注意皮肤清洁卫生，定时翻身，防止压疮发生。

（4）惊厥的护理　应置患者于保护床内，防止坠床和碰伤。为防止舌咬伤，床边应备开口器与舌钳。

（5）饮食护理　以清淡为宜，给细软、易消化、高热量、高维生素、高蛋白、低脂肪饮食。鼓励患者多饮水、多吃新鲜水果和蔬菜。

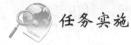 **任务实施**

一、操作流程

中暑患者救护基本操作流程如图3－13所示。

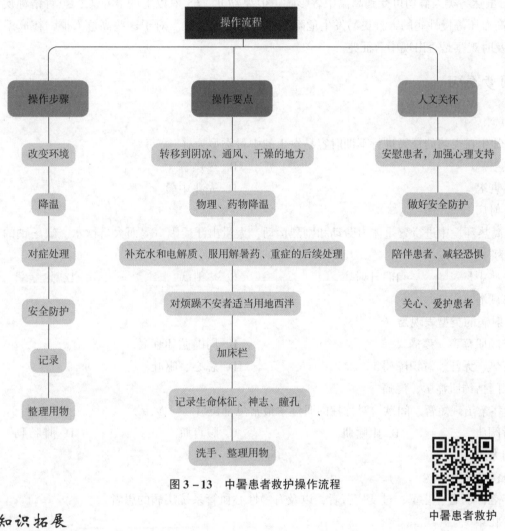

图3－13　中暑患者救护操作流程

中暑患者救护

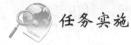 **知识拓展**

中暑的预防与注意事项

（1）大量饮水。在高温天气，不论运动量大小都要增加液体摄入。不要等到觉得口渴时再饮水。对于某些需要限制液体摄入量的患者，高温时的饮水量应遵医嘱。

（2）注意补充盐分和矿物质。酒精性饮料和高糖分饮料会使人体失去更多水分，在高温时不宜饮用。同时，要避免饮用过凉的冰冻饮料，以免造成胃部痉挛。

（3）少食高油、高脂食物，减少人体热量摄入。

（4）穿着质地轻薄、宽松和浅色的衣物。

（5）尽量在室内活动。如条件允许，应开启空调。如家中未安装空调，则可以借助商场或图书馆等公共场所避暑。使用电风扇虽能暂时缓解热感，然而一旦气温升高到32.2℃（90℉）以上，电风扇则无助于减少中暑等高温相关疾病的发生。洗冷水澡或者打开空调对人体降温更加有效。

（6）外出时，应涂擦防晒值SPF 15及以上的UVA/UVB防晒剂，戴上宽檐帽和墨镜，或使用遮阳伞。

（7）出行应尽量避开正午前后时段，户外活动应尽量选择在阴凉处进行。

（8）高温时，应减少户外锻炼。如必须进行户外锻炼，则应每小时饮用2～4杯非酒精性冷饮料。运动型饮料可以帮助补充因出汗流失的盐分和矿物质。

（9）如高温时驾车出行，离开停车场时切勿将儿童或宠物留在车内。

（10）虽然各类人群均可受到高温中暑影响，但婴幼儿、65岁以上的老年人，患有精神疾病，以及心脏病和高血压等慢性病的人群更易发生危险，应格外予以关注。对于这些高危人群，在高温天气应特别注意，及时观察是否出现中暑征兆。

同步练习

A₁型题

1. 大学生在炎热的夏天进行军训时容易发生的中暑类型为（　　　）。

A. 热射病　　　　　　　　　　　　　　B. 热痉挛

C. 热衰竭　　　　　　　　　　　　　　D. 先兆中暑

E. 日射病

2. 在高热环境中进行繁重体力劳动和剧烈运动，大量出汗后因口渴而大量饮水，缺乏钠的补充而发病，被称为（　　　）。

A. 先兆中暑　　　　B. 日射病　　　　C. 热射病　　　　D. 热痉挛

E. 热衰竭

3. 热射病的类型表现是（　　　）。

A. 腓肠肌痉挛、疼痛　　　　　　　　B. 周围循环衰竭

C. 高热、无汗、意识障碍　　　　　　D. 恶心、呕吐

E. 肛门括约肌痉挛、疼痛

4. 热痉挛出现短暂、间歇、对称性的肌痉挛最常见部位（　　　）。

A. 背阔肌　　　　B. 咀嚼肌　　　　C. 腹直肌　　　　D. 腓肠肌

E. 胸大肌

5. 热衰竭常见于（　　　）。

A. 年老体弱者、儿童、过度疲劳者，以及有慢性心血管系统疾病的患者

B. 青壮年

C. 运动员

D. 中年妇女

E. 户外劳动者

6. 热衰竭患者的突出表现是（　　　）。

A. 脑水肿　　　　B. 肺水肿　　　　C. 心力衰竭　　　　D. 肌肉痉挛

E. 周围循环衰竭

7. 热射病特点是（　　　）。

A. 在高温环境中突然发病，体温高达40℃以上，最高可达42℃

B. 疾病早期"无汗"

C. 不伴有皮肤干热

D. 无意识障碍表现

E. 多发生于年老体弱者

8. 中暑的体表降温当肛温降至（　　　）应暂停降温。

A. 39℃　　　　　　　　B. 38℃左右　　　　　　　C. 37℃　　　　　　　D. 36℃

E. 36.5℃

9. 中暑环境降温时，室内温度宜控制在（　　　）。

A. 15℃～20℃　　　　B. 15℃～22℃　　　　C. 18℃～22℃　　　　D. 20℃～25℃

E. 22℃～25℃

10. 中暑体内降温时，从静脉快速输入液体的温度为（　　　）。

A. 4℃～10℃　　　　B. 10℃～15℃　　　　C. 15℃～20℃　　　　D. 20℃～25℃

E. 0℃～5℃

A₂型题

11. 患者烈日下工作 2h 后，出现头昏、头痛、口渴、多汗、全身疲乏、心悸、注意力不集中、动作不协调等症状，BP 90/60mmHg，此时最佳的处理措施为（　　　）。

A. 立即将患者搬离高温环境，到通风阴凉处休息

B. 冰水浸浴 30min

C. 口服大量清凉饮料

D. 静脉滴注葡萄糖盐水

E. 快速静脉滴入甘露醇。

12. 患者，男性，36 岁，在高温、高湿环境下工作 3h 后，出现头痛、头昏，随即出现嗜睡、颜面潮红、皮肤干燥无汗、脉搏细数，体温升高至 40.5℃，BP 80/50mmHg，即去医院急诊室，你考虑患者发生的情况是（　　　）。

A. 急性中毒　　　　　B. 重症中暑　　　　　C. 脑血管意外　　　　　D. 脑瘤

E. 脑炎

13. 对上述（第 12 题）患者，为明确诊断，最有价值的体检项目是（　　　）。

A. 体温 + 神经反射　　　　　　　　　　B. 脉搏 + 血压

C. 心率 + 心律　　　　　　　　　　　　D. 呼吸 + 意识

E. 尿量 + 皮肤色泽

14. 患者，男性，63 岁，在烈日下曝晒 2h 后，感头昏、头痛、面部潮红、皮肤干燥无汗、脉搏细数。入院检查：T：40.5℃，P：122 次/min，R：24 次/min、BP 110/75mmHg，下列处理措施不正确的是（　　　）。

A. 安置在通风阴凉处休息　　　　　　　　B. 环境降温

C. 冰水浸浴　　　　　　　　　　　　　　D. 冰水擦拭

E. 氧气吸入

A₃型题

女性，32 岁，临时工，夏天高温季节，在闷热的车间里劳动后出现头痛、恶心、呕吐，体温 41℃，HR 130 次/min，BP100/50mmHg，拟诊断为"中暑"。

15. 将躯体浸入水中，给予降温治疗时，下列水温最合适是（　　　）。

A. 37℃　　　　　　　　B. 38℃　　　　　　　C. 15℃　　　　　　　D. 38～39℃

E. 35~36℃

A₄型题

男性，27 岁，夏天高温下，在建筑工地劳动时，突然晕倒在地，浑身大汗，P 120 次/min，R 25 次/min，体温 40.5℃，BP 90/60mmHg，未引出病理反射，心电图正常，血糖 5.0mmol/L，大便 OB 阴性，脑电图正常，血钠 150mmol/L，血钾 4.5mmol/L，血常规正常。

16. 最可能的诊断是（　　　）。

A. 低血糖症反应　　　　B. 失血性休克　　　　C. 脑炎　　　　D. 心源性晕厥

E. 中暑

17. 用降温治疗时，通常在 1h 内使肛温降至（　　　）。

A. 37℃　　　　　　B. 39℃　　　　　　C. 38℃左右　　　　D. 37.5℃

E. 37~37.5℃

参考答案

 任务小结

任务掌握程度	任务存在问题	努力方向
完全掌握 □ 部分掌握 □ 没有掌握 □		
任务学习记录		

单元六　淹溺患者救护

任务一　淹溺患者评估

 任务情境

患者，女，29 岁，溺水后意识模糊，急诊入院。入院前半小时被人从水中救出后，救护者已做控水处理，并拨打 120 急救。入院时患者持续性呛咳，咳粉红色泡沫样痰。查体：体温：36.5℃，脉搏：160 次/min，呼吸：27 次/min，血压：90/45mmHg。浅昏迷状，双侧瞳孔等大，直径 4mm，对光反射存在，口唇发绀；呼吸急促，双肺满布湿啰音；腹软，肝脾未及，肠鸣音存在；手足发凉。

　　思考：1. 现场如何进行评估？

　　　　　2. 如何判断其溺水程度？

任务目标

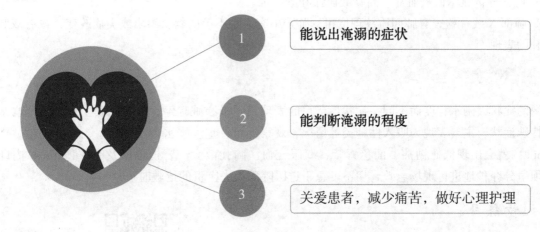

1　能说出淹溺的症状

2　能判断淹溺的程度

3　关爱患者，减少痛苦，做好心理护理

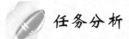
任务分析

淹溺患者评估

【淹溺概述】

一、概念

　　淹溺（drowning）又称溺水，是指人浸没于水或其他液体中由于液体、污泥等物堵塞呼吸道和肺泡，或因咽喉、气管发生反射性痉挛，引起窒息和缺氧，使机体处于一种危急状态，若急救不及时，可造成呼吸和心脏骤停死亡。

　　通常将淹溺死亡称为溺死（drowned），根据淹溺导致窒息的机制分为：液体吸入肺所致称为湿性淹溺；因喉痉挛所致无或很少液体吸入肺，称为干性淹溺。

二、发病机制

　　人淹没于水中，本能把出现反射性屏气和挣扎，避免水进入呼吸道。但由于缺氧被迫深呼吸，从而使大量水进入呼吸道和肺泡，阻滞气体交换，加重缺氧和二氧化碳潴留，造成严重缺氧、高碳酸血症和代谢性酸中毒交换，引起严重缺氧、二氧化碳潴留及代谢性酸中毒。

三、判断依据及临床表现

　　1. 判断依据：患者存在淹溺史。询问陪同人员淹溺者落水的时间、地点、水源性质，有无碰撞受伤等，以指导急救。

　　2. 临床表现：患者被救出水后往往处于昏迷状态，皮肤、黏膜苍白发绀，面部浮肿，双眼结膜充血，四肢厥冷，血压下降或测不到，呼吸、心搏微弱甚至停止；口鼻充满泡沫状液体或污泥、杂草，腹部可因胃扩张而隆起，有的甚至合并颅脑及四肢损伤。在复苏过程中，可出现各种心律失常，甚至心室颤动，并伴有心力衰竭和肺水肿，可有不同程度的精神症状。24～48h后出现脑水肿、ARDS、溶血性贫血、急性肾功能衰竭或DIC等各种并发症，合并肺部感染较为常见。约有15%淹溺者死于并发症。因此，应特别警惕迟发型肺水肿的发生。

四、辅助检查

（1）血液电解质改变：淡水淹溺，出现低钠、低氯血症，溶血时可发生高钾血症；海水淹溺，血钠、血氯轻度增高，并可伴血钙、血镁增高。

（2）血气分析显示低氧血症、高碳酸血症和酸中毒。

（3）肺部X线片检查有肺间质纹理增粗，肺野中有大小不等的絮状渗出或炎症改变，或有双肺弥漫性肺水肿的表现。

★【淹溺轻重程度】

淹溺的症状因溺水程度而不同，症状最严重的表现是呼吸心脏骤停，患者失去生命。轻度溺水一般没什么特殊症状，主要表现为吸入性肺炎等情况，观察即可；重度溺水会产生窒息，需要抢救。重度溺水者1min内就会出现低血糖症、面色青紫、双眼充血、瞳孔散大。若抢救不及时，4~6min内即可死亡。必须争分夺秒地进行现场急救，切不可急于送医院而失去宝贵的抢救时机。

 同步练习

1. 淹溺的病理生理变化，下面错误的是（　　）。

A. 淡水淹溺引起低钠、低氯和低蛋白血症

B. 淡水淹溺可导致低钾血症

C. 海水淹溺可导致高镁、高钙血症

D. 海水淹溺可出现血液浓缩、血容量降低、低蛋白血症、高钠血症

参考答案

2. 淡水淹溺的病理特点是（　　）。

A. 血液总量减少　　　　　　　　　　B. 血液浓缩显著

C. 红细胞损害很少　　　　　　　　　D. 血浆电解质钠、钙、镁、氯离子增加

E. 心室颤动常见

3. 海水淹溺的病理特点是（　　）。

A. 血液总量减少

B. 血液稀释显著

C. 大量红细胞损害

D. 血浆电解质钾离子增加，钠、钙、氯离子减少

E. 心室颤动常见

4. 海水淹溺者出现血液浓缩症状时忌输入（　　）。

A. 5%葡萄糖　　　B. 10%葡萄糖　　　C. 生理盐水　　　D. 平衡液

E. 血浆

5. 引起血液稀释的淹溺是（　　）。

A. 干性淹溺　　　B. 淡水淹溺　　　C. 海水淹溺　　　D. 湿性淹溺

6. 淡水淹溺者，血液检查中可能增高的指标是（　　）。

A. 磷　　　B. 钾　　　C. 钙　　　D. 血红蛋白

E. 钠

任务小结

任务掌握程度	任务存在问题	努力方向
完全掌握 □ 部分掌握 □ 没有掌握 □		
任务学习记录		

任务二 淹溺患者救护

任务情境

患者，女，29岁，溺水后意识模糊，急诊入院。入院前半小时被人从水中救出后，救护者已做控水处理，并拨打120急救。入院时患者持续性呛咳，咳粉红色泡沫样痰。查体：体温：36.5℃，脉搏：160次/min，呼吸：27次/min，血压：90/45mmHg。浅昏迷状，双侧瞳孔等大，直径4mm，对光反射存在，口唇发绀；呼吸急促，双肺满布湿啰音；腹软，肝脾未及，肠鸣音存在；手足发凉。

思考：假如你在现场如何进行救护？

任务目标

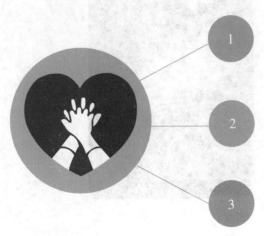

1 能说出淹溺患者的救护要点

2 能正确对淹溺患者进行救护

3 关爱患者，减少痛苦，做好心理护理

任务分析

【淹溺救护】

一、概念

淹溺救护技术是在短时间内将淹溺的患者救离出水，尽快恢复自主呼吸和循环的技术。

二、目的

将患者救离出水，使其尽快恢复自主呼吸和循环功能。

三、适应证

淹溺患者。

★【操作要点】和【岗位能力】

一、操作流程

畅通气道—迅速进行控水—立即行心肺复苏术—对症处理—人文关怀

二、操作要点

1. 现场急救

（1）畅通气道　立即清除淹溺者口、鼻中的杂草、污泥等，有义齿者取下义齿，保持呼吸道通畅。

（2）迅速进行控水　采用头低脚高位将肺内及胃内积水排出。最常用的方法是迅速抱起患者的腰部，使其背向上、头下垂，迅速排出积水。其二将患者腹部置于抢救者屈膝的膝盖上，头部向下，按压背部迫使呼吸道和胃内的水倒出，也可将淹溺者面朝下扛在抢救者肩上，上下抖动而控水。但不可因控水而延误心肺复苏（图3-14）。

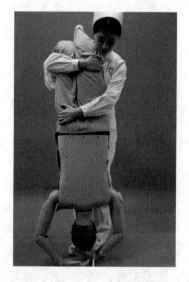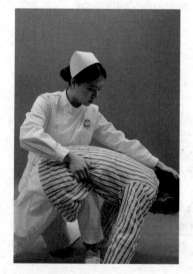

图3-14　控水法

（2）心肺复苏：对呼吸已停止的淹溺者，应立即进行心肺复苏。方法是：将淹溺者仰卧位放置，抢救者一手捏住淹溺者的鼻孔，一手掰开淹溺者的嘴，深吸一口气，迅速口对口吹气，首先给予5次通气，每次吹气1秒左右。人工呼吸频率每分钟16~20次。如呼吸心跳均已停止，应立即做心肺复苏抢救。方法是：抬起溺水者的下巴，保证气道畅通，将一只手的掌根放在另一只手上置于胸骨中段进行心脏按压，垂直下压；成人保持100~120次/分的频率，下压深度为5~6cm（图3-15）。有条件时及时给予除颤，并尽早行气管插管，吸入高浓度氧。搬运患者过程中，注意有无头颈部损伤和其他严重创伤，怀疑有颈部损伤者需给予颈托保护。

2. 水中急救

（1）自救　不会游泳者，采取仰面体位，头顶向后，口鼻向上露出水面。保持冷静，设法呼吸，等待他救。会游泳者，当腓肠肌痉挛时，将痉挛下肢的拇趾用力往上方拉，使拇趾跷起，持续用力，直至剧痛消失；若手腕肌肉痉挛，将手指上下屈伸，并采取仰面位，用两足划游。

（2）他救　救护者应从其背后接近，用一只手从背后抱住淹溺者头颈，另一只手抓住淹溺者手臂，游向岸边，防止被淹溺者紧紧抱住（图3-16）。

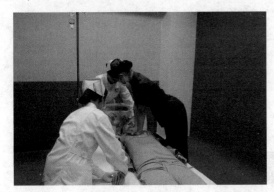

图3-15　心肺复苏

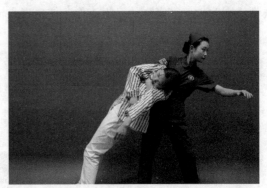

图3-16　他救法

3. 对症处理

（1）立即建立静脉通路：必要时静脉给予强心药、升压药、抗心律失常药等。

（2）维持水和电解质平衡：淡水淹溺者适当限制入水量，可适量补充2%~3%氯化钠溶液；海水淹溺者可予5%葡萄糖溶液或低分子右旋糖酐纠正血液浓缩。静脉滴注碳酸氢钠以纠正代谢性酸中毒，溶血明显时宜适量输血以增加血液携氧能力。

（3）防治脑水肿　及时选用脱水剂、利尿剂，可连续静脉滴注地塞米松和脱水剂2~3d，有条件可行高压氧治疗。

（4）密切观察病情变化　密切观察体温、脉搏、呼吸、血压的变化；观察意识、瞳孔对光反射是否存在；留置导尿管，观察尿量，注意是否出现血红蛋白尿，防治肾衰竭；对于肺水肿者，应给予强心利尿剂，预防迟发型肺水肿的发生。

（5）控制感染　合理使用抗生素。

（6）复温和保温　注意保持室内温度，使患者体温稳定、安全地升至正常。

4. 安全防护　对烦躁不安、抽搐患者做好防护，如加置床栏、四肢上约束带，防止坠床或自伤；定时翻身，防止压疮的发生等。

5. 记录　记录患者神志、生命体征、病情变化及抢救用药情况。

6. 洗手，整理用物。

★【护理要点】和【岗位能力】

1. 密切观察病情变化

（1）严密观察患者的体温、脉搏、呼吸、血压的变化；观察意识、瞳孔对光反射是否存在；观察有无咳痰，痰的颜色、性质，听诊肺部呼吸音。

（2）注意监测尿的颜色、性质、量，准确记录尿量，注意是否出现血红蛋白尿。

2. 输液护理：对淡水淹溺者应严格控制输液速度，从小剂量、低速度开始，避免短时间内大量液体输入加重血液稀释；对海水淹溺者，应及时输入5%葡萄糖或血浆等液体，切忌输入生理盐水。

3. 复温护理　低温是淹溺者死亡的常见原因，在冷水中超过1h复苏很难成功，特别是海水淹溺者。因此，及时复温对患者的预后非常重要。患者心跳呼吸恢复以后，应脱去湿冷的衣物，以干爽的毛毯包裹全身予以复温。其他复温方法尚有热水浴法、温热林格氏液灌肠法等。注意复温时速度不能过快，使患者体温恢复到30～32℃，并尽快送至医院，在良好条件下进行复温。随后要注意保温，加强基础护理，预防并发症。对昏迷患者要做好口腔护理，定时翻身，预防压疮。

4. 心理护理　消除患者焦虑与恐惧心理，向其解释治疗措施和目的，使其能积极配合治疗。对于自杀淹溺的患者应尊重其隐私权，引导其正确对待人生、事业和他人。保持心理反应的适度，防止心理反应的失常，同时做好其家属的思想工作，使患者打消轻生的念头。

 任务实施

一、操作流程

淹溺救护基本操作流程如图 3-17 所示。

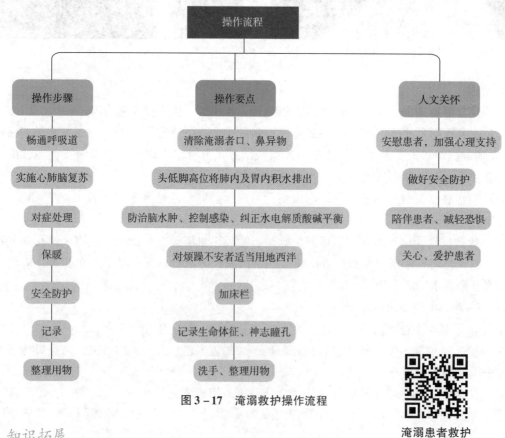

图 3-17　淹溺救护操作流程

淹溺患者救护

二、知识拓展

1. 溺水的分类：

（1）根据发病机制淹溺可分为湿性淹溺和干性淹溺两类：①湿性淹溺：喉部肌肉松弛吸入大量水分

充塞呼吸道和肺泡发生窒息。水大量进入呼吸道数秒钟后神志丧失，发生呼吸停止和心室颤动。湿性淹溺约占淹溺者的90%；②干性淹溺：喉痉挛导致窒息，呼吸道和肺泡很少有或无水吸入，约占淹溺者的10%。

（2）根据淹溺的水质分为淡水淹溺和海水淹溺。淡水的渗透压较低，吸入后迅速通过肺泡壁毛细血管进入血循环，血容量增加。肺泡壁上皮细胞受到损害，肺泡表面活性物质减少，引起肺泡塌陷，进一步阻碍气体交换，造成全身严重缺氧。淡水进入血液循环，稀释血液，引起低钠、低氯及低蛋白血症。红细胞在低渗血浆中破坏而发生血管内溶血，引起高钾血症甚至心脏骤停。海水含3.5%氯化钠、大量钙盐和镁盐。海水对呼吸道和肺泡有化学性刺激作用，肺泡上皮细胞和毛细血管内皮细胞损伤后，大量蛋白质及水分向肺泡腔和肺泡间质渗出，引起肺水肿。高钙血症可引起心动过缓和各种传导阻滞，甚至心脏骤停；高镁血症可抑制中枢神经和周围神经功能，使横纹肌收缩力减弱、血管扩张、血压降低。

2. 健康指导

（1）学习游泳技能，掌握游泳淹溺的救助方法，开展游泳安全教育，如游泳前要做热身运动、不要在过冷的水中游泳、游泳时间不宜过长。

（2）完善游泳场所的急救设施及急救管理；游泳或水上作业时，做好安全防护工作。

（3）有心脑血管疾病及发作性疾病患者不要参加游泳。

 同步练习

A₁型题

1. 救治海水淹溺者不能输入的药物是（　　）。

A. 5%葡萄糖注射液 　　　　　　　　　　B. 西浆

C. 地塞米松 　　　　　　　　　　　　　　D. 生理盐水

E. 以上均是

2. 淡水淹溺病理特点是（　　）。

A. 血液总量减少

B. 血液浓缩显著

C. 红细胞损害很少

D. 血浆电解质钠、钙、镁、氯离子增加

E. 心室颤动常见

3. 淡水淹溺病理特点错误是（　　）。

A. 血液总量减少

B. 血液稀释显著

C. 大量红细胞损害

D. 血浆电解质钾离子增加、钠、钙、氯离子减少

E. 心室颤动常见

4. 关于淹溺者救护原则，错误的是（　　）。

A. 迅速将患者救离出水 　　　　　　　　B. 立即恢复有效通气

C. 施予心肺复苏术 　　　　　　　　　　D. 根据病情对症处理

E. 首先考虑电击除颤

A₂型题

5. 男性，16岁，不慎跌入水库中，体温36.8℃，表情淡漠，HR 110次/min，BP 110/70mmHg，心

电图示窦性心律，偶发室性早搏，在给予生理盐水静滴治疗时，最合适的输液护理措施是（　　）。

A. 严密观察患者的神志、呼吸频率、节律、深浅度，判断呼吸困难程度

B. 根据病情每 15～30min 监测血压、脉搏、呼吸一次

C. 心理护理

D. 保持呼吸道通畅

E. 输液滴速从小剂量、低速度开始，避免短时间内大量液体输入，加重血液稀释

A_4 型题

男性，18 岁，海边游泳时不慎溺水，被人救起，体检：呼吸急促，肺部可闻及哮鸣音和湿罗音，HR 108 次/min，偶闻早搏 2～3 次/min，腹部膨隆，四肢厥冷，拟诊为"淹溺"。

6. 海水淹溺时，一般不会发生的是（　　）。

A. 心律失常　　　　　　　　　　　　　B. 溶血

C. 低氧血症　　　　　　　　　　　　　D. 肺水肿

E. 脑水肿

7. 海水淹溺时，下列电解质改变一般不会发生的是（　　）。

A. 钠离子增加　　　　　　　　　　　　B. 钙离子增加

C. 镁离子增加　　　　　　　　　　　　D. 氯离子增加

E. 钾离子增加

X 型题

8. 为保持淹溺患者呼吸道通畅应立即采取的措施有（　　）。

A. 清除患者口鼻内泥沙、杂草，清除呕吐物

B. 取下假牙

C. 松开紧裹的内衣

D. 将舌头拉出

E. 松开衣领

9. 溺水患者控水方法是（　　）。

A. 头顶法　　　　B. 膝顶法　　　　C. 肩顶法　　　　D. 抱腹法

E. 肘顶法

10. 对淹溺患者现场救护的原则是（　　）。

A. 迅速将患者救离出水　　　　　　　　B. 立即恢复有效通气

C. 施予心肺复苏术　　　　　　　　　　D. 根据病情对症处理。

E. 保暖

参考答案

任务小结

任务掌握程度	任务存在问题	努力方向
完全掌握 □ 部分掌握 □ 没有掌握 □		
任务学习记录		

单元七　电击伤患者救护

任务一　电击伤患者评估

任务情境

　　患者，女，50岁，在某酒店厨房内搞卫生时，被漏电冰柜击倒后不省人事，呼之不应，牙关紧闭。同事断电后马上给予胸外按压，人工呼吸；同时拨打120急救。约10min后，患者被救护车送入急诊科。来诊时，患者昏迷，呼吸微弱，口唇发绀，血压测不到，颈动脉搏动消失。

　　思考：1. 现场如何进行评估？

　　　　　2. 如何判断其受伤程度？

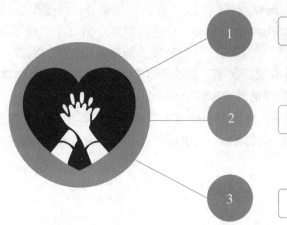

1 能说出电击伤的症状

2 能判断电击伤的程度

3 关爱患者，减少痛苦，做好心理护理

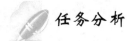 **任务分析**

【电击伤概述】

一、概念

电击伤（electric injury）又称触电，是指超过一定强度的电流或电能量（静电）通过人体，引起组织器官不同程度的损伤或功能障碍。临床表现主要为局部灼伤、肌肉痉挛、意识障碍，严重者可出现心室纤颤或心跳、呼吸骤停死亡。

二、病因

电击伤最常见的原因是人体直接接触电源；另外在高电压和超高电压的电场下，有时虽然未直接接触电源，也可能出现电流或静电电荷经空气或其他介质电击人体。电流对人体的损伤包括电流本身以及电流转换为电能后的热和光效应两个方面的作用。

1. 电流击伤人对人的致命作用：①引起心室颤动，导致心脏停搏，此常为低电压触电死亡原因；②对延髓呼吸中枢的损伤，引起呼吸中枢抑制、麻痹，导致呼吸停止，此常为高压电触电死亡原因。

2. 电流转换为热和光效应对人体的作用：多见于高压电流对人的损伤，造成人体的电烧伤，轻者仅烧伤局部皮肤和浅层肌肉，重者可达深层肌肉，甚至骨髓。电流对机体的损伤和引起的病理改变极为复杂，但其主要发病机制是组织缺氧。

★【电击伤轻重程度】和【岗位能力】

1. 判断依据　存在触电史。向触电者或陪同人员详细了解触电经过，包括时间、地点、电源情况等，以指导急救。

2. 临床表现　轻者仅感瞬间异常，重者可致死亡。

（1）全身表现　①轻型：触电者短时间触及低电压或弱电流而引起，表现为精神紧张、面色苍白、头晕、心悸、呼吸加快、口唇发绀、四肢无力，以及接触部位肌肉抽搐、疼痛等，敏感患者可引起晕厥或短暂的意识丧失。一般无阳性体征，患者可很快恢复；②重型：触电者长时间接触电源或接触高电压、强电流而引起。患者可出现昏迷、抽搐、心律失常、休克、呼吸不规则等，甚至导致心跳及呼吸骤停。

（2）局部症状　主要是电流通过皮肤的电烧伤。①低电压所致的电烧伤：常见于电流进入点与流出点，创面小，直径0.5～2cm，呈椭圆形或圆形，焦黄或灰白色，干燥，边缘整齐，与健康皮肤分界清楚；一般不损伤内脏，致残率低；②高电压所致的电烧伤：常有一处进口和多处出口，创面不大，但可深达肌肉、神经、血管，甚至骨骼，有"口小底大，外浅内深"的特征。随着病情发展，可在一周或数周后出现坏死、感染、出血，血管内膜受损，可有血栓形成，继发组织坏死、出血，甚至肢体广泛坏死，后果严重，致残率很高。高压电流损伤时常发生前臂腔隙综合征。

（3）并发症　可引起短期精神异常、心律失常、继发性出血或血供障碍、局部组织坏死继发感染、高钾血症、酸中毒、急性肾衰竭、周围神经损伤、肢体瘫痪、内脏破裂或穿孔、脊椎压缩性骨折或肩关节脱位等。

同步练习

1. 人体受到电击后，仅局部引起刺痛感，此电流强度为（　　）。

A. 5～12mA　　　　　B. 15～20mA　　　　　C. 20～25mA　　　　　D. 50mA

E. 100mA

2. 有关触电急救护理错误的是（　　）。

A. 迅速用手拉开触电者

B. 保持呼吸道通畅，必要时气管插管

C. 去除心室颤动

D. 防治脑水肿

E. 维持水电解质平衡

3. 电流通过人体脑部，造成意识丧失，此电流强度为（　　）。

A. 1～2mA　　　　　B. 15～20mA　　　　　C. 20～25mA　　　　　D. 50mA

E. 100mA 以上

4. 在使触电者脱离电源的抢救过程中，不妥的是（　　）。

A. 避免给触电者造成其他伤害

B. 抢救者不必注意自身安全

C. 采取适当的安全措施

D. 严格保持自己与触电者的绝缘

E. 未断离电源前决不能用手牵拉触电者

5. 高压电引起的电烧伤特点是（　　）。

A. 伤口边缘整齐

B. 伤口多呈湿性创面

C. 伤口深

D. 体表有明显伤口，深层组织烧伤不严重

E. 以上均是

6. 电击损伤程度，正确的描述为（　　）。

A. 人体电阻越大，组织损伤越轻　　　　　B. 人体电阻越小，组织损伤越轻

C. 电流强度越强，损害越小　　　　　　　D. 血管和神经受电流损伤常较轻

E. 骨骼、肌腱的损伤常较重

7. 人体组织对电流阻力由小到大排序为（　　）。

A. 血管 - 神经 - 肌肉 - 皮肤 - 脂肪

B. 神经 - 血管 - 肌肉 - 皮肤 - 脂肪

C. 皮肤 - 血管 - 神经 - 肌肉 - 脂肪

D. 皮肤 - 血管 - 神经 - 脂肪 - 肌肉

E. 神经 - 血管 - 皮肤 - 脂肪 - 肌肉

8. 抢救触电患者应采取的第一步措施是（　　）。

A. 立即切断电源　　　　　　　　　B. 处理伤口

C. 心肺复苏　　　　　　　　　　　D. 人工呼吸

E. 吸氧

参考答案

任务小结

任务掌握程度	任务存在问题	努力方向
完全掌握 □ 部分掌握 □ 没有掌握 □		
任务学习记录		

任务二　电击伤患者救护

任务情境

患者，女，50岁，在某酒店厨房内搞卫生时，被漏电冰柜击倒后不省人事，呼之不应，牙关紧闭。同事断电后马上给予胸外按压，人工呼吸；同时拨打120急救。约10min后，患者被救护车送入急诊科。来诊时，患者昏迷，呼吸微弱，口唇发绀，血压测不到，颈动脉搏动消失。

思考：假如你在现场如何进行救护？

任务目标

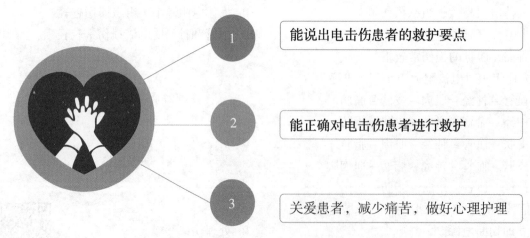

1. 能说出电击伤患者的救护要点

2. 能正确对电击伤患者进行救护

3. 关爱患者，减少痛苦，做好心理护理

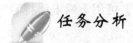
任务分析

【电击伤救护】

一、概念

电击伤救护技术是指使超过一定强度的电流或电能量（静电）通过人体的患者尽快脱离电源，并对其实施心肺复苏术，使患者恢复心跳、呼吸的技术。

二、目的

尽快使患者脱离电源，实施心肺复苏术，使患者恢复心跳、呼吸。

三、适应证

电击伤患者。

★【操作要点】和【岗位能力】

一、操作流程

脱离电源—实施心肺复苏术—对症处理—人文关怀

二、操作要点

1. 脱离电源　根据触电现场情况，采用最安全、最迅速的方法使触电者脱离电源（图3-18）。

（1）关闭电掣　迅速关闭电源或拔掉插座，并派人守候以防不知情者重新接通电源。

（2）挑开电线　用干燥竹竿、木棒、橡胶制品、塑料制品等绝缘物，将触电线挑开，并将挑开的电线处置妥当，以免再触及他人（图3-19）。

（3）切断电线　如在野外或远离电掣以及存在电磁场效应的触电现场，抢救者不能接近触电者或不便将电线挑开时，可用绝缘钳子或干燥带木柄的刀、斧或锄头斩断电线，使电流中断，并妥善处理电线断端（图3-20）。

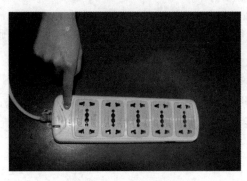
图3-18　关闭电源

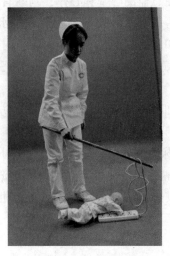
图3-19　挑开电线

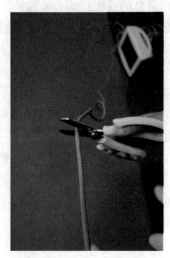
图3-20　剪断电线

（4）拉开触电者　如触电者俯卧在电线或漏电的电器上，不宜使用上述方法时，可用干燥木棒将触电者离开触电处或用干燥绝缘的绳索套在触电者身上，将其拉离电源。

救助过程中注意事项：避免给触电者造成其他伤害。如触电者在高处触电时，应采取适当的安全措施，防止触电者脱离电源后从高处坠落致骨折或死亡；抢救者必须注意自身安全，严格保持自己与触电者的绝缘，未断离电源前绝不能用手直接牵拉触电者；脚下垫放干燥的木块、厚塑料块等绝缘物品，使自己与大地绝缘。轻型触电者就地观察及休息 1 ~ 2h，以减轻心脏负荷，促进恢复。重型触电者如有心脏停搏或呼吸停止，应立即对其进行心肺复苏，并迅速转送医院，转运途中继续抢救。

2. 实施心肺复苏术　对呼吸心跳未恢复者，持续进行心肺复苏。尽早给予气管插管，呼吸机正压给氧，以保持呼吸道通畅，维持有效呼吸。进行心电监护，及时发现心律失常，如有室颤立即进行除颤和胸外按压。注意脑复苏及复苏后监护。

3. 对症处理

（1）进行心电监护，及时发现心律失常，如有室颤立即进行除颤和胸外按压。

（2）纠正水、电解质及酸碱紊乱：注意监测电解质及酸碱平衡，及时抽血查生化及血气分析。

（3）防治脑水肿、保护脑组织高浓度给氧，应用脱水药、激素等。

（4）防治急性肾衰竭：避免使用对肾功能有损害的药物，合理使用利尿剂。

（5）防治创面感染：局部电烧伤的处理与烧伤处理相同。注意保护创面，彻底清除坏死组织，用消毒无菌液冲洗后无菌敷料包扎，防止污染和进一步损伤。如局部坏死组织与周围健康组织分界清楚，应在伤后 3 ~ 6d 及时切除焦痂。皮损较大者，则需植皮治疗。使用抗生素预防和控制电击伤损伤深部组织后所造成的厌氧菌感染，必要时注射破伤风抗毒素。

4. 人文关怀。

5. 安全防护　对烦躁不安、抽搐患者做好防护，如加置床栏、四肢上约束带，防止坠床或自伤；定时翻身，防止压疮的发生等。

6. 记录　记录患者的病情及处理措施。

7. 洗手，整理用物。

★【操作要点】和【岗位能力】

1. 严密观察病情变化　①监测生命体征：观察神志、呼吸、脉搏、血压及体温，注意有无呼吸抑制和窒息的发生；②心电监护：注意监测心率和心律，判断有无心律失常；③肾功能监测：观察尿的颜色和量的变化，对严重肾功能损害或脑水肿使用利尿剂和脱水剂者，应准确记录尿量；④合并伤的监护：注意有无其他合并伤的存在，如颅脑损伤、气胸、血胸、内脏破裂、骨折等。

2. 加强呼吸道管理　注意气道湿化和吸痰。对于使用呼吸机的患者，根据需要随时调整呼吸机的各项参数。

3. 加强基础护理　保持局部伤口敷料的清洁、干燥，防止脱落。注意做好口腔护理、皮肤护理，预防压疮的发生。

4. 加强营养支持　建立静脉通道并保持通畅，遵医嘱补足液体；加强营养，提高机体抵抗力。

5. 心理护理　触电患者清醒后，精神可能受到极大刺激和创伤，甚至留下遗忘、惊恐等精神症状，应给予心理安慰和疏导，消除其恐惧心理；同时注意患者可能出现电击后的兴奋症状，应说服其休息，防止发生意外。

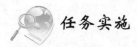

任务实施

一、操作流程

电击伤救护基本操作流程如下图所示。

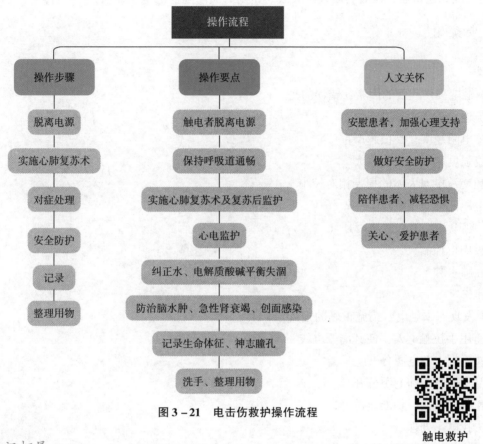

图3-21　电击伤救护操作流程

触电救护

二、知识拓展

1. 触电方式

（1）单相触电　又称单线触电。人体接触一根电线，电流通过人体，经皮肤与地面接触后由大地返回，形成环形通路而触电。此种是日常生活中最常见的触电方式。

（2）二相触电　人体不同的两处部位同时接触同一电路上的两根电线，电流从电位高的一根经人体传导流向电位低的一根电线，形成环形通路而触电。

（3）间接接触触电　主要是跨步电压触电，跨步电压差也可引起触电。当一根电线断裂落地，由于电磁场效应，以此电线落地点为中心的20m之内的地面上形成许多同心圆，这些不同圆周上的电压各不相同，离电线落地点越近的圆周电压越高，如有人走进10m以内的区域，两脚迈开0.8m，两脚之间即形成电压差，称为跨步电压。电流从电压高的一只脚进入，从电压低的一只脚流出，形成环形通路而触电。如果人跌倒，电流可流经心脏，会造成更大损伤。

2. 辅助检查　早期可出现肌酸磷酸激酶（CPK）及其同工酶（CK-MB）、乳酸脱氢酶（LDH）、谷草转氨酶（AST）的活性增高，尿中可见血红蛋白尿或肌红蛋白尿。心电图检查常表现为心室颤动、传导阻滞或房性、室性期前收缩。

3. 健康指导

（1）大力宣传安全用电和触电急救的知识。

（2）按要求安装使用电器并经常检修。任何可能接触或被人体接触后威胁生命安全的电器，均应有良好的接地，并在电路内安装保护性的断路装置。

（3）遇有火警或台风袭击时应切断电源。雷雨时不可在大树下躲雨或使用金属柄伞在旷野中行走，不要靠近高压线和避雷器，及时切断外接天线。雷雨时关闭随身的电子设备。

同步练习

A₁型题

1. 影响触电损伤程度的因素，错误的是（　　　）。

A. 交流电的危害大于直流电

B. 人体电阻越大，受损越严重

C. 电流强度越强，损伤越大

D. 高频交流电对人体的损害相对较小

E. 高电压比低电压危险

2. 高压触电死亡的主要原因是（　　　）。

A. 呼吸中枢抑制　　　　　　　　　　　　B. 室颤

C. 急性肺水肿　　　　　　　　　　　　　D. 烧伤

E. 心律失常

3. 如果发现有人触电，措施正确的是（　　　）。

A. 迅速用手拉触电人，使其离开电线

B. 用铁棒把人和电源分开

C. 用湿木棒将人和电源分开

D. 迅速拉开电闸、切断电源

E. 设法找电工处理

4. 低压触电最常见的死亡原因为（　　　）。

A. 烧伤　　　　　　　　　　　　　　　　B. 心室颤动

C. 呼吸抑制　　　　　　　　　　　　　　D. 急性肺水肿

5. 当人体接触到带电设备或线路的一相导体时，电流即通过人体，从人与地面接触流出导致触电，此触电属于（　　　）。

A. 电弧触电　　　　　　　　　　　　　　B. 双相触电

C. 单相触电　　　　　　　　　　　　　　D. 跨步电压触电

E. 三相触电

6. 一位伤者触高压电倒下，心跳呼吸停止，立即采取的措施为（　　　）。

A. 立即使伤者脱离高压电区　　　　　　　B. 立即心肺复苏

C. 立即拨打急救电话　　　　　　　　　　D. 呼叫旁人一同抢救

E. 立即进行护理体检程序

X型题

7. 对于电击伤的现场救护，正确的是（　　　）。

A. 迅速正确脱离电源

B. 抢救者注意自身安全

C. 轻型触电者可自行回家、不必处理

D. 重型触电者就地实施抢救

E. 转送医院的途中不能中断抢救

8. 对触电者救护应包括（　　）。

A. 畅通呼吸道　　　　　　　　　　B. 迅速脱离电源

C. 保持水电解质平衡　　　　　　　D. 防治心律失常

E. 严密监测生命体征

9. 触电院内救护措施有（　　）。

A. 维持有效呼吸　　　　　　　　　B. 心电监护和纠正心律失常

C. 创面处理　　　　　　　　　　　D. 筋膜松解术

E. 截肢

参考答案

 任务小结

任务掌握程度	任务存在问题	努力方向
完全掌握 □ 部分掌握 □ 没有掌握 □		
任务学习记录		

 天使榜样

　　2016 年 11 月 15 日深夜，长沙市第四医院急救站医生李良义出车接诊中，用一个多小时挨家挨户不厌其烦地寻找，成功救治一对因煤气中毒昏迷的患者。一次不言放弃的寻找折射出医者仁心的人性光辉，展现了医者"情系患者，恪尽职守"的风范、"救死扶伤，永不言弃"的精神。他一直无怨无悔奋斗在抢救生命的最前沿，把"时间就是生命，呼救就是命令"作为工作座右铭，用熟练的院前急救知识为患者开辟出一条条生命的绿色通道，截至目前，他已挽救了不计其数急性心梗、食物中毒、电击伤及严重颅脑外伤等濒临死亡的患者。相信同学们通过专业学习，也能用天使的双手守护患者生命的希望！加油！

 实践思考

1. 张某，女，26岁，8月5日在海边游泳时发生淹溺，被旁人救上岸后进行了初步处理。就诊时神志不清，口唇发绀，皮肤苍白、湿冷，呼吸浅快，双肺布满大、中水泡音。根据患者目前的情况，你该如何对患者进行救护？

2. 在急救过程中，护理人员如何对自杀患者进行心理护理干预，防止二次伤害？

 项目总结

日常生活中，环境及理化因素造成损伤越来越多，症状明显、病情凶猛，需要护理人员不断加强自己的急救技能与救护措施。常见的环境及理化因素损伤囊括的内容有很多，临床上也不断在更进救护流程，本书主要给大家介绍了有机磷杀螨杀虫药中毒患者救护、一氧化碳中毒患者救护、酒精中毒患者救护、镇静药物中毒患者救护、中暑患者救护、淹溺患者救护、电击伤患者救护等。在学习以上救护技能时，大家一定要遵循救护原则快速进行救治，以人文关怀为首要出发点，精准施策，保护患者隐私，尽自己最大可能减轻患者痛苦，减少伤残，促进患者尽早康复。

项目四　灾害救护

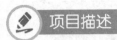

项目描述

灾害护理（disaster nursing），即系统、灵活地应用有关灾害护理独特的知识和技能，同时与其他领域开展合作，为减轻灾害对人类的生命健康构成危害所开展的活动，是灾难救援与处理体系的重要组成部分。灾害护理人才培养的数量、质量和类型取决于学校教育。在高职院校广泛开展灾害救护的基础教育，培养适应社会需求、具有灾害救护能力的护理人才，是完善全科医学教育不可缺少的重要组成部分，也是大力发展灾害护理学的历史使命。针对近年地震、洪灾、火灾、突发传染病及空难等灾害事件频发，尤其是新型冠状病毒肺炎（COVID‑19）疫情的肆虐，我们将重点学习流行性疾病、地震、洪灾、火灾等灾害事件的救护。总学时为8学时，0.5学分。

学习目标

1. 知识目标：知道灾害现场检伤分类；能说出灾害现场的救护原则；能说出流行性疾病、地震、洪灾、火灾的救护原则与救护措施。

2. 能力目标：能正确进行灾害现场的分类；能正确对流行性疾病、地震、洪灾、火灾的伤情进行处理。

3. 素质目标：在灾害救援中，强调安全意识，注重团队协作，始终以患者为中心，有较高的灾害救护能力。

项目导航

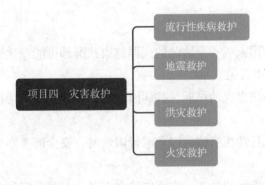

单元一　流行性疾病救护

任务情境

患者，孙某，女，81岁。其一家三口1月19日从武汉汉阳区自驾车回铁山，当晚6时多名亲属一同聚会进餐。2月1日自感不适，发热、咳嗽并伴有气促症状，2月3日到医院就医，2月6日经核酸检测确诊为新型冠状病毒肺炎。截止 2 月 9 日，参加此次聚餐的人员中，又有其他 4 名亲属先后确诊。

思考：1. 医护人员对孙某及其余 4 名确诊患者治疗时应注意什么？

2. 未确诊的孙某亲属应作何处理？

任务目标

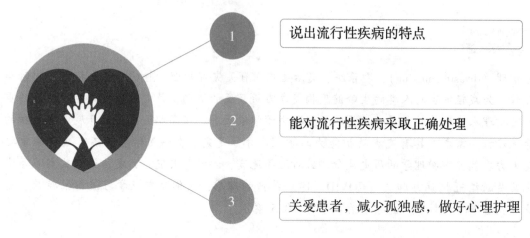

	说出流行性疾病的特点
1	
2	能对流行性疾病采取正确处理
3	关爱患者，减少孤独感，做好心理护理

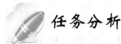

任务分析

【流行性疾病救护】

一、概念

流行性疾病，即流行病，指可以感染众多人口的传染病，在较短的时间内广泛蔓延，如新型冠状病毒肺炎（COVID-19）、严重急性呼吸综合征（SARS）、中东呼吸综合征（MERS）、流行性感冒、霍乱等。按流行程度分为：暴发、散发、流行和大流行，可以只在某地区发生，亦可造成全球性的大流行。

二、特点

1. 传染性　流行病对一个国家或一个地区的人群健康状况都可能产生影响，波及范围与是否早期有效干预、疾病传染性强弱等因素有关。

2. 未知性　一般新发传染病出现的早期，其病因未知，传染程度和传播模式未知，有效的治疗药物和疫苗未知。

3. 社会医学性　在研究流行性疾病的病因和流行因素时，要全面考察患者的生物、心理和社会生活状况。

4. 预防为主　针对流行性疾病的处理，应面向整个人群，着眼于疾病的预防，特别是一级预防，保护人群健康。

三、临床表现（以 COVID-19 为例）

新型冠状病毒肺炎（COVID-19）起病以发热为主要表现，可合并轻度干咳、乏力、呼吸不畅、腹泻等症状，流涕、咳痰等症状少见。部分患者起病症状轻微，可无发热，仅表现为头痛、心慌、胸闷、结膜炎、四肢或腰背部肌肉轻度酸痛。部分患者在一周后出现呼吸困难，严重者病情进展迅速。多数患者预后良好，少数患者病情危重，甚至死亡。

四、救护原则

1. 早期识别 对新发传染病的早期识别，一般有赖于经验丰富、敏锐度高的临床医务工作者，即"哨兵"。

2. 早期报告 及早向疾控中心和卫生行政部门，乃至 WHO 通报新发传染病疫情，利于迅速遏制严重的传染病流行。

3. 启动灾难事件应急响应 及时启动相应传染病暴发应急响应，多方联动阻止流行病的扩散。对于疑似患者，果断采取隔离和相应治疗措施。

4. 及时的信息发布 通过官方信息平台，如电视台、官方网站、公众号等发布传染病暴发疫情，进行疫情信息的常规发布，不瞒报、漏报，信息公开，既有利于群众掌握疫情相关知识、配合做好防护等工作，又可避免因信息空白造成社会恐慌。

5. 关爱医务工作者 对于医护人员应及早采取最大强度的保护，包括戴口罩、双层手套和护目镜，穿着隔离服，避免过度劳累，心理疏导、等。

 同步练习

1. 新冠病毒疾病中，什么是密切接触者，下列描述错误的说法是（   ）。

A. 与病例共同居住   B. 与病例共同学习

C. 与病例共同工作   D. 与病例共同居住一个区县

2. 手卫生是预防疾病传播的重要手段，当手部有可见脏污，应当（   ）。

A. 不爱洗手   B. 纸巾，毛巾擦拭

C. 使用肥皂和流动水洗手   D. 佩戴手套

3. 预计接触疑似病例或临床确诊病例血液、体液、呕吐物、排泄物及污染物品的人员，应佩戴或必要时佩戴两层（   ）。

A. 耐酸碱手套   B. 一次性使用医用橡胶手套

C. 石棉手套   D. 绝缘手套

4. 目前，新型冠状病毒肺炎患者主要临床表现为（   ）。【多选题】

A. 发热   B. 乏力

C. 呼吸道症状以干咳为主   D. 呼吸困难

5. 新型冠状病毒感染的肺炎是一种全新的冠状病毒肺炎，该病毒具有人群易感性，目前以发病多见于（   ）。

A. 儿童   B. 孕妇   C. 青壮年   D. 老年人

6. 如何进行口罩气密性检查，下列描述正确的是（   ）。

A. 查看口罩产品包装袋生产日期

B. 查看口罩产品包装是否有破损

C. 打开口罩看大小尺寸，越宽松越好

D. 双手捂住口罩呼吸气，观察口罩有无略微鼓起或塌陷

7. 流行性感冒的确诊的主要依据是（   ）。

A. 发病季节   B. 呼吸道症状轻微而全身中毒症状重

C. 病毒分离   D. 血凝抑制试验

E. 影像学检查

8. 流感患者抗病毒治疗使用时间是（　　）。

A. 12h 内　　　　B. 24h 内　　　　C. 32h 内　　　　D. 48h 内

E. 72h 内

9. 患者，女，25岁。患甲型 H1N1 型流感，护士为其采集咽拭子标本，时间宜安排在餐前 1h，其原因是（　　）。

A. 减轻疼痛　　　　B. 防止污染　　　　C. 减少口腔细菌　　　　D. 保持细菌活力

E. 防止呕吐

10. 预防流感的基本措施是（　　）。

A. 增强机体抵抗力　　　　　　　　　　B. 减少外出

C. 房间定时通风　　　　　　　　　　　D. 接种疫苗

E. 多喝温水

参考答案

 任务小结

任务掌握程度	任务存在问题	努力方向
完全掌握 □ 部分掌握 □ 没有掌握 □		
任务学习记录		

单元二　地震救护

 任务情境

2017 年 8 月 8 日 21 时 19 分 46 秒，四川省北部阿坝州九寨沟县发生 7.0 级地震，震中位于九寨沟核心景区西部 5km 处比芒村。该县面积 5290km²，下辖 3 镇 14 乡，2015 年人口约 8.1 万人。

思考：假如你在现场如何进行救护？

任务目标

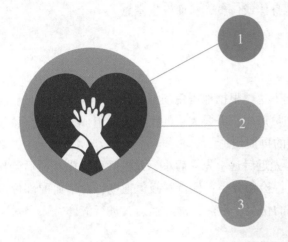

1　能说出震后救护原则

2　能对震后患者进行正确检伤分类和救护

3　关爱患者，有良好的安全意识

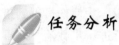 **任务分析**

【地震救护】

地震救护

一、概述

地震，往往发生时间突然，发生地点、震级及破坏性难以预计。可造成人员伤亡、财产损失、环境和社会功能的破坏，对社会造成很大的影响。我国发生过多次地震，如 1920 年的海原大地震、1976 年的唐山大地震、2008 年的汶川大地震等等。

二、特点

1. 发生突然，防御难度大　由于地震灾害突然发生，人们毫无思想准备和防护措施，造成的人员伤亡非常惨重。

2. 破坏力强，伤亡惨重　地震发生突然，再加上建筑物抗震性能差，一次地震持续时间往往只有几十秒，却足以摧毁整座城市。地震可造成建筑物破坏，以及山崩、滑坡、泥石流、地裂、地陷等地表的破坏和引发海啸等。

3. 次生灾害多且复杂　地震次生灾害是指强烈地震发生后，自然以及社会原有的状态被破坏，造成的山体滑坡、泥石流、海啸、水灾、瘟疫、火灾、爆炸、毒气泄露、放射性物质扩散对生命产生威胁等一系列的因地震引起的灾害。

4. 地域性和周期性　地震的发生呈现一定的地域性和周期性分布。

5. 地震预报困难　目前，人们对地震灾害还停留在监测阶段，还不能准确有效地预报地震的发生。

三、损伤类型

地震引发的伤情多为机械性损伤，其次还有坠落伤、挤压伤等。

（1）机械性损伤　是人们被倒塌体及各种设备直接砸击、掩埋所致的损伤，一般占地震伤员的 95%～98%，骨折、软组织损伤最为常见。可造成骨折（60%）、颅脑损伤（25%）、出血（10%）等症状。

（2）坠落伤　地震使人体由高处坠落于地面或物体上发生的损伤。

（3）挤压伤　指由于地震使身体的四肢或其他部位受到压迫，造成受累身体部位的肌肉肿胀和/或神经病变。

（4）埋压窒息伤　指人们在地震中不幸被埋压身体或口鼻，从而发生窒息。

（5）完全性饥饿、精神障碍等其他损伤。

四、救护原则

1. 启动灾难事件指挥系统　确立指挥官，上传下达，根据地震现场情况及时请求支援。

2. 组建医疗救援分队　地震会导致大批量的伤员产生，需要大量的医务人员组成若干医疗救援队奔赴现场。有研究证明，救援越早越有利于防止人员的再损伤。

3. 现场救护原则　首先迅速使伤员脱离险境，先近后远、先易后难、先挖后救、先救命后治伤、先救活人后处置遗体。由经验丰富的医护人员快速进行检伤分类；保持呼吸道通畅；对出血的部位进行止血包扎；对骨折的伤员就地取材进行固定；对脱水的伤员尽早建立静脉通道，进行液体补入；对于挤压伤的伤员，观察患者的血压、尿量和受压局部情况。

4. 伤员尽早分流和转送　由于地震造成大批量的伤员，灾区的医疗设施破坏严重，为使伤员得到最好的治疗，在完成初步的救治和维持生命必需的处理后，伤员应尽早转送到医院进行进一步救治。严重的伤员在病情得到一定缓解后，应立即转送到上级医院进一步治疗。根据伤的情况选择转送的方式，医护人员做好转送途中的监护。

 知识拓展

1. 震后自救：

（1）树立生存信念，注意保护自己。

（2）判断所处位置，改善周围环境，扩大生存空间，寻找和开辟脱险通道。

（3）保证呼吸道通畅。

（4）不大喊大叫，尽量保存体力。听到动静时，用物体敲击发出求救信息。

（5）尽量寻找和节约食物、饮用水，设法延长生命，等待救援。

（6）如有外伤出血，用衣服进行包扎，如有骨折，就地取材进行固定。

2. 震后互救：

（1）对埋在瓦砾中的幸存者，要先建立通风孔道，以防窒息。

（2）挖出后应立即清除口鼻异物。蒙上双眼，避免强光刺激。

（3）在救出伤病员时，应使脊柱保持中立位，以免伤及脊髓。

（4）救出伤病员后，立即判断意识、呼吸、循环、体征等。

（5）根据伤病员的情况给予对应的处理。

（6）要避免伤病员情绪过于激动，给予必要的心理援助。

（7）正确处理挤压综合征的伤员：挤压综合征是指在四肢或躯干肌肉丰富部位，遭受重物长时间挤压，伤部组织坏死和肌细胞破裂，释放出大量以肌红蛋白、肌酸、肌酐为主的组织分解产物，也使细胞内钾离子进入细胞外液，并在挤压解除后出现以肢体肿胀、肌红蛋白尿、高血钾及急性肾衰竭为特点的临床综合征。在救护过程中要注意以下几点：①尽早解除压迫，挤压综合征的发生；②伤肢稍加固定并限制活动，以减少组织分解、毒素吸收及减轻疼痛；③伤肢用凉水降温或暴露在凉的空气中，禁止按摩与热敷；④若有开放伤口和活动性出血应止血包扎。

3. 逃生技巧：

（1）保持镇定。

（2）迅速避震：震时如在一楼可立即逃出建筑物，若身处高楼应马上在桌子、床旁等较强支撑物旁蹲下或趴下并护住头部，震感消失后判断形势再抓紧逃离。

（3）不走"捷径"：不能坐电梯或直接从高楼窗户等处逃脱。

（4）把握逃生时机。

（5）逃生要有秩序，避免发生踩踏事故。

（6）选择安全的逃生场地，如操场等较宽阔的平地。

 同步练习

1. 地震现场的救护原则是（　　）。

A. 先远后近、先挖后救、先易后难

B. 先近后远、先挖后救、先易后难

C. 先远后近、先挖后救、先难后易

D. 先近后远、先挖后救、先难后易

2. 关于地震灾难急救伤员的救治等级，下列描述错误的是（　　）。

A. 需要紧急处理的伤员有危及生命的损伤，需要立即复苏和手术

B. 需要优先处理的伤员需要在 6 小时内给予手术，并可能同时需要复苏

C. 可以延期处理的伤员伤情稳定，不需要复苏，可以延迟手术

D. 需要期待处理的伤员伤情轻微，不需要进行基本处理

3. 下列关于地震灾害伤员的紧急医疗救援，技术原则错误的是（　　）。

A. 先"抢"后"救"　　　　　　　　　　B. 准确伤员分类

C. 连续监护中运送　　　　　　　　　　D. 早期清创、一期缝合

4. 地震引起火灾时，要用（　　）捂紧口鼻，逆风匍匐逃离火场。

A. 布　　　　　　　　　　　　　　　　B. 湿毛巾

C. 纸　　　　　　　　　　　　　　　　D. 手

5. 地震时，遇到毒气泄漏应用湿布捂住口鼻（　　）。

A. 沿逆风方向尽快逃离

B. 沿顺风方向尽逃离

C. 不择方向尽逃离

D. 原地不动待救

6. 当地震发生时，你在家里（楼房），应（　　）避震。

A. 躲在桌子等坚固家具的下面或小开间的房间里，如卫生间等

B. 去楼道

C. 原地不动

D. 跳楼

7. 地震发生后，从高楼撤离时应走（　　）。

A. 乘坐安全电梯　　　　　　　　　　　B. 从窗户抓绳下滑

C. 安全通道　　　　　　　　　　　　　D. 跳楼

8. 地震造成的人员伤亡的最主要原因是（　　）。

A. 大地震动　　　　　　　　　　　　　B. 各类建筑物的破坏和倒塌所致

C. 地面开裂   D. 火灾

参考答案

 任务小结

任务掌握程度	任务存在问题	努力方向
完全掌握 □ 部分掌握 □ 没有掌握 □		
任务学习记录		

单元三　洪灾救护

 任务情境

　　2017 年 6 月 22 日以来，湖南省普降大到暴雨，部分地区大暴雨，平均降雨量 197.3mm。2017 年 7 月 2 日 20 时 20 分，湘江长沙站水位达到了 39.49m，比 1998 年出现的历史最高水位还高出了 0.31m。截至 3 日 18 时，本轮强降雨造成湖南省 14 个市州 139 县（市、区）1610 个乡镇 787.45 万人受灾，紧急转移人口 96.46 万，农作物受灾面积 562.25 千公顷，倒塌房屋 1.611 万间。

　　思考：如何进行洪灾救护？

任务目标

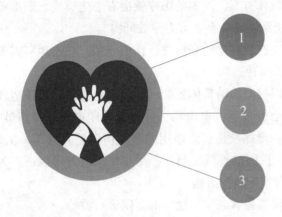

1 — 能说出洪灾的救护原则

2 — 能对受灾人员进行正确检伤分类和救护

3 — 关爱患者，有良好的安全意识

任务分析

【洪灾救护】

一、概述

洪水灾害即洪灾（flood），指一个流域内因集中大暴雨或长时间降雨，导致该流域的水量迅猛增加，水位急剧上涨，超过其泄洪能力而造成堤坝漫溢或溃决，出现洪水泛滥的自然灾害。洪灾除对农业造成重大灾害外，还会造成工业甚至生命财产的损失，是我国发生频率高、危害范围广、对国民经济影响较为严重的自然灾害，亦是威胁人类生存的十大自然灾害之一。

二、特点

1. 受灾面积大　洪水肆虐导致受灾的面积往往都是极为广阔的，如 2017 年洪灾，全国有 26 省（区、市），1192 县遭受洪涝灾害；1998 年特大洪水，全国共有 29 个省（区、市）遭受了不同程度的洪涝灾害，造成了巨大的损失。

2. 持续时间长　最典型的是 1998 年长江特大洪水，持续了 77 天。

三、损伤类型

1. 淹溺　洪水引起淹溺是死亡的主要原因。伤员可能因为溺水、呛入泥沙等引起肺水肿、心力衰竭，也可能因为长期浸泡在水中导致低温引发凝血功能障碍甚至呼吸、心跳停止。

2. 创伤　主要是机械性损伤，在水灾中很常见。如建筑物倒塌或山石、树木冲撞都可造成挤压伤、骨折等多发性创伤。

3. 传染性疾病　洪灾后人畜尸体腐烂、水源污染严重，蚊蝇滋生，可导致各种传染性疾病暴发流行，且疫情比较复杂。

4. 电击伤、爆炸及烧伤　洪水造成天然气运输管道、电源线、化工厂原料等破坏，很容易发生触电、爆炸和烧伤等。

5. 虫蛇咬伤　洪水上涨时，家畜、老鼠、蛇等爬行动物开始迁徙，而灾民为躲避洪水可能居住野外，导致虫蛇咬伤情况增加。

四、救护原则

1. **启动灾难事件指挥系统** 根据实际情况确定救援方案。洪灾的医疗救援有一定难度，要准备好充足的医疗药品和各种物资，保证通信网络的通畅，协调调动社会各方力量共同参与。

2. **做好现场的检伤分类** 由经验丰富的医护人员在较宽敞的场所进行伤情评估，快速地将需要紧急救治的伤员进行识别、现场进行生命支持的干预并组织转送。

3. **因伤施救** 针对各种伤员实施有效的救治，以提高救治整体效能。如淹溺，救出后迅速清理呼吸道，保持呼吸道通畅，若呼吸心跳停止则立刻实施心肺复苏；电击伤，应迅速关闭电源，将伤员平卧，保持呼吸道通畅，若心跳停止者立刻实施心肺复苏；毒蛇咬伤，立即用绷带在伤口近心端5cm处缚扎，以阻止毒素吸收，再用大量清水或双氧水冲洗伤口，口服加外敷蛇药片，尽早使用抗蛇毒血清；为预防传染性疾病暴发，对传染源、传播途径以及易感人群实施防控措施。

4. **迅速转送伤病员** 洪水灾情变化快，应尽早转移患者到安全地区的医院进行救治。

 同步练习

1. 为防止洪水涌入室内，有效的方法有（　　　）。

A. 将大门紧闭，必要时把一楼窗户也关严

B. 在门槛外侧堆上沙袋，并将大门下面的空隙用旧毛毯等堵住

C. 多准备脸盆，如有洪水进入，可马上把水再泼出去

D. 用水管抽吸

2. 遇到洪水来临，可迅速向（　　　）转移等待救援。

A. 空旷处，如操场广场田野里　　　　　　B. 高处、如结实的楼房顶、大树上

C. 人多的地方，如商场影院大街上　　　　D. 可向楼梯道或安全通道

3. 在野外遇到泥石流时，应（　　　）逃生。

A. 避开由高处滚落的山石，立即向河谷两侧山坡或高地跑

B. 立即停留在低洼处或向河沟下游走

C. 立即攀爬到树上躲避

D. 立即向空旷的地方逃生

4. 救助溺水者，应（　　　）。

A. 不管是否会游泳，义不容辞下水救人

B. 下水后游到正面接触溺水者

C. 下水后游到侧面接触溺水者

D. 迅速游到溺水者附近，观察清楚位置，从其后方出手救援，或投入木板、救生圈、长杆等，让落水者攀扶上岸

5. 患者男，42岁，因躲避洪水宿在野外，不慎被蛇咬伤，现场急救时以下错误的是（　　　）。

A. 抬高伤肢　　　　B. 立即呼救　　　　C. 就地取材，绑扎　　　　D. 伤口排毒

E. 切勿奔跑

参考答案

任务小结

任务掌握程度	任务存在问题	努力方向
完全掌握 □ 部分掌握 □ 没有掌握 □		
任务学习记录		

单元四 火灾救护

 任务情境

2019 年 11 月 15 日 6 时 57 分许，蚌埠市龙子湖区某门面房发生火灾，经蚌埠市消防支队紧急救援，7 时 50 分明火扑灭。现场有 5 间沿街门面房过火，二层局部有蔓延，过火面积为 150m²，现场搜救出 25 人。

思考：假如你在现场如何进行救护？

 任务目标

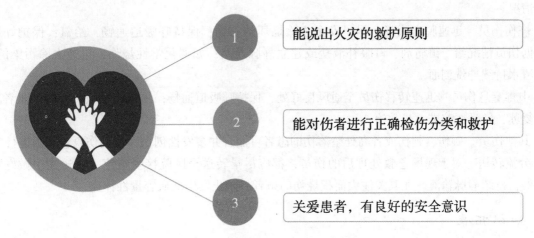

1　能说出火灾的救护原则

2　能对伤者进行正确检伤分类和救护

3　关爱患者，有良好的安全意识

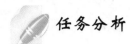 **任务分析**

火灾救护

【火灾救护】

一、概述

火灾（fire）指在时间或空间上失去控制的燃烧所造成的灾害，是严重威胁生命财产安全，影响经济发展和社会稳定的常见灾害。全球每年约发生 700 万起火灾，造成数万人死亡和数以亿计的经济损失。发生火灾必备三个条件：可燃物、助燃物、引火源。

二、特点

1. 火焰、烟气蔓延迅速　火灾发生后，在热传导、对流和辐射作用下，极易蔓延扩大，造成大量的高温热烟，给人的逃生和灭火带来极大的威胁和困难。

2. 空气污染、通气不畅、视线不良　火灾现场由于烟雾、水汽的综合作用，人的视线受到很大影响，污染的空气夹带着有毒物质，对逃生和救援都带来很大的影响。

3. 人员疏散困难　火灾突然发生，人们在惊慌之下，现场会非常混乱拥挤，造成人为踩踏损伤的概率比较大，对人员的疏散带来了很大的困难。

4. 人员伤亡和经济损失惨重　火灾常发生于人员密集的场所，消防设施不健全，人们也缺乏自我逃生训练，发生火灾时常造成较大的人员伤亡和财产损失。

三、损伤类型

1. 直接损伤　火焰烧伤，是火灾中最为常见的损伤类型；其次，热烟、热气也可以造成灼伤；另外，倒塌的建筑物造成砸伤、刺伤、割伤等，以及逃脱时造成的坠落伤等。

2. 间接损伤　浓烟引起窒息；烟雾中有毒的气体如 CO_2、CO、NO、SO_2、H_2S 等，可刺激呼吸中枢，引起中毒性死亡。

四、救护原则

火灾的现场救护中必须进行环境评估，注意防护自身安全，避免自身伤亡。

1. 检伤分类　对火灾致伤的伤员，评估烧伤的面积和深度，注意有无吸入性烧伤、窒息、骨折以及中毒等情况。

2. 烧伤伤员　迅速脱离火场，尽早安全去除烧坏的衣物；保持呼吸道通畅，给氧；保护好烧伤创面，根据伤员情况给予镇痛剂、口服补液盐或建立静脉通路；如遇化学性烧伤，迅速去除污染的衣裤，用大量清水持续冲洗创面。

3. 中毒窒息伤员　迅速转移伤员至通风良好处，保持呼吸道通畅，给氧；呼吸、心跳停止者，立即行心肺复苏，转送医院进一步救治。

4. 其他伤员　砸伤、刺伤或者高处坠落伤的患者可能合并多发性创伤，按创伤急救原则进行。

5. 分流转送　对于现场急救处理后的伤员，都应尽早转送至医院接受治疗。转送途中做好病情救治、观察，持续静脉输液。尤其关注大面积烧伤的患者，防止发生低血容量性休克。

 知识拓展

火灾逃生技巧（摘自生活小技巧专栏）

1. 熟悉环境，暗记出口

处在陌生的环境时，留心疏散通道、安全出口及楼梯方位等，以便关键时候能尽快逃离现场。

2. 通道出口，畅通无阻

楼梯、通道、安全出口等是火灾发生时最重要的逃生之路，应保证畅通无阻，切不可堆放杂物或设闸上锁，以便紧急时能安全迅速地通过。

3. 扑灭小火，惠及他人

当发生火灾时，如果发现火势并不大，且尚未对人造成很大威胁时，且周围有足够的消防器材，如灭火器、消防栓等，应奋力将小火控制、扑灭；千万不要惊慌失措地乱叫乱窜，置小火于不顾而酿成大灾。

4. 保持镇静，明辨方向，迅速撤离

突遇火灾，面对浓烟和烈火，首先要强令自己保持镇静，迅速判断危险地点和安全地点，决定逃生的办法，尽快撤离险地。不盲目地跟从人流、相互拥挤、乱冲乱窜。撤离时要注意，朝空旷地方跑，尽量往楼层下面跑，若通道已被烟火封阻，则应背向烟火方向离开，通过阳台、气窗、天台等往室外逃生。

5. 不入险地，不贪财物

身处险境，应尽快撤离，不要因害羞或顾及贵重物品，而把逃生时间浪费在寻找、搬离贵重物品上。已经逃离险境的人员，切莫重返险地，自投罗网。

6. 简易防护，蒙鼻匍匐

逃生时，经过充满烟雾的路线，要防止烟雾中毒、预防窒息。为了防止呛入火场浓烟，可采用湿毛巾、口罩蒙鼻，匍匐撤离的办法。烟气较空气轻而飘于上部，贴近地面撤离是避免吸入烟气、滤去毒气的最佳方法。穿过烟火封锁区，有条件的应佩戴防毒面具、头盔、阻燃隔热服等护具。如果没有这些护具，可向头部、身上浇冷水或用湿毛巾、湿棉被、湿毯子等将头、身裹好再冲出去。

7. 善用通道，莫入电梯

发生火灾时，要根据情况选择进入相对较为安全的楼梯通道。另外，还可以利用建筑物的阳台、窗台、天窗等攀到周围的安全地点沿着落水管、避雷线等建筑结构中凸出物滑下楼。在高层建筑中，一方面，电梯的供电系统在火灾时随时会断电或因热的作用电梯变形而使人被困在电梯内；另一方面，由于电梯井犹如贯通的烟囱般直通各楼层，剧毒的烟雾直接威胁被困人员的生命。

8. 缓降逃生，滑绳自救

高层、多层公共建筑内一般都设有高空缓降器或救生绳，可以通过这些设施安全地离开危险的楼层。如果没有这些专门设施，而安全通道又已被堵，救援人员不能及时赶到的情况下，可以迅速利用身边的绳索或床单、窗帘、衣服等自制简易救生绳，并用水打湿；从窗台或阳台沿绳缓滑到下面楼层或地面，安全逃生。

9. 避难场所，固守待援

假如用手摸房门已感到烫手，此时一旦开门，火焰与浓烟势必迎面扑来。逃生通道被切断且短时间内无人救援，可创造避难场所、固守待援。首先应关紧迎火的门窗，打开背火的门窗，用湿毛巾或湿布堵塞门缝，或用水浸湿棉被蒙上门窗且不停用水淋透房间，防止烟火渗入，固守在房内，直到救援人员到达。

10. 缓晃轻抛，寻求援助

暂时无法逃离时，应尽量待在阳台、窗口等易于被人发现和能避免烟火近身的地方。白天可以向窗外晃动鲜艳衣物，或外抛轻型晃眼的东西；晚上可用手电筒不停地在窗口闪动或者敲击东西，及时发出有效的求救信号，引起救援者的注意。

11. 火已及身，切勿惊跑

如果身上着火，切不可惊跑或用手拍打。应赶紧设法脱掉衣服或就地打滚，有条件的及时跳进水中或让人向身上浇水、喷灭火剂。

12. 跳楼有术，虽损求生

应该注意的是：只有消防队员准备好救生气垫并指挥跳楼时或楼层不高（一般 4 层以下），非跳楼即烧死的情况下，才采取跳楼的方法。跳楼时应尽量往救生气垫中部跳或选择有水池、软雨篷、草地等方向跳；如有可能，要尽量抱些棉被、沙发垫等松软物品或打开大雨伞跳下，以减缓冲击力。如果徒手跳楼一定要扒窗台或阳台使身体自然下垂跳下，以尽量降低垂直距离，落地前要双手抱紧头部，身体弯曲卷成一团，以减少伤害。

13. 身处险境，自救莫忘救他人

任何人发现火灾，都应尽快拨打"119"电话呼救，及时向消防队报火警。除自救，还应积极帮助儿童和老弱病残者尽快逃离险境。

 同步练习

1. 发生火灾时，安全的逃生方法有（   ）。

A. 盲目从众，互相拥挤而发生踩踏　　　　　　B. 逃生心切，慌忙从楼上跳下

C. 冷静面对，有序撤离，及时报警　　　　　　D. 逃离火场后，又跑回拿取财物

2. 火灾产生的大量烟雾和多种毒气，对人的危害是（   ）。

A. 可能被烧伤或烫伤　　　　　　　　　　　　B. 使人视力受到损害

C. 逃生时容易摔倒受伤　　　　　　　　　　　D. 极易使人窒息

3. 闻到浓烈的煤气、天然气异味，应立即（   ）。

A. 打开门窗，关掉煤气、天然气阀门　　　　　B. 开灯查看，确认煤气、天然气泄漏位置

C. 打开抽风机，排走煤气　　　　　　　　　　D. 打电话报警求助

4. 家中油锅起火的正确灭火方法是（   ）。

A. 尽快向油锅内泼水　　　　　　　　　　　　B. 立即将油锅盖盖上，关闭煤气开关

C. 用干毛巾覆盖油锅　　　　　　　　　　　　D. 直接拿开油锅

5. 发生火灾时正确的逃生方法是（   ）。

A. 用湿毛巾捂住口鼻，沿安全通道弯腰或匍匐前进

B. 立即躲进电梯

C. 赶快自窗户跳出

D. 躲进房间，用毛巾捂住鼻子

6. 火灾造成人员伤亡的主要原因有（   ）。

A. 跳楼不及时，或没有及时打开窗户和房门　　B. 吸入烟雾和毒气窒息，或逃生行为不当等

C. 楼内缺少电梯，不能及时逃生　　　　　　　D. 逃生时踩踏伤亡

7. 如果自己的衣服着火，又来不及脱衣时，可（   ）。

A. 立即躺下，让别人用毯子或水将火焖灭或浇灭

B. 马上跑到安全的地方，把着火的衣服脱掉

C. 一边跑一边呼喊，找人来扑灭身上的火

D. 如果着火面较小可冲出火场再灭

参考答案

任务小结

任务掌握程度	任务存在问题	努力方向
完全掌握 □		
部分掌握 □		
没有掌握 □		
任务学习记录		

 天使榜样

2020年2月18日10时54分，武昌医院院长刘智明（图4-2）感染新型冠状病毒肺炎抢救无效离世，生命定格在51岁，是自疫情暴发以来武汉首位因感染去世的在职院长。武汉市卫健委的讣告中说"他不顾个人安危，带领市武昌医院全体医务人员奋战在抗疫一线，为我市新型冠状肺炎防控工作作出了重要贡献"。世卫组织总干事谭德塞说"他的去世是巨大的损失"，都是无形的授勋。1月21日，武昌医院就被列为定点医院，开始接收第一批新冠肺炎患者。接收转运患者、改造医院、医疗资源短缺，压力可想而知。在生命最后的日子里，即便作为重症患者、身处ICU病房，刘院长也"丢不下"工作。这既是身处抗疫最前线的刚性需要，也彰显着医务人员的责任担当。希望同学们像刘院长一样在祖国和人民需要的时候挺身而出，爱岗敬业！

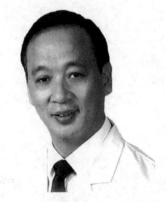

图4-2 武昌医院院长——刘智明

实践思考

张某某，男，45岁，1d前在地震中被垮塌的房屋砸伤背部。以"背部挤压伤、全身多处软组织伤"收住入院救治。今日查房患者精神差，无明显咳嗽、咳痰，无发热，无呼吸困难、胸闷、腹痛，无意识改变。患者12h未解大小便，进食少，体重无明显变化。查体：T：38.4℃，P：131次/min，R：24次/min，BP：108/55mmHg，昏迷，口唇呈樱桃红色，无颈静脉怒张，肺部听诊有湿性啰音。

根据患者目前的情况，你该如何对患者进行救护？

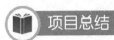 项目总结

近年来，地震、地陷、严重交通事故、水灾、火灾、台风、突发传染病及空难等灾难事件频发，这

些灾难事件对广大奋战在一线的医护人员都是一种巨大的考验。护理工作是灾难救援与处理工作中不可缺少的一项重要任务，灾害护理是灾难救援与处理体系的重要组成部分。我国灾害护理起步较晚，广泛开展灾害救护的基础教育，培养适应社会需求、具有灾害救护能力的护理人才，是完善全科医学教育不可缺少的重要组成部分，也是大力发展灾害护理学的历史使命。本章主要介绍了流行性疾病救护、地震救护、洪灾救护、火灾救护。在学习以上救护技能时，大家一定要遵循救护原则、有时间就是生命的信念，以人文关怀为首要出发点，精准施策，在确保自身安全的前提下，尽最大可能救护更多的伤员，减轻患者痛苦，减少伤残。

项目五　常见急症救护

 项目描述

　　随着我国步入老龄化社会，心脑血管疾病发病率也在逐年升高，心脑血管疾病的急症或导致患者死亡、或导致后遗症的情况在我们身边屡见不鲜。在临床和日常生活中，常见的急症包括：低血糖症、脑血管疾病、心肌梗死、心绞痛等。它们的共同特点是病情急、进展快，如果不进行及时的救治，患者可能在短时间内出现生命危险。在常见急症救护这一项目中，我们重点学习低血糖症昏迷患者救护、脑血管病昏迷患者救护、心肌梗死救护和心绞痛救护。本项目与护士执照考试、1＋X证书密切关联，精编了护士执照考点、X证书职业技能培训内容，总学时为2学时，0.5学分。

学习目标

　　1. 知识目标：能说出低血糖症昏迷患者的临床表现与救护措施、脑血管病昏迷患者的临床表现与救护措施、心肌梗死患者的临床表现及救护措施、心绞痛患者的临床表现与救护措施。

　　2. 能力目标：能正确对有低血糖症昏迷、脑血管病昏迷、心肌梗死、心绞痛等患者进行现场救护。能写出低血糖症昏迷、脑血管病昏迷、心肌梗死、心绞痛等患者救护流程。

　　3. 素质目标：在急救技术操作过程中，应始终以患者为中心，尊重、体贴、关爱患者，技术精益求精，团队协作，做到精诚合作、救死扶伤、全心全意为患者服务。

项目导航

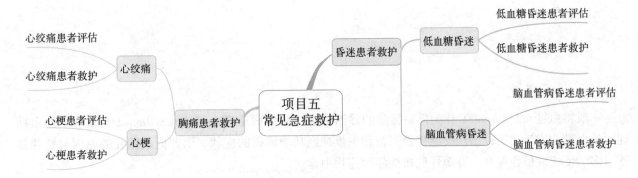

单元一　昏迷患者救护

任务一　低血糖症昏迷患者评估

 任务情境

　　杨某某，男，72岁，患糖尿病20余年。今晨起自行注射胰岛素后因家人未及时准备早餐，1h后自诉头晕，心慌，随后突然倒地抽搐数次。

　　思考：1. 患者发生了什么并发症？

　　　　　2. 现场如何进行评估？

 任务目标

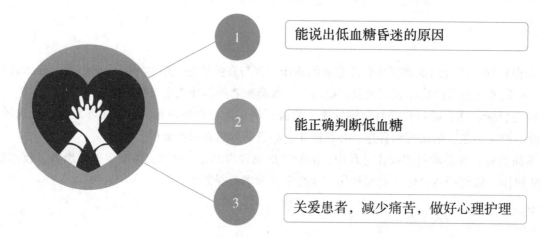

1	能说出低血糖昏迷的原因
2	能正确判断低血糖
3	关爱患者，减少痛苦，做好心理护理

任务分析

【低血糖症概述】

一、概念

　　一般将血糖≤2.8mmol/L作为低血糖症的诊断标准，糖尿病患者血糖值≤3.9mmol/L就属于低血糖症，低血糖症发生时可以出现交感神经兴奋和中枢神经功能障碍的症状。引起低血糖症的原因包括胰岛素过多、反应性低血糖症、肝源性低血糖症和药物中毒。

二、低血糖症昏迷发生机制

　　脑组织的代谢极为旺盛，脑组织血流量约为750～1000ml/min，能量来源主要依赖于葡萄糖的有氧呼吸，几乎无能量储备。当低血糖症发生时，脑细胞能量代谢障碍导致脑细胞的功能障碍，低血糖症初期患者出现精神不集中、思维和语言迟钝、头晕、嗜睡等，后可有幻觉、躁动、易怒、性格改变、认知障碍，严重时发生抽搐、昏迷。

三、判断依据及临床表现

1. 判断依据　有无糖尿病史、有无未进餐等情况；血糖值≤2.8mmol/L（糖尿病患者血糖≤3.9mmol/L）。

2. 临床表现　交感神经兴奋的表现：心动过速、心悸、烦躁、面色苍白、出冷汗等；中枢神经功能障碍的表现：意识模糊、头晕、头痛、注意力不集中、精神错乱、抽搐昏迷。

★【低血糖症预防】和【岗位能力】

养成按时进餐的良好习惯，不暴饮暴食，不空腹运动。糖尿病患者在服用降糖药物时不可随意更改药物种类及药物剂量，当活动量增加时，要减少胰岛素的用量并及时加餐。糖尿病患者在进行体育锻炼时身上常备糖果，以防发生低血糖症。

 同步练习

1. 女性，26岁，妊娠30周，发现血糖高1个月，诊断为妊娠期糖尿病，饮食控制后空腹血糖4.6mmol/L，糖化血红蛋白3.7%。近2周体重无明显增加，考虑（　　）。

A. 继续原治疗方案　　　　　　　　　　B. 无需饮食控制

C. 增加热量摄入，监测血糖　　　　　　D. 减少锻炼，减少能量消耗

E. 增加热量摄入，如血糖升高再控制饮食

2. 评价低血糖症时，常用的诱发试验是（　　）。

A. C肽释放试验　　　　　　　　　　　B. 葡萄糖耐量试验

C. 胰岛素释放指数　　　　　　　　　　D. C肽抑制试验

E. 饥饿试验

3. 导致低血糖症的发生原因（　　）。

A. 抑制肝糖原分解　　　　　　　　　　B. 胰岛素分泌和作用过强

C. 胰岛素分泌减少　　　　　　　　　　D. 交感神经兴奋

E. 胸腺发育不全

4. 有关低血糖症，说法正确的是（　　）。

A. 因高血糖伴发多器官损害者不容易发生低血糖症

B. 长期住院患者对药物更加耐受，不容易发生低血糖症

C. 低血糖老年患者，意识能力差，常无低血糖症状

D. 慢性肾上腺皮质功能减退者血浆胰岛素水平更高

E. 低血糖症频繁发作，未意识就迅速陷入昏迷，称为未察觉低血糖症综合症

参考答案

5. 不属于低血糖症状的是（　　）。

A. 便频　　　　　B. 皮肤多汗　　　　　C. 饥饿感　　　　　D. 手颤

E. 心率加快

6. 普通人血糖值低于（　　）是低血糖症。

A. 11.1mmol/L　　　B. 7.0mmol/L　　　C. 3.9mmol/L　　　D. 5.0mmol/L

E. 2.8mmol/L

7. 正常空腹血糖值是（　　）。

A. 3.9～6.0mmol/L　　B. <11.1mmol/L　　C. 6.0～7.0mmol/L　　D. 8.0～11.1mmol/L

E. ＞11.1mmol/L

任务二　低血糖症昏迷患者救护

 任务情境

杨某某，男，72岁，患糖尿病20余年。今晨起自行注射胰岛素后因家人未及时准备早餐，1h后自诉头晕，心慌，随后突然倒地抽搐数次。

思考：假如你在现场如何进行救护？

 任务目标

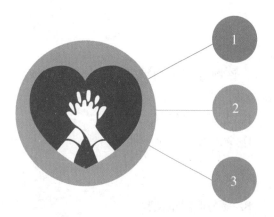

1　能说出低血糖昏迷患者的救护措施

2　能正确对低血糖昏迷患者进行救护

3　关爱患者，减少痛苦，做好心理护理

 任务分析

【低血糖症昏迷救护】

一、概念

低血糖症昏迷救护技术是帮助因低血糖症导致昏迷的患者短时间内纠正低血糖症状态，恢复脑细胞的能量供应，防止脑细胞受损的技术。

二、目的

纠正低血糖症，恢复脑细胞能量供应。

三、适应证

低血糖症昏迷患者。

★【操作要点】和【岗位能力】

一、操作流程

血糖测定—升高血糖—防治脑水肿

二、操作要点

（1）血糖测定 怀疑患者发生低血糖症，立即采患者毛细血管血做快速血糖测定（图5-1）。

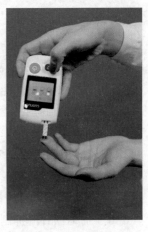

（2）升高血糖。

（3）防治脑水肿 一般血糖上升并维持在正常水平10min后，低血糖症状即可缓解；如果血糖正常达30min，但昏迷仍持续存在，应考虑有脑水肿的可能，应给予20％甘露醇静脉滴入。对于有抽搐的患者，除了补充糖外，可以酌情应用适量镇静药。

（4）记录 记录患者神志、血糖值、生命体征、病情变化及抢救用药情况。

图5-1 快速血糖测量

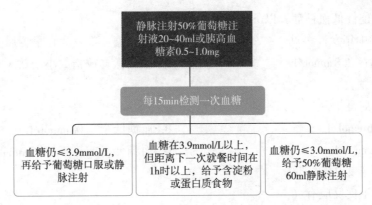

（5）洗手，整理用物。

 任务实施

一、操作流程

低血糖昏迷患者救护基本操作流程如图5-2所示。

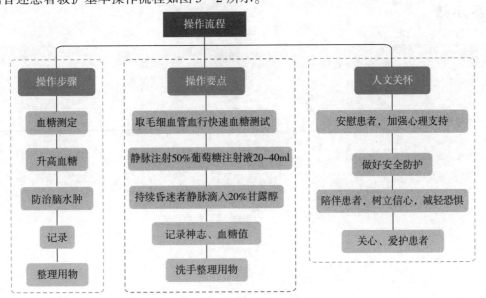

图5-2 低血糖昏迷患者救护操作流程

同步练习

1. 器质性低血糖症最常见的原因是（　　　）。

A. 胰岛素及口服降糖药致药源性低血糖症　　　B. 胰岛素瘤

C. 肝源性低血糖症　　　D. 特发性功能性低血糖症

E. 长期饥饿、慢性腹泻

2. 糖尿病患者，女，55 岁，身高 1.64m，体重 48kg。空腹血糖 6.5mmol/L，餐后血糖 16mmol/L。治疗应首选（　　　）。

A. 格列吡嗪 + 饮食控制　　　B. 二甲双胍 + 饮食控制

C. α – 葡萄糖苷酶抑制剂 + 饮食控制　　　D. 单纯饮食控制

E. 胰岛素增敏剂

3. 关于特发性功能性低血糖症，以下错误的是（　　　）。

A. 情绪不稳定，中年女性多见　　　B. 低血糖症都发生在早餐后 2 ~ 4h

C. 血糖一般不超过 2.8mmol/L　　　D. 胰岛素释放指数小于 0.3

E. 不能耐受 72h 禁食。

4. 普通人低血糖症是指（　　　）。

A. 血糖低于 3.36mmol/L　　　B. 血糖低于 3.08mmol/L

C. 血糖低于 2.8mmol/L　　　D. 血糖低于或等于 2.52mmol/L

E. 血糖低于或等于 2.24mmol/L

5. 胰岛素常见的不良反应有（　　　）。

A. 过敏反应　　　B. 胰岛素耐药性　　　C. 低血糖症　　　D. 局部脂肪萎缩

E. 视力改变

参考答案

 任务小结

任务掌握程度	任务存在问题	努力方向
完全掌握 □		
部分掌握 □		
没有掌握 □		
任务学习记录		

任务三　脑血管疾病昏迷评估

 任务情境

安某，女，52 岁。在情绪极度激动时突发剧烈头痛、喷射性呕吐、意识不清、四肢抽搐急诊入院。

思考：1. 对患者如何进行评估？

　　　2. 对患者如何进行救护？

 任务目标

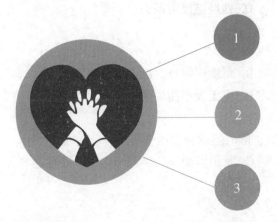

1　能识别脑血管疾病昏迷

2　说出浅昏迷、中昏迷、深昏迷的特点

3　关爱患者，减少痛苦，做好心理护理

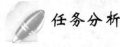 **任务分析**

【脑血管疾病概述】

一、概念

在现代医学科学技术发达的今天，随着人们生活水平的提高、人类寿命的延长，各种疾病尤其是心脑血管疾病的发生率也显著增高，且多以危重急症的形式表现而危及生命。脑血管疾病是指在脑血管病变或血流障碍的基础上发生的局限性或弥漫性脑功能障碍。脑血管疾病是神经系统的常见病和多发病，也是导致人类死亡的三大主要疾病之一。脑血管疾病导致的临床症状除头痛、言语功能障碍、感觉功能障碍、运动功能障碍外还可以导致意识障碍。意识障碍可表现为嗜睡、昏迷、意识模糊、谵妄、去皮质综合征、无动性缄默症、植物状态。

★【昏迷程度】和【岗位能力】

（1）浅昏迷：意识完全丧失，处于被动状态，对周围事物及声、光刺激全无反应，对强烈的疼痛刺激可有回避动作及痛苦表情，但不能觉醒。吞咽反射、咳嗽反射、角膜反射、瞳孔对光反射存在，生命体征无明显改变。

（2）中昏迷：对外界正常刺激均无反应，自发动作少。对强刺激的防御反射、角膜反射及瞳孔对光反射减弱，大小便潴留或失禁，生命体征发生变化。

（3）深昏迷：对外界任何刺激均无反应，全身肌肉松弛，无任何自主运动，眼球固定，瞳孔散大，各种反射消失，大小便失禁。生命体征变化明显，如呼吸不规则、血压下降等。

同步练习

1. 浅昏迷与深昏迷最有价值的鉴别是（　　）。

A. 各种刺激无反应　　B. 不能唤醒　　　　　C. 无自主运动　　　　　D. 深浅反射均消失

E. 大小便失禁

2. 下列不属于格拉斯哥昏迷表的项目是（　　）。

A. 睁眼反映　　　　　B. 语言反应　　　　　C. 运动反应　　　　　D. 疼痛反应

3. 符合浅昏迷的临床表现是（　　）。

A. 对强烈的疼痛刺激有反应　　　　　　B. 可以唤醒

C. 无意识的自主运动消失　　　　　　　D. 四肢腱反射消失

E. 定向力障碍

4. 浅昏迷和深昏迷的主要区别为（　　）。

A. 有无自主运动　　　　　　　　　　　B. 角膜反射及防御反射是否存在

C. 对声、光刺激的反应　　　　　　　　D. 有无大小便失禁

E. 能否被唤醒

5. 熟睡状态不易唤醒，但当强烈刺激下可被唤醒，醒时答话含糊属于（　　）。

A. 昏睡　　　　　　　B. 嗜睡　　　　　　　C. 意识模糊　　　　　D. 浅昏迷

E. 深昏迷

6. 能保持简单的精神活动但定向力障碍，属于（　　）。

A. 昏睡　　　　　　　B. 嗜睡　　　　　　　C. 意识模糊　　　　　D. 浅昏迷

E. 深昏迷

参考答案

 任务小结

任务掌握程度	任务存在问题	努力方向
完全掌握 □ 部分掌握 □ 没有掌握 □		
任务学习记录		

任务四　脑血管疾病昏迷患者救护

任务情境

安某，女，52岁。在情绪极度激动时突发剧烈头痛、喷射性呕吐、意识不清、四肢抽搐急诊入院。
思考：假如你在现场如何对患者进行救护？

任务目标

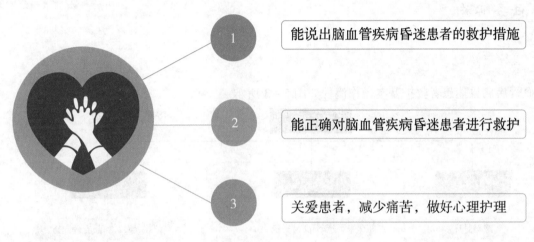

1　能说出脑血管疾病昏迷患者的救护措施

2　能正确对脑血管疾病昏迷患者进行救护

3　关爱患者，减少痛苦，做好心理护理

任务分析

【脑血管疾病昏迷救护】

一、概念

脑血管疾病昏迷救护技术是脑血管疾病患者发生昏迷后，在短时间内迅速采取相关急救措施，保护脑细胞、降低患者病死率和致残率的技术。

二、目的

保护患者脑细胞，降低患者病死率和致残率。

三、适应证

缺血性卒中、出血性卒中。

★【操作要点】和【岗位能力】

一、操作流程

卧床—止血/溶栓—对症处理—病情观察

二、操作要点

（1）立即使患者绝对卧床休息。缺血性卒中取平卧位，出血性卒中取头高足底位，避免不必要的搬动及检查。

（2）缺血性卒中及时采取溶栓治疗，恢复脑血流灌注；出血性卒中及时采取手术等止血治疗，防止再出血。

（3）对症处理　保持呼吸道通畅，心电监护，维持水电解质平衡，控制血压，改善微循环，脱水降颅压，消除脑水肿，应用神经保护药。

（4）病情观察　密切观察患者意识、瞳孔、体温变化。

（5）记录　记录患者神志、生命体征、瞳孔、病情变化，以及抢救用药情况。

（6）洗手，整理用物。

 任务实施

一、操作流程

脑血管疾病昏迷患者救护基本操作流程如图 5-3 所示。

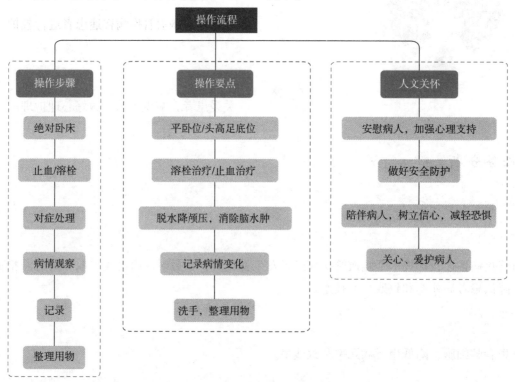

图 5-3　脑血管疾病昏迷患者救护操作流程

二、知识拓展

脑梗死治疗时间窗

治疗时间窗是指脑梗死后最有效的治疗时间，一般认为是发病后 3～4h 以内，最多不超过 6h。因此，脑梗死发生后抢救关键是超早期（发病6h 内）溶栓治疗。

急性脑梗死病灶由缺血中心区和周围的缺血半暗带组成。缺血中心区脑组织已发生不可逆性损害；缺血半暗带是梗死灶中心坏死区周围可恢复的部分血流灌注区。缺血半暗带区内有侧支循环存在，可获得部分血液供给，尚有大量可存活的神经元，如果血流迅速恢复，神经细胞可以存活并恢复功能；反之，中心坏死区则逐渐扩大，致脑细胞死亡。

同步练习

一、选择题

1. 脑血栓形成的最常见病因是（　　　）。

A. 高血压　　　　　　B. 脑动脉粥样硬化　　　C. 各种动脉炎　　　　D. 血压偏低

E. 红细胞增多症

2. 大脑中动脉皮层支闭塞引起对侧偏瘫的特点是（　　　）。

A. 不伴脑神经瘫　　　B. 偏瘫以下肢为重　　　C. 均等性轻偏瘫　　　D. 偏瘫以上肢为重

E. 上下肢均为 0 级瘫

3. 导致延髓背外侧综合征的病变闭塞血管是（　　　）。

A. 大脑前动脉　　　　　　　　　　　　　B. 大脑中动脉

C. 大脑后动脉　　　　　　　　　　　　　D. 椎动脉或小脑后下动脉

E. 后交通动脉

4. 对急性脑梗死患者，下列情况不适于溶栓治疗的是（　　　）。

A. 发病 6 小时内　　　B. CT 证实无出血灶　　C. 患者无出血因素　　D. 出凝血时间正常

E. 头部 CT 出现低密度灶

5. 脑出血最常见的原因是（　　　）。

A. 脑动脉炎　　　　　　B. 高血压　　　　　　　C. 血液病　　　　　　　D. 脑动脉瘤

E. 脑血管畸形

6. 脑出血最重要的内科治疗是（　　　）。

A. 控制脑水肿　　　　　B. 止血剂　　　　　　　C. 迅速降血压　　　　　D. 抗生素治疗

E. 吸氧

7. 典型的硬膜外血肿的意识状态是（　　　）。

A. 持续昏迷　　　　　　　　　　　　　　B. 昏迷 – 清醒

C. 昏迷 – 清醒 – 昏迷　　　　　　　　　　D. 浅昏迷

E. 无昏迷

参考答案

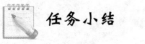 **任务小结**

任务掌握程度	任务存在问题	努力方向
完全掌握 □ 部分掌握 □ 没有掌握 □		
任务学习记录		

单元二 胸痛患者救护

任务一 心肌梗死患者评估

 任务情境

黄某，男性，57岁，发作性胸闷、气短6年，持续心前区疼痛3h。6年前出现劳累后胸闷、气短，当地医院诊断为"冠心病""劳累型心绞痛"。经治疗（具体治疗及用药不详）后症状缓解出院。此后，劳累后经常出现上述症状，含服硝酸甘油可缓解，未再入院治疗。入院前3h，患者再次于劳累后突然出现心前区疼痛，向左肩及背部放射，含服硝酸甘油不缓解，大汗，伴恶心、呕吐，家人急送入院。

思考：1. 患者的病情发生了什么转变？

2. 现场如何进行评估？

 任务目标

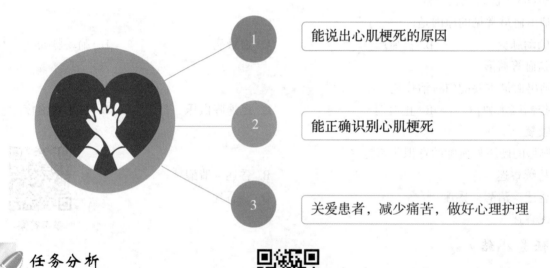

1 能说出心肌梗死的原因

2 能正确识别心肌梗死

3 关爱患者，减少痛苦，做好心理护理

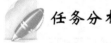 **任务分析**

心梗评估

【心肌梗死】

一、概念

急性心肌梗死（acute myocardial infarction，AMI）是指急性心肌缺血性坏死，为在冠状动脉病变的基础上，发生冠状动脉血供急剧减少或中断，使相应心肌严重而持久地急性缺血导致心肌细胞死亡。临床表现有持久的胸骨后剧烈疼痛、发热、白细胞计数和血清心肌坏死标志物增高。

二、心肌梗死发生机制

心肌梗死基本病因是冠状动脉粥样硬化（偶为冠状动脉栓塞，炎症，先天性畸形、痉挛和冠状动脉口阻塞所致），造成一支或多支血管管腔狭窄和心肌供血不足，而侧支循环尚未充分建立。一旦血供急剧减少或中断，使心肌严重而持久地急性缺血达20~30min以上，即可发生急性心肌梗死。

三、判断依据及临床表现

1. 判断依据 有高血压、心绞痛病史，有饱餐、情绪激动、体力劳动等诱因。

2. 临床表现 50%~81%的患者在发病前数天有乏力、胸部不适、活动时心悸、气急、烦躁、心绞痛等前驱症状，以新发生心绞痛或原有心绞痛症状加重最为突出。心绞痛发作较以往频繁、性质剧烈、持续时间长，硝酸甘油疗效差，诱发因素不明显。

疼痛 为最早出现、最突出的症状，多发生于清晨。疼痛的性质和部位与心绞痛相似但程度更剧烈，多伴有大汗、烦躁不安、恐惧及濒死感，持续时间可达数小时或数天，休息和服用硝酸甘油不缓解。部分患者疼痛可向上腹部放射而被误诊为急腹症，或因疼痛向下颌、颈部放射而误诊为其他疾病。

全身症状 一般在疼痛发生后24~48h出现，表现为发热、心动过速、白细胞增高和血沉增快等，由坏死物质吸收所引起。体温可升高至38℃左右，很少超过39℃，持续约1周。

心律失常 以室性心律失常最多，尤其是室性期前收缩。

低血压和休克 约20%的患者会出现，主要为心源性休克，为心肌广泛坏死、心排血量急剧下降所致。

心力衰竭 发生率为32%~48%，主要为急性左心衰竭。

★【急性心肌梗死】和【岗位能力】

1. 急性心肌梗死心电图改变

(1) 特征性改变 ①面向坏死区周围心肌损伤的导联上出现 ST 段抬高呈弓背向上形，面向心肌坏死区的导联上出现宽而深的 Q 波（病理性 Q 波），面向损伤区周围心肌缺血区的导联上出现 T 波倒置；②在背向心肌坏死区的导联则出现相反的改变，即 R 波增高、ST 段压低和 T 波直立并增高。

(2) 动态性改变 心电图演变过程为：①在起病数小时内可无异常或出现异常高大两支不对称的 T 波，为超急性期改变；②数小时后，ST 段明显抬高，弓背向上，与直立的 T 波连接，形成单相曲线；数小时~2d 内出现病理性 Q 波，同时 R 波减低，为急性期改变。Q 波在 3~4d 内稳定不变，此后 70%~80% 永久存在；③如果早期不进行治疗干预，抬高的 ST 段可在数天至 2 周内逐渐回到基线水平，T 波逐渐平坦或倒置，为亚急性期改变；④数周至数月后，T 波呈 V 形倒置，两支对称，为慢性期改变。T 波倒置可永久存在，也可在数月至数年内逐渐恢复。

(3) 定位诊断 定位和范围可根据出现特征性改变的导联数来判断：V_1、V_2、V_3 导联示前间壁，V_3~V_6 导联示局限前壁，V_1~V_5 导联示广泛前壁，II、III、aVF 导联示下壁，I、aVL 导联示高侧壁，V_7~V_8 导联示后侧壁，II、III、aVF 导联伴右胸导联 ST 段抬高，可作为下壁心肌梗死并发右室梗死的参考指标。

 同步练习

1. 急性心肌梗死最突出的症状是 （　　）。

A. 休克 　　　　　　　　　　　B. 心前区疼痛

C. 心律失常 　　　　　　　　　D. 充血性心力衰竭

E. 胃肠道症状

2. 急性心肌梗死的患者，第一周必须 （　　）。

A. 绝对卧床 　　　　　　　　　B. 床上四肢运动

C. 由人搀扶室内行走   D. 日常生活自行料理

3. 急性心梗患者心电监护示室颤，应行（   ）。

A. 口对口人工呼吸   B. 气管插管

C. 心外按压   D. 非同步直流电除颤

E. 同步直流电除颤

4. 急性心肌梗死的临床表现错误的是（   ）。

A. 有持久的胸骨后剧烈疼痛   B. 心电图进行性改变

C. 白细胞计数和血清心肌酶降低   D. 严重者可发生心律失常、休克、心衰

5. 急性心肌梗死患者发生左心衰的主要原因是（   ）。

A. 肺部感染

B. 心脏负荷加重

C. 房室传导阻滞

D. 情绪激动

E. 心肌收缩力减弱和不协调

参考答案

 任务小结

任务掌握程度	任务存在问题	努力方向
完全掌握 □ 部分掌握 □ 没有掌握 □		
任务学习记录		

任务二　心肌梗死患者救护

 任务情境

黄某，男性，57 岁，发作性胸闷、气短 6 年，持续心前区疼痛 3h。于 6 年前出现劳累后胸闷、气短，当地医院诊断为"冠心病""劳累型心绞痛"。经治疗（具体治疗及用药不详）后症状缓解出院。此后，劳累后经常出现上述症状，含服硝酸甘油可缓解，未再入院治疗。入院前 3h，患者再次劳累后突然出现心前区疼痛，向左肩及背部放射，含服硝酸甘油不缓解，大汗，伴恶心、呕吐，家人急送入院。

思考：假如你在现场如何进行救护？

任务目标

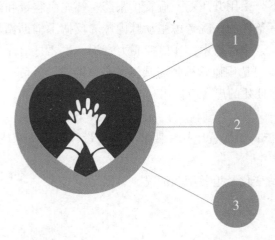

1　能说出急性心肌梗死患者的救护措施

2　能正确对急性心肌梗死患者进行救护

3　关爱患者，减少痛苦，做好心理护理

任务分析

【心肌梗死】

一、概念

急性心肌梗死救护技术是对急性心肌梗死患者早发现、早诊断并尽早使心肌血液再灌注，以挽救濒死的心肌，防止梗死面积扩大和缩小心肌缺血范围，保护和维持心脏功能及时处理并发症的技术。

二、目的

使心肌血液再灌注，以挽救濒死的心肌。

三、适应证

急性心肌梗死患者。

★【操作要点】和【岗位能力】

一、操作流程

卧床休息—缓解疼痛—再灌注治疗—对症处理

二、操作要点

（1）卧床休息　患者应绝对卧床休息，根据病情给氧，监测病情变化。

（2）缓解疼痛　遵医嘱尽快使用哌替啶 50～100mg 肌注，或吗啡 2～4mg 静脉注射，必要时遵医嘱重复使用；硝酸甘油 0.3mg 或硝酸异山梨酯 5～10mg 舌下含服或静滴。

（3）再灌注治疗　积极治疗措施是起病 3～6h（最多 12h）内使闭塞的冠状动脉再通，心肌得到再灌注。再灌注心肌治疗：急诊 PCI；溶栓疗法；紧急主动脉 - 冠状动脉旁路移植术。

（4）对症处理　①消除心律失常：发现室性期前收缩或室性心动过速，立即用利多卡因 50～100mg 静脉注射，每 5～10min 重复一次，至期前收缩消失或总量达 300mg，继以 1～3mg/min 的速度静滴维持，如室性心律失常反复发作者可用胺碘酮。出现与 QT 间期延长有关的尖端扭转型室速时，静脉缓慢推注 1 ~ 2g 的镁剂（ > 5min）；②控制休克：急性心肌梗死时可有心源性休克，也伴有血容量不足、外周血管舒缩障碍等因素存在。因此，应在血流动力学监测下，采用升压药、血管扩张药、补充血容量和纠正酸中毒等抗休克处理。为降低心源性休克的病死率，有条件的医院考虑主动脉内球囊反搏术辅助循环，然后做选择性动脉造影，立即行 PCI 或主动脉——冠脉旁路移植术；③治疗心力衰竭：主要是治疗急性左心衰竭，以应用吗啡（或哌替啶）和利尿药为主，也可选用血管扩张药减轻左心室的前、后负荷。急性心肌梗死发生后 24h 内不宜用洋地黄制剂，有右心室梗死的患者应慎用利尿药。

（5）保暖

（6）安全防护　对烦躁不安、抽搐患者做好防护，如加置床栏、四肢上约束带，防止坠床或自伤；定时翻身，防止压疮的发生。

（7）记录　记录患者心律变化、生命体征、病情变化及抢救用药情况。

（8）洗手，整理用物

任务实施

一、操作流程

心肌梗死患者救护基本操作流程如图 5 - 4 所示。

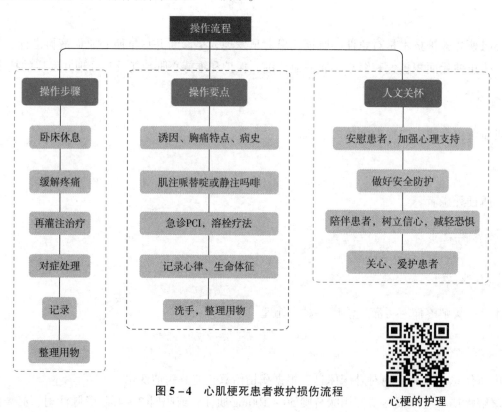

图 5 - 4　心肌梗死患者救护损伤流程

心梗的护理

二、知识拓展

冠状动脉内支架植入术是通过冠脉造影的通路，插入一根尖端带有小球囊的导管，直达患者已经阻塞或严重狭窄的冠状动脉处，用一种专门设计的球囊导管将支架递送到冠状动脉的阻塞区域，支架完全展开帮助挤压斑块并紧贴动脉壁，维持动脉的通畅，支架永久留在动脉中。

冠脉造影：选择患者上肢或下肢一条动脉，经局麻后插入一根短的中空的导管。通过该导管从体外向冠状动脉内注射造影剂，同时 X 线监视器上能够显示出患者狭窄或阻塞的冠状动脉的准确位置及程度，以帮助医生决定治疗方案。

 同步练习

1. 最安全有效恢复心肌再灌注的方法是（   ）。

A. 在发病 12 小时内进行紧急经皮腔内冠状动脉形成术及支架术

B. 在发病 24 小时内进行紧急经皮腔内冠状动脉形成术及支架术

C. 在发病 12 小时内进行紧急溶栓术

D. 在发病 24 小时内进行紧急溶栓术

2. 急性心肌梗死最常见的死亡原因是（   ）。

A. 心源性休克   B. 心力衰竭

C. 严重心律失常   D. 电解质紊乱

3. 急性心肌梗死最突出的症状是（   ）。

A. 休克   B. 心前区疼痛

C. 心律失常   D. 充血性心力衰竭

E. 胃肠道症状

4. 急性心肌梗死后冠状，再通的最佳时间为起病后（   ）。

A. 1h 内   B. 3h 内   C. 6h 内   D. 12h 内

E. 24h 内

5. 一位急性前壁心肌梗死患者突然发生心室颤动时，护士首先采取的措施是（   ）。

A. 在等待医生到来前密切观察患者，

B. 立即准备静脉注射利多卡因

C. 立即准备，除颤器选择同步电复律

D. 立即准备，除颤器选择非同步电复律

E. 立即准备临时起搏治疗

6. 李先生，56 岁，急性心肌梗死后，第三周卧床时无不适感，但下床洗脸刷牙时即出现胸闷心悸，该患者心功能处于（   ）。

A. Ⅰ级   B. Ⅱ级   C. Ⅲ级   D. Ⅳ级

7. 缓解急性心肌梗死剧烈疼痛效果最好的是（   ）。

A. 吗啡   B. 硝苯地平   C. 消心痛   D. 罂粟碱

8. 心肌梗死24h 内应避免使用（   ）。

A. 吗啡   B. 杜冷丁

C. 洋地黄   D. 血管紧张素转氨酶抑制剂

E. 速尿

9. 急性心肌梗死的患者应给予（   ）的氧气。

10. 急性心肌梗死的患者常用的抗心律失常的药物有（   ）和（   ）。

参考答案

任务小结

任务掌握程度	任务存在问题	努力方向
完全掌握 □ 部分掌握 □ 没有掌握 □		
任务学习记录		

任务三 稳定型心绞痛患者评估

任务情境

张某，男，55岁。近1月来每当急走或骑自行车时自觉心前区压迫样疼痛，持续3~5min后缓解。患者平时喜欢高盐、高脂饮食，睡眠时间较少，心电图运动负荷试验有T波倒置。

思考：现场如何进行评估？

任务目标

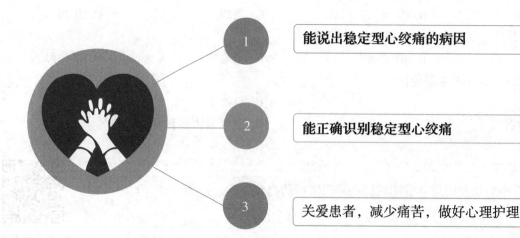

1　能说出稳定型心绞痛的病因

2　能正确识别稳定型心绞痛

3　关爱患者，减少痛苦，做好心理护理

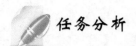

任务分析

【稳定型心绞痛概述】

一、概念

稳定型心绞痛（stable angina pectoris）亦称劳力性心绞痛，是在冠状动脉狭窄的基础上，由于心肌负荷的增加引起心肌急剧的、暂时的缺血与缺氧的临床综合征。

二、稳定型心绞痛发病机制

正常情况下，冠状动脉循环血流量具有很大的储备力量，其血流量可随身体的生理情况出现显著的变化。机体在剧烈体力活动、情绪激动等对氧的需求增加时，冠状动脉适当扩张，血流量增加（可增加6～7倍），达到供求平衡。当冠状动脉粥样硬化致冠状动脉狭窄或部分分支闭塞时，其扩张性减弱，血流量减少，当心肌的血供减少到尚能应付平时的需要，则休息时可无症状。一旦心脏负荷突然增加，如劳累、激动、心力衰竭、饱餐、寒冷等情况使心脏负荷增加，心肌耗氧量增加时，对血液的需求增加，而冠状动脉的供血已不能相应增加，即可引起稳定型心绞痛。

产生疼痛感觉的直接因素，可能是在缺血缺氧的情况下，心肌内积聚过多的代谢产物，如乳酸、丙酮酸、磷酸等酸性物质，或类似激肽的多肽类物质，刺激心脏内自主神经的传入纤维末梢，经1～5胸交感神经节和相应的脊髓段，传至大脑，产生疼痛感觉。

三、判断依据及临床表现

1. 判断依据：有高血压、心绞痛病史，有饱餐、情绪激动、体力劳动等诱因。
2. 临床表现：以发作性胸痛为主要临床表现，其胸痛有如下特点。
（1）部位：主要在胸骨体中、上段之后，或心前区，界限不很清楚；常放射至左肩、左臂内侧，到达无名指和小指，或至颈、咽或下颌部。
（2）性质：常为压迫样、憋闷感或紧缩样感，也可有烧灼感，但与针刺或刀割样锐性痛不同，偶伴濒死感。有些患者仅觉胸闷而非胸痛。发作时，患者往往不自觉地停止原来的活动直至症状缓解。
（3）诱因：体力劳动、情绪激动、饱餐、寒冷、吸烟、心动过速、休克等。其疼痛的发生往往是在劳力或情绪激动的当时，而不是在其之后。
（4）持续时间：疼痛出现后常逐渐加重，持续3～5min，一般休息或舌下含服硝酸甘油可缓解。

★【稳定型心绞痛】和【岗位能力】

稳定型心绞痛护理措施

1. 一般护理：稳定型心绞痛发作时应立即停止活动，同时舌下含服硝酸甘油。
2. 用药护理：观察药物不良反应，应用硝酸甘油时，嘱咐患者舌下含服。含药后应平卧，以防低血压的发生。
3. 饮食护理：宜低热量、低脂肪、低胆固醇、少糖、少盐，适量蛋白质、纤维素和丰富的维生素饮食，宜少食多餐，不宜过饱，不饮浓茶、咖啡，避免辛辣刺激性食物。

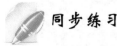

同步练习

1. 典型心绞痛发作错误的是（　　　）。

A. 体力活动是常见诱因

B. 部位在胸骨中上段，界线清楚

C. 疼痛可放射至左肩

D. 为压榨性疼痛

E. 通常持续 3～5min

2. 变异型心绞痛发作时，心电图可见以 R 波为主的导联中，ST 段（　　）。

A. 压低   B. 抬高

C. 平直延长   D. 鱼钩状改变

E. 无变化

3. 关于引起心绞痛的原因，以下正确的是（　　）。

A. 冠状动脉粥样硬化

B. 病毒性主动脉炎

C. 主动脉瓣狭窄

D. 风湿性冠状动脉炎

E. 以上都是

4. 下列哪种疾病无心绞痛表现（　　）。

A. 主动脉狭窄

B. 肥厚梗阻性心肌病

C. 隐匿性冠心病

D. 风湿性冠状动脉炎

E. 主动脉瓣关闭不全

5. 下列符合典型心绞痛表现的是（　　）。

A. 心前区压榨性疼痛，舌下含服硝酸甘油五分钟后，症状消失

B. 劳累后心尖部刺痛

C. 胸骨后烧灼样疼痛

D. 沿肋间神经处压痛

E. 以上都是

6. 自发性心绞痛包括（　　）。

A. 卧床型心绞痛   B. 变异型心绞痛

C. 中间型中间综合征   D. 梗塞后心绞痛

E. 以上都是

7. 心绞痛发生的典型部位是（　　）。

A. 胸骨体上段或中段之后可波及心前区

B. 胸骨体下段之后

C. 心尖区

D. 左肩左臂内侧达无名指

E. 横贯前胸

参考答案

任务小结

任务掌握程度	任务存在问题	努力方向
完全掌握 □ 部分掌握 □ 没有掌握 □		
任务学习记录		

任务四 稳定型心绞痛患者救护

任务情境

张某，男，55岁。近1月来每当急走或骑自行车时自觉心前区压迫样疼痛，持续3～5min后缓解。患者平时喜欢高盐、高脂饮食，睡眠时间较少，心电图运动负荷试验有T波倒置。

思考：假如你在现场如何进行救护？

任务目标

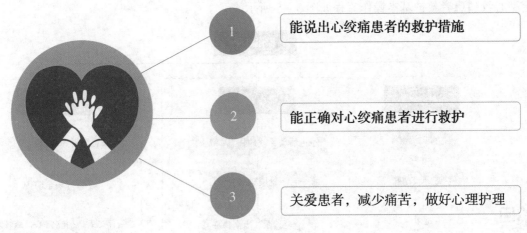

1 能说出心绞痛患者的救护措施

2 能正确对心绞痛患者进行救护

3 关爱患者，减少痛苦，做好心理护理

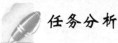

任务分析

【稳定型心绞痛救护】

一、概念

稳定型心绞痛救护技术是使心绞痛患者尽快改善冠状动脉血供和降低心肌耗氧，减轻症状和（或）缺血发作，预防心肌梗死和猝死的技术。

二、目的

改善患者缺氧，缓解缺血状态。

三、适应证

心绞痛患者。

★【操作要点】和【岗位能力】

一、操作流程

立即休息—扩张冠状动脉

二、操作要点

1. 发作时应使患者立即停止活动，就地休息，根据病情可采用鼻导管或鼻塞法吸氧（2~4L/min）。

2. 扩张冠状动脉　硝酸甘油0.5mg舌下含服，1~2min内显效，约30min后作用消失；每隔5min可重复1次，但一般连续服用不超过3次；主要的不良反应包括头痛、面色潮红、低血压，首次服用时应注意发生直立性低血压，可协助患者取坐位或卧位服用。

 任务实施

一、操作流程

稳定型心绞痛患者救护基本操作流程如图5-5所示。

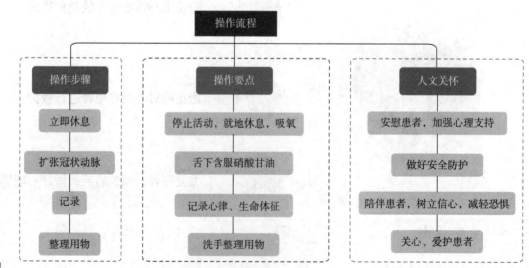

心绞痛救护知识

图5-5　稳定型心绞痛患者救护操作流程

二、知识拓展

心绞痛患者预防心肌梗死和改善预后的药物

（1）阿司匹林通过抑制血小板环氧化酶和血栓烷 A_2（TXA_2）的合成达到抗血小板聚集的作用。稳定型心绞痛患者服用阿司匹林可降低心肌梗死、脑卒中或心血管性死亡的风险。因而，心绞痛患者若没有用药禁忌证都应该服用。

（2）氯吡格雷通过选择性地不可逆地抑制血小板二磷酸腺苷（ADP）受体而阻断 ADP 依赖激活的血小板糖蛋白复合物，有效地减少 ADP 介导的血小板激活和聚集。主要用于支架植入以后及有阿司匹林有禁忌证的患者。

 同步练习

1. 使用扩血管药物时，护士应特别注意（　　）。

A. 让患者卧床休息　　B. 予氧气吸入　　　　C. 有无面红　　　　　D. 有无头痛

E. 防止直立性低血压发生

2. 指导患者正确服用硝酸甘油以缓解心绞痛的方法是（　　）。

A. 药物置于口中，立即用温开水送服

B. 观察头晕、血压升高的表现

C. 舌下含药时应平卧或坐稳，以防发生低血压

D. 因药物在舌下被唾液溶解而减少吸收

E. 如果 30min 后不缓解，再服一片

3. 对于变异型心绞痛，宜首选下列药物治疗的是（　　）。

A. β – 受体阻滞剂　　　B. 钙通道拮抗剂　　　C. 硝酸脂类　　　　　D. 潘生丁

E. 阿司匹林

4. 心绞痛发作时，首要的处理是（　　）。

A. 就地休息　　　　　B. 饮糖水少许　　　　C. 含服硝酸甘油　　　D. 口服止痛片

5. 能迅速终止心绞痛发作的药物（　　）。

A. 硝苯地平　　　　　B. 西地兰　　　　　　C. 硝酸异山梨酯　　　D. 普萘洛尔

6. 适合心绞痛患者的饮食（　　）。

A. 高热量、高蛋白、高维生素饮食　　　　　B. 高热量、低脂肪、高蛋白饮食

C. 低热量、高蛋白、高维生素饮食　　　　　D. 低热量、适量蛋白、低脂肪饮食

7. 护士告诉患者避免心绞痛发作的诱因不包括（　　）。

A. 保持情绪稳定，避免过度劳累　　　　　　B. 避免饱餐及受凉

C. 需戒烟，可多饮酒以达活血目的　　　　　D. 宜少食多餐，不易过饱

E. 积极控制血糖

8. 对心绞痛患者的急救方法正确的是（　　）。

A. 开水送服麝香保心丸　　　　　　　　　　B. 纯净水送服硝酸甘油

C. 将硝酸甘油含于舌下　　　　　　　　　　D. 将麝香保心丸放在鼻边猛嗅

9. 心绞痛发作时首要的护理措施是（　　）。

A. 心电监护　　　　　　　　　　　　　　　B. 指导患者放松

C. 迅速建立静脉通路　　　　　　　　　　　D. 监测生命体征变化

E. 让患者立即停止活动、休息

10. 控制心绞痛发作的首选药物是（　　　）。

A. 地西泮 　　　　　　　　　　　　　B. 双嘧达莫

C. 硝酸甘油 　　　　　　　　　　　　D. 复方丹参

E. 阿司匹林

参考答案

 任务小结

任务掌握程度	任务存在问题	努力方向
完全掌握 □ 部分掌握 □ 没有掌握 □		
任务学习记录		

天使榜样

永州职业技术学院护理专业 2011 届毕业生、中南大学湘雅医院呼吸重症科护师、湘雅医院第三批援鄂医疗队队员——郑云鹏（图 5 - 6）。

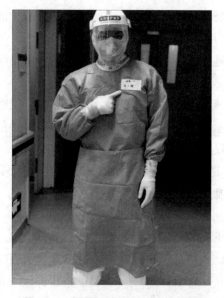

图 5 - 6　援鄂医疗队员——郑云鹏

实践思考

　　患者，男性，65 岁，退休干部。既往有高血压病史 5 年，在家自服降压药并自测血压。近段时间血压较稳定，维持在 140～150/85～95mmHg 之间，故减少了服药次数。12 月 25 日清晨起床后上厕所，突感头部剧痛，随即倒地、呼之不应，家人立即送其入院。根据患者目前情况，你如何对患者进行救护？

 项目总结

　　随着老龄化社会的到来，老年人慢性疾病的发病率日益增高。慢性病导致的急症病情来势凶猛，或使患者死亡，或使患者留下后遗症，这需要护理人员具有识别急症的能力，做到早发现、早干预。常见的急症有低血糖症昏迷、脑血管病昏迷、心肌梗死、心绞痛等。我们在进行护理时，以人文关怀为首要出发点，精准施策，保护患者隐私，尽自己最大可能减轻患者痛苦，减少伤残，促进患者尽早康复。

项目六 儿童常见意外伤害救护

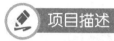

项目描述

　　意外伤害是指突然发生的各种事件或事故对人体所造成的损伤，包括各种物理、化学和生物因素。急救是指在人们突然发生急病或遭受意外伤害时，为抢救其生命、改善病情和预防并发症所采取的紧急救护措施。随着社会的发展，幼儿意外事故伤害已发展为全社会关注的焦点，也是我国儿童死亡的首要因素，严重威胁孩子的生命健康和家庭幸福。意外事故一旦发生，正确的现场急救处理尤为重要，安全有效的现场救护能够最大程度地降低意外事故所带来的伤害。本项目重点学习食物中毒、四肢骨折及高热惊厥现场救护。本项目与 1 + X 证书密切关联，是 X 证书职业技能培训内容，共计 0.5 学分。

学习目标

　　1. 知识目标：能识别意外伤害的危险因素；能了解幼儿食物中毒的表现；能熟悉幼儿骨折的特点及其表现；能熟悉幼儿高热惊厥的常见表现。

　　2. 能力目标：能进行幼儿食物中毒的现场救护；能进行幼儿四肢骨折的现场救护；能进行幼儿高热惊厥的紧急救护。

　　3. 素质目标：在急救技术操作过程中，应始终以患者为中心，具有争分夺秒、有条不紊地解决处理问题的能力；能在意外伤害事故救护中保护幼儿生命安全，体现人文关怀素养。

项目导航

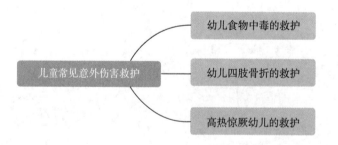

单元一　幼儿食物中毒的救护

任务情境

　　中午，爸爸在厨房忙着为玲玲和琪琪做午餐，午餐有姐妹俩爱吃的凉拌四季豆、虾仁豆腐、米饭和西红柿鸡蛋汤，玲玲和琪琪吃饱饭去玩玩具了。1h 后，妈妈下班回来，玲玲告诉妈妈肚子疼，接着琪琪也出现了恶心、呕吐，妈妈焦急万分，不知所措。

　　任务：你认为孩子们出现了什么问题？你该如何进行处理？

任务目标

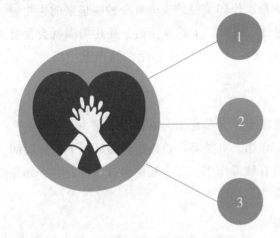

1　能识别食物中毒的分类及临床表现

2　能正确进行食物中毒患儿现场救护

3　能做好幼儿食物中毒的预防

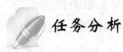
任务分析

一、概述

凡健康人经口摄入正常数量、可食状态的"有毒食物"（指被致病菌及其毒素、化学毒物污染或含有毒素的动植物食物）后所引起的以急性感染或中毒为主要临床特征的疾病，统称为食物中毒（food poisoning）。凡食入非可食状态（未成熟水果等）食物、暴饮暴食所引起的急性胃肠炎，因摄入食物而感染的传染病、寄生虫病、人畜共患传染病等食源性疾病，或摄食者本身有胃肠道疾病、过敏体质者食入某食物后发生的疾病，均不属于此范畴，也不包括因一次大量或者长期少量摄入某些有毒有害物质而引起的以慢性毒性为主要特征（如致畸、致癌、致突变）的疾病。

二、食物中毒的分类

（一）细菌性食物中毒

是指进食被细菌或细菌毒素所污染的食物而引起的急性感染中毒性疾病，是食物中毒中最常见的一类。常见的致病菌有感染型食物中毒，包括沙门菌属、变形杆菌属、副溶血性弧菌、致病性大肠菌属、韦氏梭状芽胞杆菌等引起的食物中毒。毒素型食物中毒包括肉毒梭菌毒素、葡萄球菌肠毒素等引起的食物中毒。细菌性食物中毒多发于高温、潮湿的夏秋季节，且发病率会随气温的升高而增加，通常 4~5 月份开始出现，6~9 月份达高峰。因为这时极易引起细菌在各种动植物上迅速生长繁殖，加之烹调、储藏不当、灭菌不严，易发生食物中毒。

（二）化学性食物中毒

是指健康人经口摄入了正常数量，但含有较大量化学性有害物的食物后，引起的身体出现急性中毒的现象。发病率仅次于细菌性食物中毒。化学性食物中毒有发病快、潜伏期短、病死率高的特点。常见的化学性食物中毒：有机磷杀虫药中毒、亚硝酸盐中毒、鼠药中毒（如毒鼠强、氟乙酰胺、敌鼠钠盐等）、砷化物中毒、甲醇等。贮存过久的新鲜蔬菜、腐烂蔬菜及放置过久的煮熟蔬菜、腌肉制品等中都含有亚硝酸盐。

(三) 植物性食物中毒

一般因误食有毒植物或有毒的植物种子，或烹调加工方法不当，没有把植物中的有毒物质去掉而引起。最常见的植物性食物中毒为菜豆中毒和毒蘑菇中毒；比如菜豆外皮内有一种叫皂素的生物碱，只有加热至100℃以上，使菜豆彻底煮熟，才能破坏其毒性。另外，土豆发芽后，芽孔周围就会含有大量的龙葵素，也会导致中毒。植物性中毒多数没有特效疗法，对一些能引起死亡的严重中毒，尽早排除毒物，对中毒者的预后非常重要。

(四) 动物性食物中毒

是指把天然含有毒成分的动物或动物的某一种组织当作食品食用，或食用了在一定条件下产生大量有毒成分的动物性食品而引起的中毒。主要有河豚、鱼胆、贝类等。鱼类在高温环境下较长时间，鱼肉受细菌作用可产生组胺，当组胺蓄积到一定量时就具有致毒作用，可引起类似过敏性症状，如脸红、头晕、心跳、呼吸急促、心慌、脉快、胸闷和血压下降等。

(五) 真菌性食物中毒

食入霉变食品引起的中毒叫作真菌性食物中毒。一般发生在食物储藏、运输、加工和销售过程中。如霉变甘蔗、花生或玉米、腐烂的水果等。真菌生长繁殖及产生毒素需要一定的温度和湿度，因此中毒往往有明显的季节性和地区性。一般的烹调和加热处理不能破坏食品中的真菌毒素，由于孩子的肝脏等解毒器官发育还不完善，解毒能力不如成人，一旦食物中毒危害要远高于成人。幼儿家长和托幼园所的工作人员一定要引起高度重视，谨防食物中毒的发生。

三、食物中毒事件的等级划分

(1) 一般中毒事故指集体性一次食物中毒人数在30人以下，未出现死亡病例。

(2) 较大中毒事故指集体性一次中毒人数30～99人，或出现死亡例病。

(3) 重大中毒事故指集体性一次食物中毒人数超过100人并出现死亡病例，或出现10例及以上死亡病例。

四、食物中毒的表现

(一) 食物中毒一般具有以下特征

呈暴发流行性：潜伏期短，一般由几分钟到几小时，食入"有毒食物"后于短时间内几乎同时出现一批患者，来势凶猛，很快形成高峰，呈暴发流行；

同源性和同发性：与食用某种相同食物有明显关系，几乎同时出现相似症状，且多以急性胃肠道症状为主。

有明显的季节性：夏秋季多发生细菌性和有毒动植物食物中毒；冬春季多发生化学性食物中毒等。

无传染性：不会有人与人间的直接传染。

(二) 食物中毒的典型症状

(1) 以恶心、呕吐、腹痛、腹泻为主，往往伴有发烧。吐泻严重的患者还能发生脱水、酸中毒，甚至休克、昏迷等症状。

(2) 肉毒杆菌食物中毒以运动神经麻痹症状多见，以眼肌和咽肌瘫痪为主，胃肠道症状少见。

五、发生食物中毒的紧急处理

处理原则：轻症者可采用催吐法进行治疗，让有毒物质尽快从体内排出。重症者应立即送医院救治处理。

食物中毒的紧急救治

催吐、洗胃、导泻，鼓励患儿多饮水，尤其是含盐饮料或糖盐水，及时补充体内丢失的水和电解质。

1. 催吐 通常在毒物食入1~2h内才有用。用手指、羽毛或筷子深入患儿口内或用压舌板接触其咽部诱发患儿呕吐，将有毒物吐出来。任务情境中描述的玲玲和琪琪就是因为午餐时吃了没有彻底煮熟的凉拌四季豆，出现了食物中毒，应采用催吐的方法，尽快排出毒物。对神志不清的患儿应禁用此法。

2. 洗胃 对于重症患儿应及时送往医院，由医务人员进行专业的胃部清洗。洗胃洗肠能够有效清除胃内毒物防止吸收。

3. 导泻 导泻可使进入体内的有毒物尽快排出。应由医务人员进行，可让患儿服用适量的对肠胃道黏膜无刺激的致泻药物。若患儿已经出现由中毒引起的严重腹泻则不必使用此法。

4. 补液、抗炎、抗休克 如腹泻频繁脱水严重者应补充液体、电解质，进行抗休克治疗。腹痛明显者，可采取解痉、镇痛措施。

六、食物中毒的预防

(1) 严把食堂进货关：坚决杜绝资质不合格、食品来源不明、无规范进货手续的厂商提供的食品。食堂禁止采购和使用下列食品：腐烂变质、霉变、生虫、污秽不洁、混有异物或感官性状异常的食品；被有毒有害物质污染的食品；可能对人体健康有害的食品和未经兽医卫生检验或不合格的肉类及其制品；超过保质期或不符合食品标签规定的定型包装食品。

(2) 严把食物储存关：严格按照食品储存的规范要求，分类、分架、隔墙、离地存放食品，定期检查，及时处理变质或超保质期限的食品。食品储存场所禁放有毒、有害物品及个人生活物品。保存食品的冷藏设备需贴提示标志，必须做到生食品、半成品和熟食品分柜存放。食品在常温下存放不得超过4h，储存食物要<10℃冷藏或>60℃热藏。

(3) 严把食物加工关：严格按规范程序加工食品，所用工具、容器必须有明显标志，分类专用、定位存放、保持清洁。食品加工必须熟透，不得加工或使用腐烂变质和感官性状异常的食品。熟制品与食品原料或半成品均要分开存放，防止交叉污染。

 任务实施

一、操作流程

幼儿食物中毒救护基本操作流程如图6-1所示。

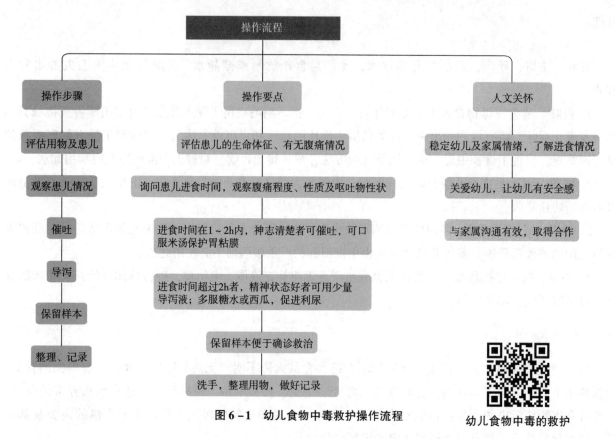

图6-1 幼儿食物中毒救护操作流程

幼儿食物中毒的救护

二、知识拓展

食物中毒事故的紧急报告制度

依照《食物中毒事故处理办法》规定，发生食物中毒或者疑似食物中毒事故的单位和接收食物中毒或者疑似食物中毒患者进行治疗的单位，应当及时向所在地人民政府卫生行政部门报告发生食物中毒事故的单位、地址、时间、中毒人数、可疑食物等有关内容。中毒人数超过30人的，应当于6h内报告同级人民政府和上级人民政府卫生行政部门；超过100人或者死亡1人以上，或发生在学校、地区性或者全国性重要活动期间的，应当于6h内上报卫计委，并同时报告同级人民政府和上级人民政府卫生行政部门。任何单位和个人不得干涉食物中毒或者疑似食物中毒事故的报告。

 同步练习

1. 细菌性食物中毒多发于（　　）。

A. 春季　　　　　　　　B. 夏秋季　　　　　　　　C. 冬季　　　　　　　　D. 一年四季

E. 冬春季

2. 食物中毒发病的共同特点不包括（　　）。

A. 发病呈暴发性

B. 中毒患者一般具有相似的临床表现

C. 发病与食物有关

D. 食物中毒患者对健康人不具传染性

E. 具有传染性

3. 以下是食物中毒的主要预防措施除了（　　）。

A. 注意卫生，防止食品污染　　　　　　　B. 低温保藏，控制细菌繁殖及毒素形成

C. 对从业人员进行预防接种　　　　　　　D. 食用前彻底加热杀死病原体及破坏毒素

E. 加强有毒动植物及化学毒物的管理，执行卫生法规及管理条例

4. 食用腐烂的水果引起的食物中毒属于（　　　　）。

A. 细菌性食物中毒　　　　　　　　　　　B. 化学性食物中毒

C. 植物性食物中毒　　　　　　　　　　　D. 真菌毒素食物中毒

E. 生物性食物中毒

参考答案

 任务小结

任务掌握程度	任务存在问题	努力方向
完全掌握 □ 部分掌握 □ 没有掌握 □		
任务学习记录		

单元二　幼儿四肢骨折救护

 任务情境

　　在幼儿园室外活动时，明明和小朋友们兴高采烈地打滑梯，突然一不小心，明明从滑梯高处摔到了地上。明明也因为左上肢出血、肿胀疼痛、不能抬举而大声啼哭。

　　任务：请问明明出现了什么危险？你如何正确处理？

任务目标

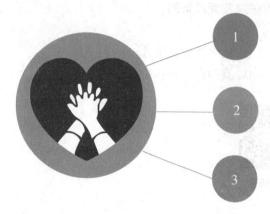

1 　能说出幼儿骨折的表现

2 　能正确进行四肢骨折的现场救护

3 　动作轻柔，关爱幼儿，减轻痛苦

 任务分析

一、骨折的表现

（1）以疼痛为主要表现，尤其是活动受伤肢体或按压骨折的部位时，疼痛更加明显。

（2）损伤部位因血管破裂出血、软组织水肿或静脉回流不畅等原因可出现肢体肿胀、皮下瘀斑。

（3）肢体功能的障碍。骨折后由于肢体的支架断裂和疼痛，使肢体丧失部分或全部活动功能。如上臂骨折不能抬高、下肢骨折不能走动，活动明显受限。

（4）骨折的专有体征包括畸形、反常活动、骨擦音或骨擦感。

（5）在医院中，X 线检查是医生诊断骨与关节损伤的重要依据，CT 检查适用于细微骨折及可疑骨折，磁共振成像（MRI）主要用于膝、踝、肩及腕关节软组织损伤或隐性骨折的检查。

二、幼儿骨折的特点

（1）幼儿骨折除具有一般骨折的表现外，由于幼儿软组织疏松，筋膜富有弹性，骨折后肿胀早、范围广、常有瘀斑。

（2）幼儿骨骼的有机质较多，年龄越小，有机质的比例越大。因此幼儿骨骼的弹性强、韧性好，遇到暴力可能折而不断，易发生裂纹或青枝骨折。

（3）幼儿的骨膜较成人的厚，一般的创伤不易破裂，通常在骨折的一侧仍保持相连，因此骨折后一般移位较少，有助于稳定复位。

（4）儿童长骨两端膨大部分即为骨骺，骨骺损伤是儿童时期所独有的。

三、四肢骨折的现场救护

1. **伤肢制动**　幼儿在发生骨折后，为避免引起骨折移位、血管和神经的损伤，在未急救包扎前，不要轻易移动幼儿肢体，以免加重伤势。

2. **止血包扎**　损伤部位有伤口出血时，注意保护伤口，先进行包扎止血。包扎有保护创面、压迫止血、固定伤口上的敷料、减少伤口感染和再损伤等作用，常使用绷带和三角巾。在急救现场也可用毛巾、手绢、头巾、衣服等替代，不能使用铁丝和电线。

3. **肢体固定**　对患儿骨折部位采取正确的固定方法能够防止骨折部位移动，防止进一步损伤血管和神经。限制受伤肢体的活动，使骨折不再加重，减轻患儿的痛苦，有利于搬运。夹板一般选用薄木板，在紧急情况下也可就地取材，用木棒、硬纸板、竹片、杂志等代替。

4. 安全搬运　搬运是现场救护的重要组成部分。患儿在现场经过初步包扎固定处理后，需被送至医院进一步的检查和治疗。因此，快速、安全、科学的搬运方法可以减少患儿的痛苦，达到更好的预后效果。常用的搬运方法有徒手搬运和器械搬运两种。徒手搬运有单人搬运法和多人搬运法，器械搬运最常用的是担架搬运法，救护现场也可以用床板、厚毛毯、梯子等替代。要根据骨折患儿的受伤情况选择合适的搬运方法和搬运工具。

四、注意事项

（1）有创口者应先止血、消毒、包扎，再固定。
（2）固定前应先用布料、棉花、毛巾等软物，铺垫在夹板上，以免损伤皮肤。
（3）用绷带固定夹板时，应先从骨折的下部缠起，以减少患肢充血水肿。
（4）夹板应放在骨折部位的下方或两侧，应固定上、下两个关节。

【操作要点】和【岗位能力】

1. 操作准备
（1）幼儿　观察幼儿生命体征、受伤部位、疼痛程度、意识状态、心理状态。
（2）环境　干净、整洁、安全、温湿度适宜。
（3）照护者　着装整齐。
（4）物品　三角巾、纱布绷带、衬垫（急救现场可用干净毛巾、衣服、被单、布带等代替）、夹板（急救现场可用硬纸板、木棍、竹片、杂志等代替）、担架（急救现场可用床板、厚毛毯等代替）、签字笔和记录本。

2. 操作要点
（1）观察情况：观察幼儿的神志意识是否清楚；检查受伤部位有无开放伤口、出血。评估患儿的受伤部位疼痛的程度、有无肿胀；告知家长处理的方法和注意事项。
（2）急救处理：
四肢骨折患儿的止血和包扎　幼儿在发生骨折后，首先要观察幼儿全身状况，观察骨折处是否有皮肤破损及断骨暴露，注意骨折断端外露部分不能强行还纳回去，以免损伤周围组织、血管和神经，引起感染。

如果是开放性骨折并伴有出血，应先清洁消毒伤口止血包扎。具体方法：①毛细血管、小动（静）脉出血可采用加压包扎止血法，先用纱布覆盖伤口，再用三角巾或绷带适当加压包扎，加压强度以达到止血为宜；②四肢动脉出血时，可采用指压动脉止血法，照护者用手指压住出血动脉的近心端，将血管压闭，阻断血流以达到止血目的；③四肢大出血或经上述方法止血无效时，可短时使用止血带止血法，选择部位时，上臂选择在上 1/3 处结扎，禁止扎在上臂中段，避免短时间内损伤神经而导致残疾；股部（大腿）选择在上 2/3 处结扎，前臂和小腿不宜结扎止血带。止血带松紧适度，以出血停止、远端动脉搏动消失为宜。记录使用止血带的时间、部位，每隔 0.5 ~ 1h 放松 1 次，每次放松 1 ~ 2min。连续使用最长不超过 4h，以防止肢体发生缺血性坏死。

四肢的伤口常用环形包扎法和螺旋形包扎法。环形包扎法用于绷带包扎开始与结束时固定，方法是将绷带做环形的重叠缠绕，下一周将上一周绷带完全覆盖，再用胶布将带尾固定，或将带尾中间剪开分成两头打结固定。螺旋形包扎的方法是先按环形法缠绕数圈，然后每一周压盖前一圈绷带的 1/3 ~ 1/2 呈螺旋状缠绕。包扎顺序为从下向上、从左向右、从远心端向近心端。

四肢骨折患儿的固定　①上臂固定法：用长、短 2 块夹板，长夹板放于上臂的后外侧，短夹板置于前内侧；如用一块夹板则置于外侧，随后在骨折部位上下两端固定，曲肘90°，再用三角巾将前臂悬吊于胸前。使用三角巾时，应及时调整松紧度，保持肘关节在曲肘90°状态，手略高于肘。三角巾的结不宜打在颈部正后方，防止患儿仰卧的不适；②前臂固定法：使患儿曲肘90°，拇指向上，用2块夹板时分别置于前臂掌侧和背侧，其长度超过肘、腕关节；如用一块夹板则置于背侧，用绷带将两端固定，再用三角巾将前臂悬吊在胸前；③大腿固定法：将2块夹板分别置于下肢内、外侧，或者仅在下肢外侧放一块夹板，外侧夹板长度从腋下至足跟下3cm，内侧夹板长度从腹股沟至足跟下3cm，然后用绷带分段将夹板固定。患儿保持平卧位，踝关节保持在背屈90°位置；注意在关节和下肢间的空隙处垫以纱布或其他软织物；④小腿固定法：先用2块夹板分别置于下肢内、外侧，长度从足跟至大腿，接着用绷带分段固定夹板；在紧急情况下无平板时，可将两下肢并紧，两脚对齐，然后将健侧肢体与伤肢分段用绷带或三角巾固定在一起，注意在关节和两小腿间的空隙处垫纱布或软织物。

固定时，选择夹板的长度与宽度要与骨折的肢体相适应，其长度必须超过骨折的上、下2个关节。夹板不可与皮肤直接接触，应垫棉花、布等物品，或用绷带、软布包裹；在夹板两端、骨突出部位应放置衬垫或毛巾填塞、保护皮肤，防止受压或固定不妥。先固定骨折上端再固定下端，要把伤肢的上下两个关节都固定住。结要打在夹板上，松紧适宜，以手指和脚趾尖不出现苍白、发凉、青紫为度。固定中避免不必要的搬动，防止骨折断端损伤血管、神经。固定后应露出患儿指（趾）端，以便观察肢体的血液循环，使患儿的骨折部位处于功能体位。

骨折患儿的安全搬运 急救现场多为徒手搬运为主，也可以根据环境条件使用床板、担架等一些搬运工具。单人抱持时，照护者站在患儿一侧，一手托其背部，一手托起大腿，将其抱起，让患儿手臂抱住救护者的颈部。两人平抱（或平抬）患儿时，一人用手臂抱住患儿肩部、腰部，另一人用手抱住患儿臀部，两人平排将患儿水平抱起。多人合作时动作要协调一致，避免颠簸，平稳前进。

（3）整理用物、洗手、做好患儿受伤时间、伤势情况和救护过程的记录。

任务实施

一、操作流程

四肢骨折患儿的救护基本操作流程如图6-2所示。

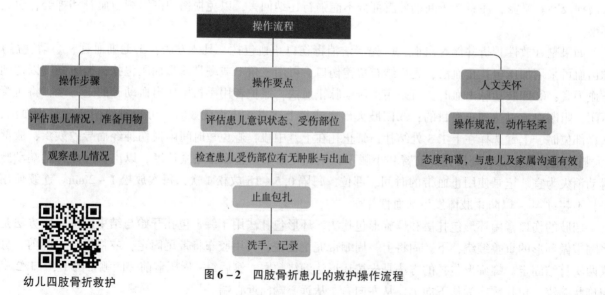

幼儿四肢骨折救护

图6-2 四肢骨折患儿的救护操作流程

伤处止血，包扎基本操作如图6-3所示。

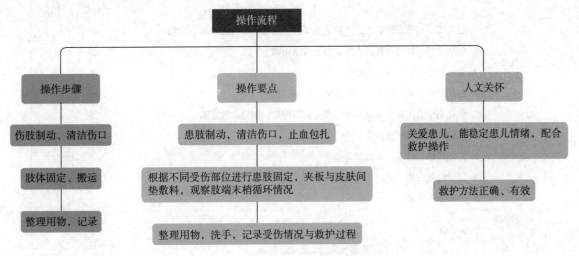

图6-3 伤处止血，包托操作流程

二、实施条件（表6-1）

表6-1 幼儿四肢骨折救护实施条件

名称	基本条件	要求
实训场地	（1）模拟病房（2）理实一体化多媒体教室（3）无线Wi-Fi	温暖、安静、干净、光线充足
设施设备	（1）模拟患者（2）病床	符合医用垃圾处理原则
主要用物	（1）三角巾（2）纱布绷带（3）衬垫（4）夹板（5）担架（6）托盘（7）胶布（8）签字笔和记录本	工作服、帽子、口罩、发网、挂表自备
软件环境	（1）无线Wi-Fi（2）虚拟仿真平台	在线观看视频等网络资源
指导教师	每10~12名学生配备一名指导教师	双师型专任教师

三、评分标准（表6-2）

表6-2 幼儿四肢骨折救护评分标准

考核内容		评分要求	分值	扣分	得分
评估 （20分）	物品	敷料、绷带、胶布、剪刀、小托盘、笔等（用物准备少一项扣1分）	6		
	环境	安全、清洁、通风良好	4		
	患者评估	1. 核对医嘱，检查患者受伤部位和程度	2		
		2. 根据伤情选择正确包扎方法，取得患者合作	4		
	自身评估	衣帽整洁、备挂表，无长指甲，有抢救意识	4		
实施 （60分）	包扎前 （8分）	1. 携用物至床旁，再次核对患者、治疗卡	2		
		2. 向患者解释包扎的目的，取得患者配合，沟通有效	2		
		3. 协助患者采取合适体位	2		
		4. 选用宽度适宜的绷带	2		

续表

考核内容		评分要求	分值	扣分	得分
	包扎中 （40分）	1. 包扎时，绷带卷轴朝上，平贴包扎部位，从远心端向近心端方向包扎	5		
		2. 根据受伤部位选择包扎方法，包扎方法正确	20		
		3. 包扎松紧适宜，外观整洁	5		
		4. 包扎中密切观察肢体末梢的感觉、运动、温度	5		
		5. 包扎完毕，用胶布或撕开尾部绷带打结固定，固定方法正确	5		
	包扎后 （8分）	1. 协助患者取舒适体位	2		
		2. 整理用物、洗手、脱口罩	2		
		3. 记录包扎日期、时间、包扎部位	2		
		4. 告知注意事项	2		
	解除绷带 （4分）	方法正确	4		
评价（20分）		1. 操作过程始终遵循包扎原则	4		
		2. 操作熟练，包扎方法正确，整齐美观	4		
		3. 护士仪态端庄，关爱患者，注意观察病情	4		
		4. 护患沟通有效，患者及家属合作	4		
		5. 在规定时间内完成，每超过一分钟扣1分扣满4分为止	4		
测试时间		14min（其中用物准备10min 操作4min）			
总分			100		

 同步练习

1. 下面不是骨折的专有体征的是（　　　）。

A. 关节肿胀　　　　　B. 骨擦音　　　　　　C. 反常活动　　　　　D. 畸形

E. 骨擦感

2. 小儿骨折的特点不包括（　　　）。

A. 骨膜较薄　　　　　　　　　　　　B. 骨折的愈合速度快

C. 骨折后移位较少　　　　　　　　　D. 骨骼弹性大

E. 有可能折而不断

3. 骨折的特有体征是（　　　）。

A. 疼痛　　　　　　　B. 局部肿胀　　　　　C. 畸形　　　　　　　D. 活动受限

E. 功能障碍

4. 在对儿童骨折的急救过程中，错误的做法是（　　　）。

A. 患儿有伤口出血时，应先固定，再止血和清洗创面

B. 未经固定，不可随意移动患儿，尤其是大腿、小腿和脊柱骨折的儿童

C. 急救时应注意预防休克，若有休克必须先抗休克，再处理骨折

D. 四肢骨折固定时要露出指（趾）端

5. 骨折固定的基本原则是（　　　）。

A. 先止血后包扎再固定　　　　　　　B. 先包扎后固定再搬运

C. 先止血后固定再搬运　　　　　　　D. 先固定再止血

参考答案

任务小结

任务掌握程度	任务存在问题	努力方向
完全掌握 □ 部分掌握 □ 没有掌握 □		
任务学习记录		

单元三　幼儿高热惊厥的救护

任务情境

患儿欣欣，因小儿肺炎发热，腋下温度 38.7~39.6℃。下午吃完药后，欣欣安静地躺在床上休息，突然间意识丧失，四肢的肌肉强直性收缩，浑身发烫，患儿妈妈惊慌失措，不知如何处理。

任务：你如果在现场应如何进行处理？

任务目标

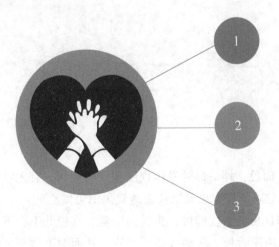

1　能说出幼儿惊厥的原因及高热惊厥的表现

2　能正确处理幼儿高热惊厥

3　能保护幼儿安全，体现人文关怀

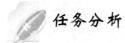 **任务分析**

惊厥是儿科的一种常见急症，由多种原因导致大脑神经元暂时功能障碍，引起全身或局部骨骼肌群突然发生强直性或阵挛性收缩，常伴意识丧失。各年龄儿童均可发生，尤以婴幼儿多见，其发生率为4%～6%，6岁以下儿童惊厥发生率约为成人的10～15倍。

一、病因

1. 感染性疾病

（1）颅内细菌、病毒、寄生虫等感染引起的脑炎、脑脓肿等疾病。

（2）颅外感染中热性惊厥是最常见的，此外由败血症、重症肺炎、细菌性痢疾等严重细菌感染疾病并发中毒性脑病，常在疾病极期（症状最为明显的时期）出现反复惊厥、意识障碍和颅内压增高症状。

2. 非感染性疾病

（1）颅内疾病有颅脑损伤和出血、颅内占位病变（肿瘤、囊肿、血肿等）、各种发作类型的癫痫和先天性发育畸形等疾病。

（2）颅外疾病有缺氧缺血性脑病（分娩或生后窒息、心肺疾病、溺水等）、水电解质紊乱（低血糖症、低血钙、高血钠等）、维生素缺乏和中毒等疾病。

高热为小儿惊厥最常见的原因，惊厥常于发热早期或体温快速上升期出现，呈全身性，持续时间短，发作后意识恢复快，预后较好。如果患儿在一次发热过程中惊厥频繁发作，发作后昏睡，体温在38℃以下也可发作，脑电图持续异常，有癫痫家族史，在日后有可能会转为癫痫。

二、高热惊厥的表现

高热惊厥是儿童时期最常见的惊厥，3个月是高发年龄段，70%以上与上呼吸道感染有关，男孩多于女孩。常发生在高热后12～24h，少数可延长至48h。高热惊厥不包括颅内感染和各种颅脑病变所引起的急性惊厥。

高热惊厥的典型表现为患儿突然发作，意识丧失，面部和四肢的肌肉呈强直性或阵挛性收缩，头转向一侧或向后仰，两眼球凝视、上翻或斜视，牙关紧闭，口吐白沫，严重者呼吸暂停，可有屏气和面色青紫，大小便失禁，持续数秒至数分钟或更长时间，然后进入昏睡状态，醒后出现头痛、疲乏，对发作不能够记忆。

【操作要点】和【岗位能力】

1. 操作准备

（1）幼儿：观察患儿目前的生命体征、意识状态。

（2）环境：干净、整洁、安全、温湿度适宜。

（3）照护者：着装整齐。

（4）物品：纱布、牙垫、记录本和笔。

2. 操作要点

（1）观察情况：观察幼儿生命体征、意识状态、面色，评估惊厥发作程度和伴随症状，有无呼吸抑制、皮肤青紫、大小便失禁等，评估患儿有无外伤的危险。安慰患儿家长，减轻焦虑恐惧心理。

（2）急救处理：①惊厥发作时应就地抢救，立即让患儿去枕仰卧，头转向一侧，在患儿上、下白齿之间放置牙垫防止舌咬伤。如果身边没有牙垫，可以用压舌板、匙柄或筷子等物，外面缠上纱布、绷带或干净的布条代替。轻轻将患儿舌向外牵拉，防止舌后坠导致呼吸道阻塞引起呼吸困难；②松开患儿领扣、裤带，以防衣服对患儿的束缚影响呼吸；③清除口、鼻腔分泌物和呕吐物，防止呕吐物误吸引起窒息，保持呼吸通畅；④可针刺或指压人中穴、合谷穴止惊；⑤家长将一只手掌置于幼儿头后部，另一只手放于胸前对抗痉挛的张力，防止颈椎骨折的发生。四肢抽搐时，可以轻轻扶住但不要用力制止抽搐，以防止外力造成肢体损伤（脱臼或骨折等）；⑥保持室内安静，避免一切不必要的刺激，保护患儿安全，移开床上一切硬物，床边设床栏，防止患儿出现外伤或坠床；⑦可根据患儿高热情况给予物理降温；⑧密切观察患儿生命体征：意识状态、神志、瞳孔的变化。发作缓解后迅速将患儿送医院检查治疗，防止再次发作。

（3）整理用物，洗手，记录病情发作、持续时间和救护过程。

（4）注意事项 ①操作中动作轻柔，注意保护患儿安全；②患儿保持口腔及皮肤清洁，如患儿出汗较多，应及时更换衣服；③指导患儿家长物理降温的方法，如头部冰敷、温水擦浴、酒精擦浴等；④在送患儿去医院的途中，要保持患儿平稳安静，不要用力摇晃患儿，以免惊厥的症状加重。

 任务实施

一、操作流程

高热惊厥患儿救护基本操作流程如图6-4所示。

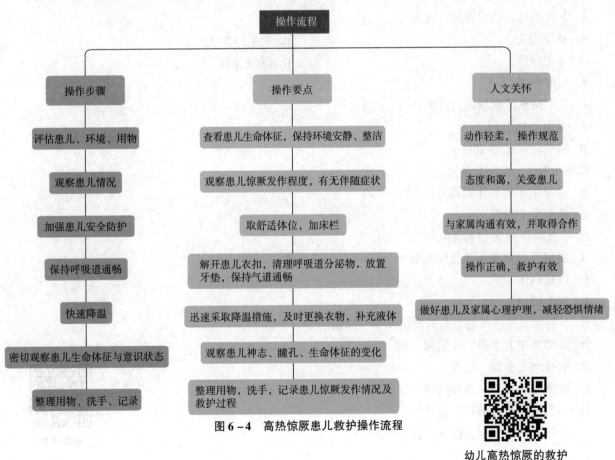

图6-4 高热惊厥患儿救护操作流程

幼儿高热惊厥的救护

二、知识拓展

1. 惊厥持续状态

惊厥持续状态是指惊厥发作持续 30min 以上，或两次发作间歇期意识不能恢复，多为强直阵挛性抽搐，常见于严重颅内外疾患。可引起高热、脑水肿、缺血缺氧性脑损害甚至脑疝等，是惊厥的危重表现，死亡率高，死亡原因多为呼吸衰竭。

同步练习

1. 幼儿，2 岁，发热半天入院，测体温 38.9℃，家属诉幼儿有高热惊厥病史。首先给幼儿的处理应为（　　）。

A. 退热　　　　　　　　　　　　　　B. 止惊

C. 抗生素　　　　　　　　　　　　　D. 查明原因

E. 以上都对

2. 救护惊厥发作的患儿，下列做法错误的是（　　）。

A. 清除口鼻分泌物　　　　　　　　　B. 针刺人中穴

C. 急促抱紧患儿跑奔医院　　　　　　D. 松解衣服和裤带

E. 保持安静，减少刺激

3. 下列不是高热惊厥的表现是（　　）。

A. 意识丧失　　　　　　　　　　　　B. 两眼球凝视

C. 牙关紧闭　　　　　　　　　　　　D. 呼吸急促

E. 口吐白沫

4. 关于高热惊厥叙述错误的是（　　）。

A. 多由上感引起

B. 持续时间超过 20min

C. 6 个月~3 岁小儿多见

D. 多发生于病初体温骤升的 12 小时内

E. 惊厥呈全身性

5. 小儿惊厥的典型表现包括（　　）。

A. 面部及四肢肌肉强直性抽搐　　　　B. 双眼球固定

C. 口吐白沫　　　　　　　　　　　　D. 常伴有屏气

E. 以上都对

6. 下列惊厥发作时的急救处理措施中，错误的是（　　）。

A. 立即将患儿平卧，头偏向一侧

B. 解开患儿衣领、裤带

C. 清除患儿口、鼻腔分泌物

D. 用力按住患儿肢体防止外伤

E. 针刺或指压人中、涌泉、合谷等穴

参考答案

任务小结

任务掌握程度	任务存在问题	努力方向
完全掌握 □ 部分掌握 □ 没有掌握 □		
任务学习记录		

天使榜样

2015年10月15日下午，湘潭市急救中心成功救治一家幼儿园35名食物中毒的患者。一次次不言放弃的催吐与洗胃，折射出医者仁心的人性光辉，展现了医者"情系患者，恪尽职守"的风范、"救死扶伤，永不言弃"的精神。急救中心的医护人员一直无怨无悔奋斗在抢救生命的最前沿，把"时间就是生命，呼救就是命令"作为工作座右铭，用熟练的院前急救知识为患者开辟出一条条生命的绿色通道。相信同学们通过专业学习，也能用天使的双手照亮患者生命的希望！加油！

实践思考

1. 在各种突发的意外伤害事故中，你如何采取正确的现场救护措施？
2. 针对众多患儿食物中毒时，你该如何实施救护技术？
3. 在救护工作中，你如何关爱患儿，使其情绪稳定并配合救护？

项目总结

幼儿是一个因身心尚未成熟而需要特殊保护的群体，然而危及幼儿稚嫩的生命和健康的伤害事故却频发。这需要护理人员具有识别急症的能力，做到早发现、早干预、正确处理。本项目主要介绍了食物中毒、四肢骨折、高热惊厥的处理。在学习以上内容时，大家应学会关心和爱护幼儿，沉着冷静应对突发事故，妥善处置紧急情况，最大限度地减少突发事故带给幼儿的伤害，确保生命安全。

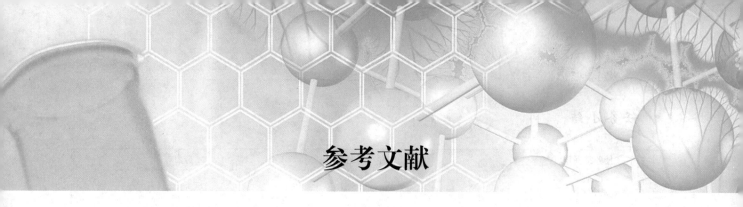

参考文献

［1］费素定，黄金银．急重症护理［M］．3 版．北京：高等教育出版社，2018．

［2］胡爱招，王明弘．急危重症护理学［M］．4 版．北京：人民卫生出版社，2018．

［3］许虹．急救护理学［M］．北京：人民卫生出版社，2012．

［4］朱京慈，胡敏．急危重症护理技术［M］．北京：人民卫生出版社，2011．

［5］刘鹏飞，王永芳，刘继海．急救护理学：实验指导［M］．北京：中国协和医科大学出版社，2014．

［6］杨丽丽，陈小杭．急重症护理学［M］．2 版．北京：人民卫生出版社，2012．